R. Thoma

Untersuchungen über die Größe und das Gewicht der anatomischen Bestandteile des menschlichen Körpers im gesunden und im kranken Zustande

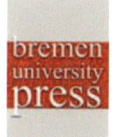

bremen university press

R. Thoma

Untersuchungen über die Größe und das Gewicht der anatomischen Bestandteile des menschlichen Körpers im gesunden und im kranken Zustande

ISBN/EAN: 9783955621902

Auflage: 1

Erscheinungsjahr: 2013

Erscheinungsort: Bremen, Deutschland

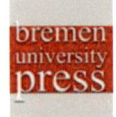

UNTERSUCHUNGEN

ÜBER DIE

GRÖSSE UND DAS GEWICHT

DER

ANATOMISCHEN BESTANDTHEILE

DES

MENSCHLICHEN KÖRPERS

IM GESUNDEN UND IM KRANKEN ZUSTANDE

VON

Dr. R. THOMA,

PROFESSOR E. O. AN DER UNIVERSITÄT UND ERSTER ASSISTENT AM PATHOL.-ANATOM.
INSTITUT IN HEIDELBERG.

MIT 10 HOLZSCHNITTEN IM TEXTE.

LEIPZIG,

VERLAG VON F. C. W. VOGEL.

1882.

VORWORT.

Die Grösse und das Gewicht des menschlichen Körpers und seiner anatomischen Bestandtheile zeigt bei verschiedenen Individuen gleichen Alters und Geschlechtes sehr beträchtliche Verschiedenheiten. Es ist dies eine Thatsache, welche sich in gleicher Weise wiederholt in allen Gebieten des Thier- und Pflanzenlebens. Nichtsdestoweniger führt die fortgesetzte Beobachtung zu der Ueberzeugung, dass für jede Art lebender Wesen ein allgemeiner Bauplan existirt, nach welchem annäherungsweise jedes einzelne Individuum sich entwickeln muss, wenn gleich die individuellen Abweichungen von diesem Bauplane so gross und häufig sind, dass es auf den ersten Blick unmöglich erscheint, Ordnung und Regel in dem Wechsel der Einzelfälle nachzuweisen. Bei dieser Sachlage wird es die erste Aufgabe wissenschaftlicher Untersuchung sein, zu prüfen, ob ein solcher allgemeiner Bauplan wirklich vorhanden ist, um ihn sodann in seinen Einzelheiten nach Mass und Gewicht genauer festzustellen. In Beziehung auf den Bau des menschlichen Körpers, welcher in vorliegender Schrift ausschliesslich Berücksichtigung findet, ist bereits eine sehr grosse Zahl sehr sorgfältiger und umfassender Arbeiten veröffentlicht worden. Die wichtigeren derselben habe ich in dem im Anhange enthaltenen Literaturverzeichnisse zusammengestellt, welches indessen ungeachtet seines nicht unbeträchtlichen Umfanges keinen Anspruch auf absolute Vollständigkeit erheben kann.

Das durch die Bemühungen zahlreicher Forscher angehäufte Beobachtungsmaterial hat bisher nur sehr wenig Berücksichtigung in weiteren Kreisen gefunden, und erst neuerdings ist von verschiedenen Seiten her der Versuch gemacht worden, dasselbe auch bei der Untersuchung pathologisch-anatomischer Veränderungen sorgfältiger zu berücksichtigen. Die Ursache für diese auffallende Vernachlässigung muss ohne Zweifel in dem Umstande gesucht werden, dass die individuellen Verschiedenheiten des anatomischen Baues bei Gesunden so beträchtlich sind, dass die genaue Kenntniss der Grössen- und Gewichtsverhältnisse des idealen Normalmenschen für die Beurtheilung krankhafter Veränderungen keine genügenden Anhaltspunkte gewährt. Solche können erst gewonnen werden, wenn die Unter-

suchung ausgedehnt wird auf die individuellen Verschiedenheiten
selbst, auf die Abweichungen von dem allgemeinen Bauplane. Der
dabei einzuschlagende Weg ergibt sich ohne allzugrosse Schwierigkeiten, wenn man von einigen höchst interessanten Erfahrungen Q u e -
t e l e t's ausgeht. Diese zeigen, dass die Häufigkeit des Vorkommens
der verschiedenen Werthe, welche namentlich die Körperlänge und
das Körpergewicht bei verschiedenen gleichalterigen Individuen annehmen kann, eines verhältnissmässig einfachen mathematischen Ausdruckes fähig ist.

Die vorliegende Schrift hat sich die Aufgabe gestellt, diese Erfahrungen von Q u e t e l e t weiter zu verfolgen und zu untersuchen,
ob auch die anatomischen Bestandtheile, die Organe und die Ge-
webselemente des menschlichen Körpers die gleichen Regelmässigkeiten erkennen lassen, wie die Körperlänge und das Körpergewicht.
Dabei ergab sich zugleich eine allgemeine Theorie der individuellen
Verschiedenheiten des menschlichen Körpers. Die Bedeutung dieser
Theorie ist aber um so grösser, weil sie die Methoden und Mittel
bietet zu der Lösung einer Reihe interessanter anatomischer Fragen
und zu einer scharfen und objectiven Kritik der Ergebnisse einschlägiger Untersuchungen auf dem Gebiete der normalen und pathologischen Anatomie.

Um diese Resultate zu erzielen, waren an manchen Stellen etwas
eingehendere mathematische Erörterungen unvermeidlich; allein es
schien zweckmässig, in dem fortlaufenden Texte nur die allgemeinen
Resultate derselben, zum Theil mit Hülfe einfacher geometrischer
Figuren anschaulich zu machen. Die mathematischen Entwickelungen
selbst wurden demgemäss aus dem Texte ausgeschlossen und in den
Anhang verwiesen. Grössere Schwierigkeiten verursachte dagegen
die Anordnung des gesammten Inhaltes dieser Schrift. Wenn die
allgemeinen theoretischen Betrachtungen den umfassenderen Beobachtungsreihen vorangestellt wurden, so waren dabei nur Gründe
rein formeller Natur massgebend. Der Leser wird alsbald die Ueberzeugung gewinnen, dass die theoretischen Resultate auf rein induc-
tivem Wege gewonnen wurden. Der Inhalt des ersten Theiles erscheint gewissermassen nur als eine Prüfung der Ergebnisse einiger
in der Einleitung und im vierten Kapitel enthaltener Beobachtungen,
während der zweite Theil die wirkliche Grundlage der gesammten
Untersuchung bildet. Letzterer aber verfolgt zugleich die Aufgabe,
die grosse Tragweite der erörterten Untersuchungsmethoden klar zu
legen, wenn gleich der Mangel einer grösseren Zahl sorgfältiger
Beobachtungen auf pathologischem Gebiete sich hierbei in fühlbarer
Weise geltend macht.

Inhaltsübersicht.

Erster Theil.

Theoretische Betrachtungen.

———

Einleitung.

Die Bestimmungen der Grösse und des Gewichtes des menschlichen Körpers und seiner anatomischen Bestandtheile sind, wie alle ähnlichen Beobachtungen, unvermeidlichen Fehlern ausgesetzt, welche man im Allgemeinen als Beobachtungsfehler bezeichnet. Die Ursachen derselben sind sehr verschiedenartig. Sie beruhen auf Unvollkommenheiten der benützten Messungs- und Wägungsinstrumente, auf kleinen Ungenauigkeiten bei der Ausführung der nothwendigen Handgriffe und Ablesungen, und auf anderen Fehlerquellen der verschiedensten Art. Ausser diesen reinen Beobachtungsfehlern, denen überhaupt alle Messungen und Wägungen unterworfen sind, finden sich dann noch andere, die, den genannten nahezu gleichwerthig, durch die besonderen Verhältnisse der hier zu betrachtenden Objecte der Messung und Wägung bedingt sind. Verschiedenartige, sich vorläufig einer genaueren Würdigung entziehende physiologische Zustände sind im Stande, geringe Schwankungen der Grössen- und Gewichtsverhältnisse eines Individuum herbeizuführen, die man in keiner Weise bei den Messungen und Wägungen erkennen kann.

Wo es sich, wie hier, vorzugsweise um Untersuchungen an Leichen und Leichentheilen handelt, spielen dann noch Veränderungen eine Rolle, welche theils unmittelbar vor dem Tode, theils unmittelbar nachher eintreten. Gröbere derartige Veränderungen lassen sich allerdings leicht erkennen und berücksichtigen, allein geringeren derartigen Fehlerquellen ist die Untersuchung sicherlich in allen Fällen ausgesetzt.

Alle diese Beobachtungsfehler stören die Bestimmung der dem Einzelindividuum zu Lebzeiten thatsächlich zukommenden Grössen- und Gewichtsverhältnisse. Will man sich eine Vorstellung über diese Störung machen, so wird man zunächst berücksichtigen müssen, dass in jedem Einzelfalle diese Fehler verschiedene absolute Grösse besitzen und dass ein Theil derselben das Messungs- oder Wägungs-

1*

resultat vergrössert, während ein anderer Theil dieses Resultat kleiner
erscheinen lässt, als es bei fehlerfreien Beobachtungen sich herausstellen würde. Dennoch weicht der durchschnittliche Werth dieser
einzelnen Fehler nicht sehr erheblich von einander ab, vorausgesetzt,
dass man gröbere prämortal und postmortal wirkende Fehlerquellen
vermeidet. In diesem Falle kann man im Allgemeinen von diesen
Beobachtungsfehlern aussagen, dass sie einzeln genommen geringe
Bedeutung besitzen und dass die Wirkungen aller Fehler, welche bei
einer Beobachtung zusammentreffen, sich wenigstens zum Theil gegenseitig aufheben.

Wesentlich abweichende Bedeutung besitzen die beträchtlichen
Verschiedenheiten, welchen die Grössen- und Gewichtsverhältnisse
des Körpers bei verschiedenen Individuen gleichen Alters und gleichen Geschlechtes unterliegen. Diese individuellen Verschiedenheiten werden in allen Theilen des Aufbaues des menschlichen
Körpers beobachtet. Nicht nur die Körperlänge und das Körpergewicht zeigen solche, sondern auch, wie im zweiten Theile dieser
Schrift ausführlich nachgewiesen werden wird, die Organe und die
histologischen Structurelemente, und zwar sowohl in Beziehung auf
ihr Gewicht als in Beziehung auf ihre linearen, flächenförmigen und
körperlichen Dimensionen. Selbst die Proportionen der Grösse und
des Gewichtes der verschiedenen anatomischen Theile lassen beträchtliche individuelle Verschiedenheiten erkennen. Im Allgemeinen erscheinen dieselben als Abweichungen von dem Baue des idealen
Normalmenschen, welche man wie die Beobachtungsfehler eliminiren
wird, wenn man diesen kennen lernen will. Allein die individuell
verschiedenen Werthe der Grösse und des Gewichtes der anatomischen Bestandtheile des menschlichen Körpers haben zugleich den
Charakter von Naturerscheinungen, deren Beziehungen zu dem idealen
Normalmenschen klar zu legen sind. Dann erst gewinnt die Kenntniss des anatomischen Baues des letzteren grössere Bedeutung. Bei
dieser Untersuchung der individuellen Verschiedenheiten sollte man,
streng genommen, nur Beobachtungen verwenden, welche frei von
allen Beobachtungsfehlern wären. Dies ist indessen thatsächlich unmöglich, da, wie bereits erwähnt, diese Fehler allen Beobachtungen
anhaften. Es ist daher von grosser Tragweite zu wissen, dass die
individuellen Verschiedenheiten im Allgemeinen sehr weit ausserhalb
der Grenzen der Beobachtungsfehler liegen. Letztere verschwinden
nach Grösse und Bedeutung vollständig, zumal wenn sie durch eine
sorgfältige Ausführung der Messungen und Wägungen und durch
möglichste Vermeidung der im Objecte selbst liegenden Fehlerquellen

auf ihr kleinstes Mass zurückgeführt werden. Unter dieser Voraussetzung, welche fast immer verwirklicht werden kann, ist es gestattet, bei der Untersuchung der individuellen Verschiedenheiten die Beobachtungsfehler zu vernachlässigen. Ihre Bedeutung wird indessen später noch eine gesonderte Betrachtung erfahren.

Es hatte in meiner Absicht gelegen, als Fortsetzung einer früheren Arbeit [1]), für einige Grössen des menschlichen Körpers und zwar für das Gesammtgewicht der Leiche, das Gewicht des Herzens und der Nieren, für die Durchmesser der grösseren Gefässstämme und einige andere Werthe im Laufe der Zeit ein reichlicheres und namentlich sehr sorgfältig beobachtetes Material zu sammeln und mit Hülfe desselben die Untersuchung der individuellen Verschiedenheiten und der sich anschliessenden Fragen durchzuführen. Allein mehrjährige Bemühungen haben mich leider davon überzeugt, dass es trotz der nicht unbeträchtlichen Zahl von rund 300 Leichen, welche der Heidelberger pathologisch-anatomischen Anstalt jährlich zu Gebote stehen, eine unberechenbar lange Zeit dauern würde, bis das gewünschte Ergebniss erzielt werden könnte. In Uebereinstimmung mit den obigen Erörterungen darf man, in der Absicht normale Grössen kennen zu lernen, nur an ausgewählten Leichen Bestimmungen machen, an Leichen von Individuen, welche ohne langwierigere Krankheit einen raschen Tod gefunden haben, bei denen auch die Section keine eingreifenderen Veränderungen nachzuweisen im Stande war. Da aber gegenwärtig auch an anderen Orten ähnliche Bestrebungen kund gegeben werden, so ist Hoffnung vorhanden, durch gemeinsame Arbeit das Ziel rascher und sicherer zu erreichen. Damit ein derartiges Zusammenwirken fruchtbar werde, ist es gewiss nothwendig, eine gemeinsame Methode der Untersuchung festzustellen, um vergleichbare Werthe zu erzielen. Ein erster Versuch zu einer solchen Einigung ist der Zweck der vorliegenden Arbeit, welche ausser eigenen auch fremde Beobachtungen in grosser Ausdehnung berücksichtigt.

Die physikalischen und astronomischen Wissenschaften haben für ihre Beobachtungen und Untersuchungen einen ausserordentlich hohen und früher ungeahnten Grad der Schärfe und Genauigkeit erzielt durch Anwendung einer mathematischen Methode, welche im Allgemeinen als die Methode der kleinsten Quadrate bezeichnet wird. Sie gestattet aus einer grösseren Reihe von Beobachtungen, welche sich auf einen Naturvorgang beziehen, nicht nur

---

1) R. Thoma, Zur Kenntniss der Circulationsstörung in den Nieren bei chronischer interstitieller Nephritis. Zwei Mittheilungen. Virchow's Archiv Bd. 71. 1877.

das wahrscheinlichste Ergebniss zu bestimmen, sondern auch ein Mass für die bei einer solchen Bestimmung noch immer vorhandenen Fehler zu finden. Der Untersucher kann sich auf diesem Wege ein genaues und objectives Urtheil bilden über die Zuverlässigkeit seiner Resultate. Die Grundlagen dieser Methode ruhen auf der allgemein anerkannten und auch leicht positiv nachweisbaren Thatsache, dass alle Messungen und Wägungen überhaupt mit unvermeidlichen Fehlern veränderlicher Grösse behaftet sind, die übrigens ebensowohl im positiven als im negativen Sinne ausschlagen können. Diese Beobachtungsfehler stehen zu der Häufigkeit ihres Vorkommens in einer bestimmten Beziehung, welche zur Folge hat, dass kleinere Fehler verhältnissmässig häufiger zu erwarten sind als grosse. Darauf beruht es denn, dass die zu messende oder zu wägende Grösse mit jedem beliebigen Grade der Genauigkeit bestimmt werden kann, wenn man nur im Stande ist, die Zahl der Einzelbeobachtungen in entsprechender Weise zu vermehren.

Eine derartige Regelmässigkeit, wie sie für die einfachen Beobachtungsfehler längst durch umfassende Erfahrungen festgestellt ist, besteht nun auch, wie Quetelet zuerst erkannt und in einer Reihe bedeutender Schriften[1] erwiesen hat, für die individuellen Verschiedenheiten der Körperlänge und des Körpergewichtes, wenn man diese Verschiedenheiten betrachtet als Abweichungen von einer bestimmten Norm. Am einfachsten und übersichtlichsten lässt sich diese Regelmässigkeit studiren an einem bereits von Quetelet benützten Beispiele. In den Berichten des internationalen statistischen Congresses in Berlin[2] finden sich zur Prüfung der in Rede stehenden, von Quetelet begründeten Anschauungen zusammengestellt die Körperlängen von 25878 Rekruten der Vereinigten Staaten von Nordamerika. Dieselben sind nach der Körperlänge geordnet, indem zunächst das Intervall zwischen der grössten und der kleinsten beobachteten Länge in 25 gleiche Theile zerlegt und alsdann die Anzahl der auf jeden dieser Theile entfallenden Einzelmessungen in die hier abgedruckte Tabelle I vereinigt wurde. In der ersten Spalte dieser Tabelle finden sich demgemäss die verschiedenen Stufen der Körperlänge angegeben, und in der zweiten Spalte die Anzahl der Rekruten, bei welchen die bezeichneten Körperlängen beobachtet wurden.

---

1) A. Quetelet, Sur l'homme et le développement de ses facultés. 2 Bde. Paris 1835. — Lettres sur la théorie des probabilités. Bruxelles 1846. — Physique sociale. 2 Bde. Bruxelles 1869. — Anthropométrie. Bruxelles 1870.

2) Die fünfte Sitzungsperiode des internationalen statistischen Congresses in Berlin vom 4.—12. September 1863. Bd. 2. S. 748.

Tabelle I.

Körperlänge von Rekruten der Vereinigten Staaten.

Körperlänge nach Intervallen von 0,0255 Meter	Zahl der gemessenen Rekruten
bis 1,397 Meter	4
1,397 „ 1,422 „	1
1,422 „ 1,448 „	3
1,448 „ 1,473 „	7
1,473 „ 1,499 „	6
1,499 „ 1,524 „	10
1,524 „ 1,549 „	15
1,549 „ 1,575 „	50
1,575 „ 1,600 „	526·
1,600 „ 1,626 „	1237
1,626 „ 1,651 „	1947
1,651 „ 1,676 „	3019
1,676 „ 1,702 „	3475
1,702 „ 1,727 „	4054
1,727 „ 1,753 „	3631
1,753 „ 1,778 „	3133
1,778 „ 1,803 „	2075
1,803 „ 1,829 „	1485
1,829 „ 1,854 „	680
1,854 „ 1,880 „	343
1,880 „ 1,905 „	118
1,905 „ 1,930 „	42
1,930 „ 1,956 „	9
1,956 „ 1,981 „	6
1,981 „ 2,007 „	2
Summa	25878

Bei der Betrachtung dieser Tabelle ergibt sich sofort, dass die Körperlängen von 1,702 bis 1,727 Meter relativ am häufigsten vorkommen, während die kleineren und grösseren Werthe um so seltener beobachtet werden, je mehr sie von diesem häufigsten Werthe abweichen. Die Regel aber, welcher diese Zahlenreihe der zweiten Spalte der Tabelle gehorcht, ist durch Quetelet schon seit vielen Jahren in Gestalt einer Formel ausgedrückt worden. Es verhalten sich diese Zahlen, wie die einzelnen Glieder des Binoms $(a + b)^{2m}$, also wie $a^{2m} + \frac{2m}{1} a^{2m-1} b + \frac{2m(2m-1)}{1.2} a^{2m-2} b^2 + \cdots$, wobei für $2m$ eine grosse Zahl zu wählen ist.

Das Ausmultiplicirung der Glieder dieser Reihe bestätigt obige Behauptung. Quetelet hat ausserdem in seinen zahlreichen Schriften ausführlich die allgemeine Bedeutung dieser aus der Wahrscheinlichkeitsrechnung entlehnten Formel besprochen und an vielen Beispielen gezeigt, dass sie in ähnlicher Weise auch für das Körper-

gewicht, den Brustumfang und einige andere äussere Masse des
menschlichen Körpers anwendbar ist. Allein eine eigentliche Erklärung ihrer Bedeutung speciell für die vorliegenden Fragen hat
er nicht oder wenigstens nicht in einer Form versucht, welche weitergehende Resultate zu liefern im Stande war. Dies aber erscheint
nothwendig, wenn man klare Vorstellungen über die Bedeutung der
individuellen Verschiedenheiten gewinnen will.

ERSTES KAPITEL.

Die individuellen Verschiedenheiten.

Die Erfahrung hat eine grosse Reihe von Bedingungen kennen gelehrt, welche auf die Grösse und das Gewicht der anatomischen Bestandtheile des gesunden Menschen Einfluss besitzen. Ernährung, Lebensweise, Beschäftigung und zahlreiche andere Einflüsse der äusseren Lebensverhältnisse kommen dabei nicht weniger in Betracht, als hereditäre Beziehungen, und möglicher Weise gewinnen die Wechselwirkungen, welche zwischen den verschiedenen Organen jedes einzelnen Menschen bestehen, für bestimmte Fragen eine ähnliche Bedeutung. Man kann mit vollem Rechte diese Bedingungen als Ursachen der Grösse und des Gewichtes der Körpertheile auffassen, und in diesem Falle ergibt sich die Aufgabe, die Wirkungsweise jeder einzelnen Ursache genau zu prüfen. Es geschieht dies im Allgemeinen in der Weise, dass man aus einer Reihe von Beobachtungen und Versuchen diejenigen Fälle, in denen eine bestimmte Bedingung gegeben war, heraushebt und vergleicht mit denjenigen Fällen, in welchen diese Bedingung fehlte. Wenn man auf diesem Wege zum Beispiel den Beweis geführt hätte, dass eine andauernd angestrengtere Thätigkeit der willkürlichen Muskulatur eine Grössenzunahme des Herzens zur Folge hat, so wäre damit die Kenntniss der Causalverbindung zweier bestimmter Vorgänge gewonnen. Der Nachweis dieser Causalverbindung ist jedoch sehr erheblich erschwert durch den Umstand, dass das Herz gesunder Individuen, auch ohne Dazwischenkunft ungewöhnlicher Anstrengungen der Körpermuskulatur sehr wechselnde Grösse zeigt. Es wird somit nothwendig, diese individuellen Verschiedenheiten näher zu prüfen. Diese sind offenbar dadurch bedingt, dass die Ursachen, welche überhaupt Einfluss auf die Grösse des Herzens haben, in den Einzelfällen sehr wechselnde Grösse besitzen. Indem man diesen Gesichtspunkt genauer verfolgt, gelangt man zu einer Erklärung der in Tabelle I der Einleitung

hervortretenden Regelmässigkeiten, die sich genau in ähnlicher Weise
für die Grösse des Herzens gesunder Individuen einstellen. Diese
Erklärung hat jedoch nicht die Bedeutung eines Naturgesetzes in
dem Sinne, dass sie den Causalzusammenhang zweier oder mehrerer
bestimmter Vorgänge klar legt. Sie beansprucht nur den Werth des
logischen und mathematischen Nachweises, dass durch das Zusammenwirken beliebiger, bekannter oder unbekannter Ursachen, deren
Grösse einem zufälligen Wechsel unterworfen ist, ein Erfolg erzielt
wird, der die genannten Regelmässigkeiten zeigt. Aus diesem
Grunde wird es kaum auffallend sein, wenn diese Regelmässigkeiten
wie bei anderen Naturerscheinungen so auch bei den individuellen
Verschiedenheiten der anatomischen Körpertheile zur Beobachtung
gelangen.

Die Erklärung der angedeuteten Regelmässigkeiten kann man
als eine allgemeine Theorie der Wirkung variabler Ursachen bezeichnen, oder in der Anwendung auf die vorliegenden Fragen als
eine allgemeine Theorie der individuellen Verschiedenheiten. Der Schwerpunkt dieser Theorie liegt darin, dass sie einen
genauen Ausdruck für die bezüglich des Eintreffens der individuellen
Verschiedenheiten beobachteten Regelmässigkeiten ergibt. Und dadurch ermöglicht und vervollkommnet sie die Untersuchung der
eigentlichen Causalbeziehungen, welche die Grösse und das Gewicht
der anatomischen Theile bestimmen.

Wenn somit die Theorie der individuellen Verschiedenheiten
nicht als der Ausdruck eines Naturgesetzes gelten kann, so gewinnt
sie doch in anderer Richtung für die Auffassung der Naturerscheinungen grosse Bedeutung. Sie zeigt nämlich, in welcher Weise eine
Summe von Causalbeziehungen, die sich gegenseitig durchkreuzen,
durch alle Zufälligkeiten hindurch wirksam bleibt. Man erkennt,
dass zwar der Einzelfall der Beobachtung von unberechenbaren, oder,
wie man sagt, zufälligen Bedingungen abhängen kann, während doch
die Summe aller Einzelfälle eine ganz bestimmte Grösse darstellt,
indem sie alle unter den gegebenen Bedingungen möglichen Fälle
umschliesst. Alle Einzelfälle zusammen erscheinen als durchaus gesetzmässiger und nothwendiger Erfolg der vorausgesetzten Ursachen.
Damit ist ein allgemeines Postulat der naturwissenschaftlichen Forschung gegeben. Zugleich aber tritt die Aufgabe hervor, mit den
in der Theorie der individuellen Verschiedenheiten enthaltenen Hülfsmitteln die Beobachtung so zu gestalten, dass die Zufälligkeiten aus
derselben mehr und mehr schwinden und dafür feste Causalbeziehungen zwischen verschiedenen Vorgängen hervortreten.

Betrachtet man nun den allgemeinen Charakter der Ursachen, welche die Grösse und das Gewicht des menschlichen Körpers und seiner anatomischen Bestandtheile bestimmen, so muss man vor Allem die Möglichkeit berücksichtigen, dass ein Theil dieser Ursachen unveränderliche Grösse besitzt für alle Individuen gleichen Alters und Geschlechtes, während die übrigen veränderlich sind in ihrer Grösse und sehr verschiedene Werthe annehmen können. So zerlegt sich der Inbegriff aller möglichen Ursachen in zwei Systeme. Das eine, das System der unveränderlichen Ursachen muss in jedem einzelnen Falle gleichmässig zur Wirkung gelangen und immer den gleichen Erfolg erzielen, welcher sich sodann allerdings mit den Wirkungen veränderlicher Ursachen compliciren kann. So sehr man von vorneherein daran festhalten muss, dass ein solches System unveränderlicher Ursachen vorhanden sein kann, so werden doch erst die weiteren Betrachtungen dieses Kapitels zeigen, dass die vorhandenen Erfahrungen zu der Annahme solcher unveränderlicher oder constanter Ursachen nöthigen.

Das zweite System, das System der veränderlichen Ursachen gewinnt für die Erklärung der individuellen Verschiedenheiten grössere Bedeutung. Die Annahme eines solchen muss als ein unbedingtes Postulat betrachtet werden, da nur aus dieser Voraussetzung sich die individuellen Verschiedenheiten erklären lassen. Nothwendiger Weise müsste, wenn für jedes Lebensalter und Geschlecht die Grösse der Ursachen unveränderlich wäre, immer der gleiche Erfolg, eine vollständig genaue Uebereinstimmung des anatomischen Baues eintreten. Bezüglich der veränderlichen oder variabeln Ursachen wird nun zunächst die Möglichkeit in das Auge gefasst werden müssen, dass ein Theil dieser Ursachen die anatomischen Bestandtheile vergrössert, während ein anderer Theil die Wirkung besitzt, diese zu verkleinern. Aus diesem Grunde ist die Annahme positiver und negativer Ursachen gerechtfertigt, und die weiteren Betrachtungen werden ergeben, dass die Consequenzen dieser Annahme in bester Uebereinstimmung sich befinden mit den Ergebnissen der Beobachtung.

Diese Voraussetzungen genügen zur Erklärung der individuellen Verschiedenheiten, wenn man nur die Variabilität der veränderlichen Ursachen nicht beschränkt, sondern zugibt, dass sowohl die positiven als die negativen Ursachen in den verschiedenen Einzelfällen alle Werthe zwischen Null und einer bestimmten oberen Grenze annehmen können. Es zeigt sich alsdann, dass alle unter diesen Voraussetzungen zu erwartenden Combinationen von Ursachen und alle

diesen entsprechenden Grössen- und Gewichtsverhältnisse wirklich
zur Beobachtung gelangen. Zum Nachweis dieser Thatsache wird
es jedoch nothwendig, die genannten Eigenschaften der Ursachen
in einer der mathematischen Behandlung etwas leichter zugängigen
Weise auszudrücken.

Zunächst muss die Betrachtung beschränkt werden auf die Verschiedenheiten, welche ein einzelnes Object der anatomischen Untersuchung, also z. B. die Körperlänge oder das Gewicht der Nieren
bei verschiedenen gesunden Individuen gleichen Alters darbietet.
Man kann auch gleiches Geschlecht voraussetzen, und dieses dürfte
zu empfehlen sein in allen Fällen, in denen auch dann noch eine
genügende Zahl von Beobachtungen vorliegt zur empirischen Prüfung des Resultates der theoretischen Betrachtung. Diese aber gilt
für gleichalterige Individuen, sowohl wenn man die beiden Geschlechter gesondert behandelt, als wenn man die Geschlechtsdifferenz vernachlässigen muss. Der Einfachheit der Darstellung halber soll daher
im Folgenden von dem Geschlechte abgesehen werden.

Das System der veränderlichen Ursachen, welches die Grösse
oder das Gewicht des zu untersuchenden Körpertheiles bestimmt,
setzt sich, dem früher Gesagten zu Folge, aus einer Summe theils
positiv, theils negativ gerichteter Ursachen zusammen, von denen
jede sehr verschiedene Grösse besitzen kann. Es wird nun vor
Allem nöthig, diese Ursachen auf ein gemeinsames Mass zurückzuführen. Zu diesem Zwecke kann man sich dieselben aufgelöst den-
ken in ein System sehr zahlreicher, unter sich unabhängiger und
gleich grosser Ursachenelemente, von denen jeweils einzelne Gruppen
den verschiedenen Einzelursachen entsprechen mögen. Als gleich gross
dürfen die Ursachenelemente betrachtet werden, wenn ihre Wirkungen
gleiche Grösse besitzen, das heisst, wenn jedes einzelne Element die
in Rede stehende Dimension eines Organes oder sein Gewicht um
einen gleichen absoluten Betrag vergrössert beziehungsweise verkleinert. Die Zahl der Ursachenelemente, welche eine der erwähnten
Gruppen bilden, wird dann proportional sein dem grössten Werthe,
welchen die entsprechende veränderliche Ursache annehmen kann.
Die Gesammtzahl aller Ursachenelemente überhaupt ist demgemäss
als sehr gross zu bezeichnen. Wie aber die thatsächlichen Werthe
jeder einzelnen dieser veränderlichen Ursachen bei den verschiedenen
Individuen zwischen Null und einer bestimmten oberen Grenze schwanken, so tritt auch jeweils in diesen Gruppen von Elementen, welche
die Ursachen repräsentiren, nur ein Theil der Elemente oder vielleicht auch alle oder gar keine in Wirksamkeit.

Bezüglich der Wahrscheinlichkeit, mit welcher das Eintreten jedes einzelnen Ursachenelementes im gegebenen Falle zu erwarten ist, hat man von vorneherein keine bestimmten Anhaltspunkte. Deshalb liegt keine Veranlassung vor, den einen eine grössere Wahrscheinlichkeit zuzuschreiben als den anderen, und man kann die Annahme machen, dass ihnen allen gleiche Wahrscheinlichkeit des Eintreffens im gegebenen Falle zukomme. So lange, wie hier, die Zahl der Elemente, in welche die einzelnen Gruppen zerlegt werden sollen, nicht beschränkt ist, erscheint diese Annahme unter allen Umständen berechtigt. In der That, wenn den Elementen einiger Gruppen von Ursachenelementen eine grössere, z. B. die doppelte Wahrscheinlichkeit des Eintreffens zukäme gegenüber den einzelnen Elementen der übrigen Gruppen, so würde es genügen, die Zahl der Elemente in den Gruppen grösserer Wahrscheinlichkeit, der letzteren entsprechend, zu vermehren beziehungsweise zu verdoppeln und ihre Wahrscheinlichkeit gleichzusetzen der Wahrscheinlichkeit der übrigen Elemente, um den gewünschten Zweck zu erreichen. Bei gleichbleibender Grösse der Elemente würde der Erfolg dabei unverändert derselbe bleiben.

Wenn gegeben sind die Ursachen:

$$u, u_1, u_2, u_3, u_4 \ldots.$$

und die absoluten Wahrscheinlichkeiten ihres Eintreffens gleich:

$$w, w_1, w_2, w_3, w_4 \ldots.,$$

so folgt die Zahl der Ursachenelemente,

$$\text{welche } u \text{ entsprechen} = n\,m,$$
$$\text{„} \quad u_1 \quad \text{„} \quad = n_1\,m_1,$$
$$\text{„} \quad u_2 \quad \text{„} \quad = n_2\,m_2,$$
$$\text{„} \quad u_3 \quad \text{„} \quad = n_3\,m_3$$
$$\text{u. s. w.,}$$

wobei die Zahlen $n, n_1, n_2, n_3, n_4 \ldots.$ sich verhalten wie die Grössen $u, u_1, u_2, u_3, u_4 \ldots.$, und die Zahlen $m, m_1, m_2, m_3, m_4 \ldots.$ wie die Wahrscheinlichkeiten $w, w_1, w_2, w_3, w_4, \ldots.$

Die Summe aller Ursachenelemente, von denen jede die gleiche Wahrscheinlichkeit des Eintreffens und die gleiche absolute Grösse α besitzt, wird demnach =

$$= [n\,m + n_1\,m_1 + n_2\,m_2 + n_3\,m_3 + n_4\,m_4 + \cdots.]\,\alpha.$$

Auf diesem Wege gelangt man dazu, die sämmtlichen veränderlichen Ursachen aufzufassen als ein System sehr zahlreicher, unter sich gleich grosser, theils positiver, theils negativer Ursachenelemente, welche alle die gleiche Wahrscheinlichkeit besitzen, im gegebenen Falle der Beobachtung zur Wirkung zu kommen. Aber nicht alle diese Ursachenelemente gelangen in jedem Falle zur Wirkung, denn sonst würde immer das gleiche Resultat erzielt. Die Variabilität der Ursachen drückt sich in dem System der Ursachenelemente dadurch aus, dass im einzelnen Falle nur ein Theil der im Allgemeinen gegebenen Elemente wirksam wird. Je grösser nun die Zahl der Elemente ist, in welche man die einzelnen Ursachen zerlegt, desto geringer wird auch die Grösse der einzelnen Elemente sich ergeben, und desto grösser wiederum die Zahl derer, die in dem einzelnen Falle eintreffen. Man hat jedoch Veranlassung, die Ursachenelemente als unendlich klein zu betrachten, weil sie nur in diesem Falle im Stande sind, die lückenlose Abstufung des Erfolges zu erklären. Ursachenelemente von endlicher Grösse würden zur Folge haben, dass die Grösse und das Gewicht der anatomischen Theile sich nur sprungweise änderte. Es könnten die unendlich vielfachen Abstufungen der Grössen- und Gewichtsverhältnisse nicht in Erscheinung treten.

Man ist demnach genöthigt, die Ursachenelemente als unendlich kleine Grössen zu betrachten, und in diesem Falle kann erst die Summe einer unendlich grossen Anzahl derselben einen endlichen Werth erreichen. Somit ergibt sich, dass auch die Zahl aller Elemente, welche die Grösse oder das Gewicht eines einzelnen Objectes der Beobachtung bestimmen, unendlich gross sein muss. Sehr viel grösser jedoch ist immer noch die Zahl aller überhaupt vorhandenen Ursachenelemente, denn diese muss nothwendiger Weise viel grösser sein als die Zahl der im einzelnen Falle wirksamen Elemente, wenn die früher gemachte Annahme einer sehr grossen Variabilität der Ursachen zutreffen soll.

Damit sind die Eigenschaften und die allgemeinen Umrisse der Wirksamkeit des Systems der veränderlichen Ursachen in etwas präciserer Form ausgedrückt, und es wird sich nun darum handeln, die Wirkungen eines solchen Systemes in ihren Einzelheiten zu verfolgen. Wenn man die Zahl der in dem System vorhandenen positiven Ursachenelemente mit p bezeichnet und die Zahl der in dem gleichen System vorhandenen negativen Ursachenelemente mit q, so ist unter der gemachten Voraussetzung, dass alle einzelnen Ursachenelemente gleiche Wahrscheinlichkeit des Eintreffens besitzen, *die absolute Wahrscheinlichkeit des Eintreffens eines beliebigen positiven Ursachenelementes gleich*
$$\frac{p}{p+q},$$
welcher Werth mit a bezeichnet werden möge. Ebenso wird die *absolute Wahrscheinlichkeit des Eintreffens eines beliebigen negativen Ursachenelementes gefunden gleich* $\frac{q}{p+q}$. Dieser Werth möge mit b bezeichnet werden.

Es ist für die weitere Rechnung bequemer, wenn statt der Anzahl der in dem Systeme vorhandenen positiven und negativen Ursachenelemente die beiden absoluten Wahrscheinlichkeiten a und b eingeführt werden. Doch ist nicht zu übersehen, dass diese beiden Werthe a und b vorläufig völlig unbestimmt und unbekannt sind. Nur Eines kann man von ihnen aussagen, dass ihre Summe gleich der Einheit ist. Die einfache Addition ergibt nämlich:

$$\frac{p}{p+q} + \frac{q}{p+q} = 1,$$

also, da

$$\frac{p}{p+q} = a$$

und

$$\frac{q}{p+q} = b,$$

so folgt

$$a + b = 1.$$

Die weitere Betrachtung gestaltet sich jedoch übersichtlicher, wenn zunächst die Ursachenelemente als sehr klein, aber nicht als unendlich klein betrachtet werden. Die Zahl der in jedem Einzelfalle wirksamen Elemente ist dann gleichfalls eine endliche, und sie möge allgemein mit 2 m bezeichnet werden. Nun entsteht die Aufgabe, alle Combinationen von Ursachenelementen aufzusuchen, welche unter diesen Voraussetzungen möglich sind und mit Hülfe der Wahrscheinlichkeitsrechnung die verschiedenen Wahrscheinlichkeiten des Eintreffens aller dieser Combinationen zu bestimmen. Wenn immer 2 m Ursachenelemente zusammentreffen, so sind dabei folgende Fälle möglich:

1. Alle 2 m Ursachenelemente sind positiv.

2. Unter den 2 m Ursachenelementen findet sich ein negatives, die übrigen sind positiv.

3. Unter den 2 m Ursachenelementen finden sich zwei negative, die übrigen sind positiv.

4. Unter den 2 m Ursachenelementen sind drei negativ, die übrigen positiv u. s. w.

Die Wahrscheinlichkeitsrechnung ergibt sodann die absoluten Wahrscheinlichkeiten:

1. Die absolute Wahrscheinlichkeit des Zusammentreffens von 2 m positiven Ursachenelementen gleich a^{2m}.

2. Die absolute Wahrscheinlichkeit des Eintreffens von (2 m — 1) positiven und einem negativen Element gleich

$$\frac{2\,m}{1}\,a^{2m-1}\,b.$$

3. Die absolute Wahrscheinlichkeit des Zusammentreffens von (2 m — 2) positiven und zwei negativen Elementen gleich

$$\frac{2\,m\,(2\,m-1)}{1\cdot 2}\,a^{2m-2}\,b^2.$$

4. Die absolute Wahrscheinlichkeit des Zusammentreffens von $(2\,\mathrm{m} - 3)$ positiven und drei negativen Ursachenelementen gleich

$$\frac{2\,\mathrm{m}\,(2\,\mathrm{m} - 1)\,(2\,\mathrm{m} - 2)}{1 \cdot 2 \cdot 3}\,\mathrm{a}^{2\,\mathrm{m} - 3}\,\mathrm{b}^3 \quad \text{u. s. w.}$$

Diese Wahrscheinlichkeiten bilden die Glieder einer Binomialreihe:

$$(\mathrm{a} + \mathrm{b})^{2\,\mathrm{m}} = \mathrm{a}^{2\,\mathrm{m}} + \frac{2\,\mathrm{m}}{1}\,\mathrm{a}^{2\,\mathrm{m} - 1}\,\mathrm{b} + \frac{2\,\mathrm{m}\,(2\,\mathrm{m} - 1)}{1 \cdot 2}\,\mathrm{a}^{2\,\mathrm{m} - 2}\,\mathrm{b}^2$$
$$+ \frac{2\,\mathrm{m}\,(2\,\mathrm{m} - 1)\,(2\,\mathrm{m} - 2)}{1 \cdot 2 \cdot 3}\,\mathrm{a}^{2\,\mathrm{m} - 3}\,\mathrm{b}^3 + \cdots$$

Es ist dies die von Quetelet angegebene Formel. Da ferner $\mathrm{a} + \mathrm{b} = 1$ gefunden wurde, muss auch $(\mathrm{a} + \mathrm{b})^{2\,\mathrm{m}} =$ der Einheit sein. Demnach ist die Summe der absoluten Wahrscheinlichkeiten des Eintreffens aller möglichen Combinationen von Ursachenelementen ebenfalls gleich der Einheit, welche in der Wahrscheinlichkeitsrechnung die Gewissheit darstellt. Die ausführliche Ableitung dieser Formeln findet sich im Anhange dieser Schrift und späterhin wird zu untersuchen sein, wie die Verhältnisse sich gestalten, wenn man die Ursachenelemente kleiner und kleiner werden lässt, bis sie kleiner sind als jede endliche Grösse, also unendlich klein. Ehe dies geschieht, erscheint es nothwendig eine Anschauung zu gewinnen über die Art und Weise, in welcher sich die Wirkung der verschiedenen Combinationen von Ursachenelementen endlicher Grösse gestaltet. Dies geschieht am einfachsten an einem concreten Beispiele.

Das System der unveränderlichen Ursachen möge zur Folge haben, dass das Gewicht eines bestimmten Organes bei Erwachsenen 300 Gramm betrage. Ferner sei die Anzahl der gleichzeitig wirkenden Ursachenelemente auf 16 beschränkt, und jedes Element möge, je nach seinem Vorzeichen, das Gewicht des Organes um 10 Gramm vermehren oder vermindern. Der Erfolg hängt nunmehr noch weiterhin davon ab, wie gross die Wahrscheinlichkeit a des Eintreffens eines beliebigen positiven Ursachenelementes genommen werden muss, woraus sich, mit Hülfe der Gleichung $\mathrm{a} + \mathrm{b} = 1$, sofort die Wahrscheinlichkeit b des Eintreffens eines beliebigen negativen Ursachenelementes ergibt.

Es sei nun zunächst $\mathrm{a} = \frac{1}{2}$, also auch $\mathrm{b} = \frac{1}{2}$.

Die obige Binomialreihe gewinnt dadurch die Form

$$\left(\frac{1}{2} + \frac{1}{2}\right)^{16} = \left(\frac{1}{2}\right)^{16} + \frac{16}{1}\left(\frac{1}{2}\right)^{16} + \frac{16 \cdot 15}{1 \cdot 2}\left(\frac{1}{2}\right)^{16} + \frac{16 \cdot 15 \cdot 14}{1 \cdot 2 \cdot 3}\left(\frac{1}{2}\right)^{16} + \cdots$$

und es ergibt sich:

Die absolute Wahrscheinlichkeit des gleichzeitigen Eintreffens von

16 positiven und 0 negativen Ursachenelementen gleich 0,00001
15   „   „   1   „   „   „   0,00024
14   „   „   2   „   „   „   0,00183
13   „   „   3   „   „   „   0,00856
12   „   „   4   „   „   „   0,02777
11   „   „   5   „   „   „   0,06665
10   „   „   6   „   „   „   0,12219
9   „   „   7   „   „   „   0,17456
8   „   „   8   „   „   „   0,19638
7   „   „   9   „   „   „   0,17456
6   „   „   10   „   „   „   0,12219
5   „   „   11   „   „   „   0,06665
4   „   „   12   „   „   „   0,02777
3   „   „   13   „   „   „   0,00856
2   „   „   14   „   „   „   0,00183
1   „   „   15   „   „   „   0,00024
0   „   „   16   „   „   „   0,00001

Die Summe dieser in Decimalbrüchen ausgedrückten Wahrscheinlichkeiten ist wiederum die Einheit, womit zugleich ausgesagt ist, dass diese Zusammenstellung alle möglichen Fälle umfasst. Die Wirkung der verschiedenen Combinationen von Ursachenelementen ist nunmehr einfach zu erschliessen. Wenn ein Ursachenelement das Gewicht des Organes um 10 Gramm ändert, so wird z. B. das Zusammenwirken von 12 positiven und 4 negativen Elementen das Gewicht desselben um $(12-4)$ 10 Gramm, also um 80 Gramm vergrössern über den Werth von 300 Gramm, welchen die unveränderlichen Ursachen allein hervorrufen würden. Das Organ hat in diesem Falle ein Gewicht von 380 Gramm. Auf diesem Wege ergeben sich die Resultate folgender Tabelle II.

Tabelle II.

Uebersicht der individuellen Verschiedenheiten des Gewichtes eines Organes.

Wirkung der constanten Ursachen = 300 Gramm.
Wirkung des einzelnen Ursachenelementes = 10 Gramm.
$2\,m = 16$ und $a = b = \frac{1}{2}$.

Zahl der wirksamen Ursachenelemente			Gesammteffect der constanten und variabeln Ursachen: Gewicht des Organes	Absolute Wahrscheinlichkeit des Eintreffens	Häufigkeit des Vorkommens unter 1000 Beobachtungen
positive	negative	Differenz			
16	0	+ 16	460 Gramm	0,00001	0
15	1	+ 14	440 „	0,00024	0
14	2	+ 12	420 „	0,00183	2
13	3	+ 10	400 „	0,00856	8
12	4	+ 8	380 „	0,02777	28
11	5	+ 6	360 „	0,06665	67
10	6	+ 4	340 „	0,12219	122
9	7	+ 2	320 „	0,17456	175

Thoma, Grösse u. Gewicht d. anat. Bestandtheile d. menschl. Körpers.   2

Zahl der wirksamen Ursachen-elemente			Gesammteffect der constanten und variabeln Ursachen: Gewicht des Organes	Absolute Wahrscheinlichkeit des Eintreffens	Häufigkeit des Vorkommens unter 1000 Beobachtungen
positive	negative	Differenz			
8	8	$\pm$ 0	300 Gramm	0,19638	196
7	9	— 2	280 „	0,17456	175
6	10	— 4	260 „	0,12219	122
5	11	— 6	240 „	0,06665	67
4	12	— 8	220 „	0,02777	28
3	13	— 10	200 „	0,00856	8
2	14	— 12	180 „	0,00183	2
1	15	— 14	160 „	0,00024	0
0	16	— 16	140 „	0,00001	0
			Summa	1,00000	1000

Die zweite Spalte der Tabelle enthält unter der Bezeichnung des Gesammteffectes der wirksamen Ursachen die individuellen Verschiedenheiten des Gewichtes des in Rede stehenden Organes, während die dritte Spalte die Wahrscheinlichkeiten angibt, mit welchen im gegebenen Falle die individuellen Verschiedenheiten zu erwarten sind. Aus diesen absoluten Wahrscheinlichkeiten lässt sich nun ohne Schwierigkeit berechnen, wie häufig z. B. unter 1000 Einzelbeobachtungen die verschiedenen Wägungsresultate a priori zu erwarten sind. Wenn die absolute Wahrscheinlichkeit des Eintreffens eines gewissen Gewichtes gleich U gesetzt wird, so ist die voraussichtliche Häufigkeit des Vorkommens dieses Gewichtes unter 1000 Einzelfällen gleich 1000 U.

Diese Tabelle gibt die Gelegenheit zu einer einfachen Definition einiger Begriffe, die weiterhin vielfach wiederkehren werden.

Man kann als Breite der individuellen Verschiedenheiten bezeichnen das Intervall zwischen der äussersten oberen und der äussersten unteren Grenze, innerhalb welchen sich die individuellen Verschiedenheiten bewegen. In diesem Beispiele würden 460 und 140 Gramm diese Grenzen darstellen.

Unter dem Begriffe der Norm soll weiterhin verstanden werden derjenige Werth der Grösse oder des Gewichtes eines Organes, welcher die grösste absolute Wahrscheinlichkeit des Eintreffens besitzt. Für das in Tabelle II besprochene Organ wäre demnach die Norm des Gewichtes gleich 300 Gramm. Die Kenntniss des Werthes der Norm gewinnt deshalb besondere Bedeutung, weil für ihn die Zahlen der wirksamen positiven und negativen Ursachenelemente sich verhalten wie die absoluten Wahrscheinlichkeiten des Eintreffens eines positiven und eines negativen Ursachenelementes. Aus Tabelle II folgt:

$$8 : 8 = a : b = \frac{1}{2} : \frac{1}{2}.$$

Für das hier gewählte Beispiel, in welchem die positiven und negativen Ursachenelemente gleiche Wahrscheinlichkeit des Eintreffens besitzen, liegt die Norm in der Mitte der Breite der individuellen Verschiedenheiten, und die Wahrscheinlichkeiten des Eintreffens der letzteren gruppiren sich symmetrisch zu dem Werthe der Norm. Die gleiche Symmetrie gilt in Folge dessen für die Häufigkeitszahlen der Beobachtungen in der vierten Spalte obiger Tabelle II. Je weiter die individuellen Verschiedenheiten nach oben oder nach unten von der Norm abliegen, desto seltener gelangen sie zur Beobachtung. Die Gewichte 160 und 440 Gramm sind bei einer Beschränkung auf 1000 Beobachtungen bereits nicht mehr zu erwarten, und erst unter 100000 Beobachtungen würde man voraussichtlich in dem gewählten Beispiele je einmal den Gewichten von 140 Gramm und 460 Gramm begegnen. Dieses Resultat deutet bereits darauf hin, dass die ganze Breite der individuellen Verschiedenheiten kaum Gegenstand der directen Beobachtung sein kann. Die weiteren Untersuchungen werden dies vollkommen bestätigen.

Von vorneherein ist die Annahme, dass die Wahrscheinlichkeiten des Eintreffens eines positiven und eines negativen Ursachenelementes gleich gross seien, rein willkürlich.[1]) Es erscheint daher geboten, die Aenderungen zu prüfen, welche eintreten, wenn diese beiden Wahrscheinlichkeiten ungleiche Grösse besitzen. Das dabei einzuhaltende Verfahren ist vollständig das gleiche, welches soeben für die Voraussetzung a = b befolgt wurde und es mag daher genügen, das Resultat der Berechnung in tabellarischer Form aufzustellen (s. S. 20).

In ihrer allgemeinen Einrichtung stimmt die Tabelle III wesentlich mit der Tabelle II überein. Nur wurden die absoluten Wahrscheinlichkeiten des Eintreffens der verschiedenen Wägungsresultate weggelassen, da sie sich aus den gegebenen Häufigkeitszahlen durch Division derselben mit 1000 sehr leicht und bequem ableiten lassen.

Die auffallendste Erscheinung in dieser Tabelle III ist die wechselnde Lage der Norm. Diese verschiebt sich innerhalb der Breite der individuellen Verschiedenheiten in der Weise, dass der Abstand der Norm von der oberen Grenze der individuellen Verschiedenheiten sich verhält zu dem Abstande von der unteren Grenze umgekehrt wie die absoluten Wahrscheinlichkeiten des Eintreffens eines belie-

---

1) Bei der Untersuchung der reinen Beobachtungsfehler mit Hülfe der Methode der kleinsten Quadrate wird diese Voraussetzung a = b gemacht, indem es in diesem Falle unbedingt Aufgabe des Beobachters ist, die Beobachtungen so einzurichten, dass diese Voraussetzung erfüllt ist.

2*

Tabelle III.

Uebersicht der individuellen Verschiedenheiten des Gewichtes eines Organes bei verschiedenen Aenderungen des Werthes von a.

Wirkung der constanten Ursachen gleich 300 Gramm. Wirkung des einzelnen Ursachenelementes gleich 10 Gramm.
b = absolute Wahrscheinlichkeit des Eintreffens eines beliebigen negativen Ursachenelementes $= 1 - a$; und
a = absolute Wahrscheinlichkeit des Eintreffens eines beliebigen positiven Ursachenelementes. $2\,m = 16$.

Zahl der wirksamen Ursachenelemente			Gesammteffect der constanten und variabeln Ursachen: Gewicht des Organes	Häufigkeit des Vorkommens unter 1000 Beobachtungen								
positive	negative	Differenz		$a=0$ $b=1$	$a=\frac{1}{25}$ $b=\frac{24}{25}$	$a=\frac{1}{10}$ $b=\frac{9}{10}$	$a=\frac{1}{4}$ $b=\frac{3}{4}$	$a=\frac{1}{2}$ $b=\frac{1}{2}$	$a=\frac{3}{4}$ $b=\frac{1}{4}$	$a=\frac{9}{10}$ $b=\frac{1}{10}$	$a=\frac{24}{25}$ $b=\frac{1}{25}$	$a=1$ $b=0$
16	0	+ 16	460 Gramm	0	0	0	0	0	10	185	520	1000
15	1	+ 14	440 „	0	0	0	0	0	54	330	347	0
14	2	+ 12	420 „	0	0	0	0	2	134	274	109	0
13	3	+ 10	400 „	0	0	0	0	8	208	142	21	0
12	4	+ 8	380 „	0	0	0	0	28	225	52	3	0
11	5	+ 6	360 „	0	0	0	0	67	180	14	0	0
10	6	+ 4	340 „	0	0	0	1	122	110	3	0	0
9	7	+ 2	320 „	0	0	0	6	175	52	0	0	0
8	8	0	300 „	0	0	0	20	196	20	0	0	0
7	9	— 2	280 „	0	0	0	52	175	6	0	0	0
6	10	— 4	260 „	0	0	3	110	122	1	0	0	0
5	11	— 6	240 „	0	0	14	180	67	0	0	0	0
4	12	— 8	220 „	0	3	52	225	28	0	0	0	0
3	13	— 10	200 „	0	21	142	208	8	0	0	0	0
2	14	— 12	180 „	0	109	274	134	2	0	0	0	0
1	15	— 14	160 „	0	347	330	54	0	0	0	0	0
0	16	— 16	140 „	1000	520	185	10	0	0	0	0	0
			Summa	1000	1000	1000	1000	1000	1000	1000	1000	1000

bigen positiven und eines beliebigen negativen Ursachenelementes. Diese Proportion trifft wenigstens soweit annähernd zu, als es die relativ grobe Abstufung der Gewichte gestattet. Und mit der gleichen Beschränkung kann man aussagen, dass für den Fall der Norm die Anzahl der wirksamen positiven und negativen Ursachenelemente sich verhält wie die absoluten Wahrscheinlichkeiten a und b ihres Eintreffens. Es war aber

$$a = \frac{p}{p+q}$$

und

$$b = \frac{q}{p+q},$$

und somit verhält sich: $a : b = p : q$.

Die absoluten Wahrscheinlichkeiten des Eintreffens der positiven und der negativen Elemente verhalten sich wie die Anzahl der überhaupt vorhandenen positiven und negativen Elemente. Die Norm ist daher nicht nur das an sich wahrscheinlichste Beobachtungsresultat, das dem entsprechend unter einer grösseren Zahl von Beobachtungen am häufigsten wiederkehrt; sondern die Norm ist zugleich auch die Folge eines solchen Zusammenwirkens der Ursachen, dass die Verhältnisszahl der in Wirkung tretenden positiven und negativen Ursachenelemente gleich ist der Verhältnisszahl der überhaupt vorhandenen positiven und negativen Ursachenelemente. Somit erscheint die Norm als der Ausdruck eines möglichst gleichmässigen Zusammenwirkens aller unveränderlichen und veränderlichen Ursachen.

Nicht minder bedeutungsvoll als die asymmetrische Lage der Norm zu der Breite der individuellen Verschiedenheiten sind die Asymmetrieen in den einzelnen Vertikalreihen der Häufigkeitszahlen. Diese Asymmetrieen sind um so stärker ausgeprägt, je grösser der Unterschied ist zwischen den Wahrscheinlichkeiten des Eintreffens eines positiven und eines negativen Ursachenelementes. Endlich bemerkt man, dass mit der Zunahme dieses Unterschiedes die Beobachtung sich mehr und mehr beschränken wird auf einen sehr kleinen Theil der Breite der individuellen Verschiedenheiten.

Es wurde bereits erwähnt, dass die Beobachtung dazu nöthigt, die Grösse oder Wirkung des einzelnen Ursachenelementes als unendlich klein anzunehmen. Dies ergibt sich auch in sehr auffälliger Weise aus den Resultaten dieser Tabellen. So klein als man die Ursachenelemente annehmen mag, so müssten doch die Grössen- und Gewichtsverhältnisse bei verschiedenen Individuen sprungweise Aenderungen erfahren, so lange die Ursachenelemente endliche Grösse besitzen. Dies aber spricht gegen alle Erfahrung, die vielmehr dahin geht, dass in der organischen Welt derartige sprungweise Aenderungen in der Regel nicht vorkommen. Es entsteht somit die Aufgabe zu untersuchen, in welcher Weise sich die Verhältnisse gestalten, wenn die Ursachenelemente allmählich kleiner und kleiner werden, bis sie die Grenze des Unendlichkleinen erreichen.

Auch an dieser Stelle muss auf die im Anhange enthaltenen mathematischen Entwickelungen verwiesen werden. Das allgemeine Resultat dieser lässt sich indessen in wenigen Worten zusammenfassen.

Die *Lage der Norm zu den Grenzen der Breite der individuellen Verschiedenheiten* erleidet dadurch, dass die Ursachenelemente unendlich klein werden, keine Veränderung. Vor wie nach verhält sich der Abstand der Norm von der oberen Grenze der individuellen Verschiedenheiten zu ihrem Abstande von der unteren Grenze derselben umgekehrt wie die absoluten Wahrscheinlichkeiten des Eintreffens eines positiven und eines negativen Ursachenelementes.

Die *Asymmetrieen in den Häufigkeits- und Wahrscheinlichkeitszahlen* zu beiden Seiten der Norm, welche in Tabelle III so auffällig sind, verschwinden mehr und mehr, je grösser $2\,\mathfrak{m}$ und je kleiner dem entsprechend die Ursachenelemente angenommen werden. Für $2\,\mathfrak{m} = 100$ sind diese Asymmetrieen kaum noch nachweisbar, und für $2\,\mathfrak{m} =$ unendlich gross fehlen sie vollständig. Man kann sich auf graphischem Wege eine sehr einfache Anschauung bilden über die absoluten Wahrscheinlichkeiten des Eintreffens der individuellen Verschiedenheiten eines bestimmten Körpertheiles.

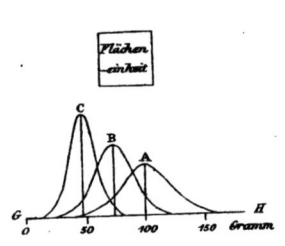

Figur 1.

Die Linie GH in Figur 1 stelle eine Scala dar, deren Länge vom Nullpunkte G an das Gewicht eines bestimmten Organes in Grammen anzeige. Unter gewöhnlichen Verhältnissen möge die Norm des Gewichtes dieses Organes 100 Gramm betragen. Man kann alsdann eine Curve A construiren, deren Ordinaten die absoluten Wahrscheinlichkeiten anzeigen, mit welchen das Eintreffen der Gewichte erwartet werden darf, welche die zugehörigen Abscissen anzeigen. Ueber dem Theilstrich 100 Grm. der Scala ist eine solche Ordinate errichtet. Die Länge derselben von der Abscisse, welche von der Scala gebildet wird, bis zu der Curve A repräsentirt in diesem Falle die absolute Wahrscheinlichkeit des Eintreffens des Gewichtes 100 Gramm, also in diesem Falle der Norm. Ebenso würde sich jede andere Ordinate deuten lassen.

Die Summe aller der unendlich vielen senkrechten Ordinaten, welche man von der Abscisse an die Curve A legen kann, stellt die Summe der absoluten Wahrscheinlichkeiten aller möglichen Fälle dar, also die Einheit. Und diese Summe aller Ordinaten, wenn man jede als ein unendlich kleines, langgezogenes Flächenelement auffasst, ist gleich der Fläche, welche die Abscisse einerseits und die Curve andererseits einschliesst. Verwandelt man diese Fläche in ein Quadrat, so erhält dieses die Grösse des über der Figur befindlichen und als Flächeneinheit bezeichneten kleinen Quadrates. Bezüglich der Curve A ist zu bemerken, dass ihre absteigenden Schenkel symmetrisch sind zu der mittleren Ordinate, und dass diese Schenkel allmählich der Abscisse parallel werden und in unendlich kleinem Abstande von der Abscisse sich nach beiden Seiten hin erstrecken bis zu den der Beobachtung unzugänglichen Grenzen der individuellen Verschiedenheiten.

Ein weiteres nicht unwichtiges Resultat der im Anhange enthaltenen Untersuchungen bezieht sich auf die Wirkungen, welche neu hinzutretende Ursachen auf die Wahrscheinlichkeitscurve A ausüben. Die Lage und Form der Curve A ist bestimmt durch ein gewisses System zusammenwirkender unveränderlicher und veränderlicher Ursachen. Wenn nun zu diesem Systeme weitere unveränderliche Ursachen hinzutreten, so verschiebt sich die Curve A ohne Aenderung ihrer Form auf der Abscissenaxe nach rechts oder links, je nachdem die neu hinzukommenden unveränderlichen Ursachen positive oder negative Richtung besitzen. Dies ist aber nicht mehr in der gleichen Weise der Fall, wenn die neu hinzukommenden Ursachen alle oder zum Theil veränderlicher Natur sind. Das Hinzukommen neuer veränderlicher Ursachen ändert die Grössen p und q, welche die Anzahl der vorhandenen positiven und negativen Ursachenelemente ausdrücken. Folge davon ist eine Aenderung der Wahrscheinlichkeiten a und b, und eine Verschiebung der Curve unter gleichzeitiger Aenderung der Convergenz ihrer Schenkel. Diese Schenkel aber bleiben trotz der Aenderung ihrer Convergenz unter sich symmetrisch.

Auf diesem Wege entstehen, durch Vermehrung der Anzahl q der vorhandenen negativen Ursachenelemente die Curven B und C, deren Schenkel steiler convergent sind, obwohl die von ihnen umschlossenen Flächenräume immer gleich der Flächeneinheit bleiben. Die genaueren Bedingungen dieser Aenderungen können indessen erst im nächsten Kapitel eine sorgfältigere Berücksichtigung erfahren. An dieser Stelle erscheint es nur zweckmässig darauf hinzuweisen, dass auch in den Curven B und C die senkrechten Ordinaten, welche man von der Abscisse nach den Curven ziehen kann, die Wahrscheinlichkeiten ausdrücken für das Eintreffen der durch die Länge der zugehörigen Abscissen ausgedrückten Gewichte des Organes.

Die Wahrscheinlichkeiten, welche die Ordinaten ausdrücken, sind indessen sämmtlich unendlich klein, selbst wenn man die Ordinaten als unendlich kleine, langgezogene Flächenelemente auffasst. Um daher für diese Wahrscheinlichkeiten endlich Werthe zu gewinnen, muss man die Breite dieser rechteckigen Flächenelemente etwas grösser werden lassen. Dies geschieht, indem man nach der Summe der Wahrscheinlichkeiten sucht für das Eintreffen aller in einem bestimmten Intervalle der Scala enthaltenen Gewichte. So wird die Wahrscheinlichkeit dafür, dass das in Rede stehende Organ ein Gewicht zwischen 90 und 110 Gramm besitze, für Curve A schon sehr gross; und die Wahrscheinlichkeit, dass dieses Gewicht zwischen 50 und 150 Gramm betrage — unter den Voraussetzungen der Curve A — schon nahezu gleich dem ganzen Inhalte der Fläche, welche die Curve A begrenzt, also nahezu gleich der Gewissheit.

Im Ganzen erscheinen diese Verhältnisse ohne Zuhülfenahme der mathematischen Darstellung ziemlich verwickelt. Doch wird es gelingen, späterhin den allgemeinen Resultaten eine einfachere Form zu geben. Die bisher gegebenen Betrachtungen hatten nur den Zweck, eine Vorstellung zu gewinnen über einige allgemeine Eigenschaften der Ursachen, welche die Grössenverhältnisse der anatomischen Bestandtheile des Menschen bestimmen. Damit ist die Grundlage gegeben für das Verständniss der ferneren Untersuchungen.

ZWEITES KAPITEL.

Die Norm und die individuellen Abweichungen.

In den Betrachtungen des ersten Kapitels wurde der Versuch gemacht, die individuellen Verschiedenheiten der Grösse und des Gewichtes der Körperbestandtheile zu erklären aus der Voraussetzung, dass die Ursachen, welche die Grösse und das Gewicht der Körperbestandtheile bestimmen, theils von unveränderlicher, theils von veränderlicher Grösse seien. Bei der mathematischen Behandlung der Frage ist es indessen nicht unbedingt nothwendig, auf die Ursachen zurückzugreifen. Im Anschluss an die Untersuchungen, welche Gauss über die Häufigkeit der reinen Beobachtungsfehler gemacht hat, könnte

man von der Voraussetzung ausgehen, dass das arithmetische Mittel
der Einzelbeobachtungen gleich sei dem wahrscheinlichsten Werthe
der Norm. Diese einfache Hypothese, welche in einer entsprechenden Anwendung auf die Beobachtungsfehler gewiss von grösstem
Werthe ist, erklärt aber weniger vollkommen, warum mit dem Hinzutreten neuer variabler Ursachen zu einem in seinen Wirkungen bekannten Systeme von Ursachen nicht nur der Werth der Norm eine
Verschiebung erleidet, sondern auch die Convergenz der beiden
Schenkel der Wahrscheinlichkeitscurve sich ändert. Ausserdem lassen die im ersten Kapitel gemachten Voraussetzungen in sehr befriedigender Weise die Bedeutung des Begriffes der Norm erkennen,
indem sie zeigen, dass diese die Folge eines möglichst gleichmässigen
Zusammenwirkens aller Ursachen ist. Die Norm, d. h. derjenige
Werth der Grösse oder des Gewichtes eines Körperbestandtheiles,
welcher die grösste absolute Wahrscheinlichkeit des Eintreffens besitzt, charakterisirt sich dadurch, dass für ihn die Verhältnisszahl
der wirksamen positiven und negativen Ursachenelemente gleich ist
der Verhältnisszahl der Wahrscheinlichkeiten des Eintreffens eines
positiven und eines negativen Ursachenelementes. Dieser Fall ist
unter Anderem verwirklicht, wenn von jeder Gruppe von Ursachenelementen, also auch von dem grössten Werthe jeder concurrirenden
Ursache ein gleich grosser Bruchtheil in Wirkung tritt.

Alle Aenderungen in dem Ursachensysteme müssen sich demgemäss im Allgemeinen durch eine entsprechende Aenderung des
Werthes der Norm geltend machen, und somit kann dieser als Massstab bei der Beurtheilung jener Ursachenverhältnisse dienen, wenn
gleich die Wirkung von Aenderungen des Ursachensystemes sich
nicht in der Aenderung der Norm erschöpft, sondern alle Beobachtungswerthe beeinflusst. Aus diesem Grunde darf sich die Untersuchung nicht auf die Prüfung des Werthes der Norm beschränken,
sondern sie muss sich über die ganze Breite der individuellen Verschiedenheiten erstrecken, soweit diese überhaupt Gegenstand der
Beobachtung sein kann. Aus den Erörterungen des ersten Kapitels
ergibt sich, dass die Grenzen der Breite der individuellen Verschiedenheiten wohl durch einen besonderen Zufall einmal von der Beobachtung erreicht werden können, dass sie aber nicht Gegenstand
planmässiger Untersuchung zu werden im Stande sind, weil die
Wahrscheinlichkeit ihres Eintreffens nahezu gleich Null ist. Quetelet erwähnt eines Schweden aus der Garde Friedrichs des Grossen,
dessen Körperlänge 252 Centimeter betrug. Eine solche Körperlänge
ist aber annäherungsweise höchstens einmal unter zahllosen Millionen

von Menschen zu erwarten, so gering ist die Wahrscheinlichkeit des
Eintreffens dieser Körpergrösse. Und trotzdem findet sich kein Anhaltspunkt, an welchem man beurtheilen könnte, ob mit dieser Körperlänge die obere Grenze der Breite der individuellen Verschiedenheiten erreicht sei oder nicht.

Die Untersuchung ist somit nicht im Stande, von den Grenzen
der individuellen Verschiedenheiten auszugehen; sie muss sich einen
anderen Ausgangspunkt suchen. Dieser findet sich in dem Werthe
der Norm, indem man alle individuellen Verschiedenheiten auffasst
als individuelle Abweichungen von diesem Werthe der Norm. Die
erste Aufgabe jeder Beobachtung ist somit, den Werth der Norm
aufzusuchen; alsdann ergibt sich aus den im Anhange enthaltenen
mathematischen Hülfsmitteln ein Massstab für die Grösse und Häufigkeit der individuellen Abweichungen. Dieser Massstab besteht in
einer Grösse, welche man als den wahrscheinlichen Werth der individuellen Abweichungen bezeichnen kann. Seine Definition ist einfach. *Der wahrscheinliche Werth der individuellen Abweichungen ist
gleich derjenigen individuellen Abweichung von der Norm, welche in
positiver wie in negativer Richtung eben so häufig überschritten als
nicht erreicht wird.* Derselbe soll im Allgemeinen mit dem Buchstaben W bezeichnet werden.

Es wird die Aufgabe des nächsten Kapitels sein, die Mittel an-
zugeben, durch welche man auf empirischem Wege aus gegebenen
Beobachtungen den Werth der Norm und den wahrscheinlichen Werth
der individuellen Abweichungen bestimmen kann. An dieser Stelle
wird es zunächst nothwendig, die Bedeutung des Werthes W noch
genauer zu besprechen und nachzuweisen, warum er als Massstab
für alle individuellen Abweichungen überhaupt brauchbar ist.

Die im Anhange enthaltenen mathematischen Betrachtungen
haben, unter Voraussetzung der erörterten Systeme von unveränderlichen und veränderlichen Ursachen, die Beziehungen, welche zwischen der Grösse der individuellen Abweichungen und der Wahrscheinlichkeit ihres Eintreffens bestehen, durch eine einfache Gleichung
ausgedrückt. Aus dieser Gleichung berechnet sich die folgende Tabelle,
welche für die individuellen Abweichungen der Grösse und des Gewichtes aller einzelnen Körperbestandtheile gültig ist (s. S. 27).

Für eine beliebige grössere oder kleinere Anzahl von Einzelbeobachtungen erfahren die Häufigkeitszahlen der ersten Spalte
dieser Tabelle eine proportionale Aenderung. Für 176 Einzelbeobachtungen z. B. wären sie mit $\frac{176}{1000}$ zu multipliciren. Damit ist aber

Tabelle IV.

W = wahrscheinlicher Werth der individuellen Abweichung.

Unter 1000 Beobachtungen finden sich:

500 individuelle Abweichungen zwischen	0	und	W,	
323 " " "	W	"	2 W,	
134 " " "	2 W	"	3 W,	
36 " " "	3 W	"	4 W,	
6 " " "	4 W	"	5 W,	
1 " " grösser als	5 W.			

NB. Das Vorzeichen der individuellen Abweichungen, ob positiv oder negativ, ist hierbei nicht berücksichtigt.

die Möglichkeit gegeben, Erfahrung und Theorie in Vergleich zu bringen und die Cardinalfrage entscheidend zu lösen, ob die Annahme einer Norm in dem angedeuteten Sinne gerechtfertigt ist, und ob die individuellen Verschiedenheiten in Bezug auf die Häufigkeit ihres Vorkommens den Anforderungen gehorchen, welche in der Reihenentwickelung des Binoms $(a + b)^{2m}$ ihren Ausdruck fanden. Wenn die aus der Beobachtung sich ergebenden individuellen Abweichungen, ausgedrückt in Vielfachen des Werthes W, der obigen Tabelle entsprechen, so kann diese Frage mit vollem Rechte bejaht werden. Der Inhalt des zweiten Theiles dieser Schrift wird in dieser Beziehung die umfassendsten Nachweise erbringen.

Es ergibt sich auf diesem Wege die grosse Bedeutung, welche der Norm und dem wahrscheinlichen Werthe der individuellen Abweichungen zukommt. Beide Grössen zusammen geben den Ausdruck sämmtlicher möglicher Einzelfälle, indem sie erlauben, die Letzteren mit Hülfe der Tabelle IV vollständig im Voraus zu berechnen. Für viele praktische Zwecke ist es aber vorzuziehen, der obigen Tabelle eine etwas andere Form zu geben. In derselben waren nur die absoluten Werthe der individuellen Abweichungen ohne Rücksicht auf ihr Vorzeichen in Betracht gezogen worden. Die Form der Gleichung, auf Grund welcher die Tabelle IV berechnet wurde, lässt es aber als nothwendig erscheinen, dass für jede Grössenstufe der individuellen Abweichungen die positiven Abweichungen eben so grosse Wahrscheinlichkeit des Eintreffens besitzen als die negativen. Unter dieser Voraussetzung gelangt man zu den Zahlen der Tabelle V (s. S. 28).

Auch die Häufigkeitszahlen dieser Tabelle erfahren eine proportionale Aenderung, wenn statt 2000 eine beliebige andere Anzahl s von Beobachtungen vorliegt. Alle Zahlen der zweiten Spalte müssen alsdann mit $\frac{s}{2000}$ multiplicirt werden. Eine noch ausführlichere Tabelle als diese findet sich im Anhange.

Tabelle V.

Grösse und Häufigkeit der individuellen Abweichungen von der Norm.

Grösse der individuellen Abweichungen, ausgedrückt in Vielfachen des wahrscheinlichen Werthes W derselben	Häufigkeit des Vorkommens unter 2000 Beobachtungen
— Grösser als — 5,0 W	1
— 5,0 W bis — 4,5 W	1
— 4,5 W „ — 4,0 W	5
— 4,0 W „ — 3,5 W	11
— 3,5 W „ — 3,0 W	25
— 3,0 W „ — 2,5 W	49
— 2,5 W „ — 2,0 W	85
— 2,0 W „ — 1,5 W	135
— 1,5 W „ — 1,0 W	188
— 1,0 W „ — 0,5 W	236
— 0,5 W „ ± 0	264
± 0 „ + 0,5 W	264
+ 0,5 W „ + 1,0 W	236
+ 1,0 W „ + 1,5 W	188
+ 1,5 W „ + 2,0 W	135
+ 2,0 W „ + 2,5 W	85
+ 2,5 W „ + 3,0 W	49
+ 3,0 W „ + 3,5 W	25
+ 3,5 W „ + 4,0 W	11
+ 4,0 W „ + 4,5 W	5
+ 4,5 W - + 5,0 W	1
Grösser als + 5,0 W	1
Summa	**2000**

Mit Hülfe dieser Tabellen lässt sich eine sehr wichtige Frage beantworten, welche sich bei der pathologisch-anatomischen Untersuchung der Leiche gleich in erster Linie aufdrängt: Ist ein vorliegendes Organ zu gross oder zu klein, zu leicht oder zu schwer? Die unmittelbar aus diesen Tabellen hervorgehende Antwort gibt an, wie oft unter einer bestimmten Zahl von Einzelfällen eine solche Grösse oder ein solches Gewicht zu erwarten wäre. Ein Beispiel wird dies in einfacher Weise erläutern. In einem bestimmten Falle betrage das Gewicht beider Nieren eines 35 jährigen Individuum 382 Gramm. Aus dem zweiten Theile dieser Schrift findet sich die Norm des Gewichtes beider Nieren für dieses Lebensalter gleich 306 Gramm und der wahrscheinliche Werth der individuellen Abweichungen gleich 37 Gramm. In dem speciellen Falle beträgt somit die individuelle Abweichung + 76 Gramm oder etwas mehr als + 2 W. Unter 2000 Beobachtungen finden sich aber, nach Angabe der Tabelle V, im Ganzen (85 + 49 + 25 + 11 + 5 + 1 + 1) Fälle, oder 177 Fälle, in denen die individuelle Abweichung + 2 W oder mehr beträgt. Demnach hat man etwa unter 11 Beobachtungen

an Gesunden einmal ein Nierengewicht von 382 Gramm oder
mehr zu erwarten. Das Wägungsresultat 382 Gramm kann somit
ohne weitere Gründe nicht als eine Folge von Krankheitsvorgängen
gedeutet werden. Dagegen wäre ein solcher Schluss offenbar besser
gerechtfertigt, wenn das Gewicht beider Nieren 500 Gramm übersteigt. Wenn dieses Nierengewicht in das Bereich des Normalen
fiele, würde die individuelle Abweichung grösser als 5 W sein, also
voraussichtlich erst unter 2000 Fällen 1mal eintreffen. Dies ist aber
eine so geringe Wahrscheinlichkeit, dass sie ohne merklichen Fehler
gleich Null gesetzt werden kann, und man gelangt deshalb mit einem
hohen Grade der Wahrscheinlichkeit zu der Vermuthung, dass ein
Nierengewicht, welches 500 Gramm übersteigt, in krankhaften Verhältnissen begründet sei. Die Betrachtung der relativen Gewichte,
sowie die Untersuchung der Einwirkung von Krankheitsursachen in
den späteren Kapiteln dieser Schrift wird die Schärfe dieser Schlussfolgerungen wesentlich vermehren. Sie wird namentlich die Bedingungen klar zu legen haben, unter welchen schon viel geringere
Abweichungen von der Norm auf krankhafte Processe bezogen werden müssen.

Es ist sicherlich von sehr grossem Interesse zu sehen, wie un-
geheuer ausgedehnt die Gebiete sind, auf welche diese Tabellen IV
und V angewendet werden können. Ursprünglich wurden dieselben
berechnet für die Häufigkeit der veränderlichen Beobachtungsfehler,
für welche immer die Wahrscheinlichkeiten a und b des Eintreffens
eines positiven und eines negativen Fehlerelementes gleich gross angenommen werden können. Die Erfahrung hat gezeigt, dass fast
alle Beobachtungen in allen Gebieten des Wissens Fehlern unterworfen sind, die nach Grösse und Häufigkeit des Vorkommens den
in den genannten Tabellen enthaltenen Gesetzmässigkeiten Folge
leisten. Aus dem zweiten Theile dieser Schrift ergeben sich aber
sehr zahlreiche Beispiele, welche die Anwendbarkeit der Tabellen
auf die individuellen Abweichungen der anatomischen Bestandtheile
des menschlichen Körpers beweisen. Die mathematischen Erörterungen
des Anhanges lassen endlich erkennen, dass diese Uebereinstimmung
der Erfahrung mit dem Inhalte der Tabellen zu erwarten ist, sowohl
wenn die beiden Wahrscheinlichkeiten a und b gleich gross als wenn
sie verschieden sind.

Die Aenderungen, welche die Grössen a und b, die absoluten
Wahrscheinlichkeiten des Eintreffens eines positiven und eines negativen Ursachenelementes erleiden können, beeinflussen in keiner Weise
die Zahlen der Tabellen IV und V. Ihre Wirkung beschränkt sich

auf eine Aenderung des Werthes der Norm und eine Aenderung des wahrscheinlichen Werthes der individuellen Abweichungen. Diesen Erfolg wird man erwarten dürfen, wenn zu einem bestehenden Systeme von Ursachen neue veränderliche Ursachen hinzutreten, zum Beispiele wenn Krankheitsprocesse die Grösse oder das Gewicht eines Organes beeinflussen.

Im nächsten Kapitel werden mit aller Sorgfalt die Methoden geschildert werden, welche gestatten, aus den Beobachtungen den Werth der Norm und den wahrscheinlichen Werth der individuellen Abweichungen der Grösse und des Gewichtes der Organe zu bestimmen. Im zweiten Theile dieser Schrift sind diese Werthe für eine Reihe von Grössen und Gewichten ausführlich berechnet und die Uebereinstimmung der Erfahrung mit den bisher erörterten Theorieen nachgewiesen. Es dürfte auch keinen erheblichen Schwierigkeiten unterliegen, die genannten Werthe für alle Organe und alle Lebensalter empirisch festzustellen. Man kann sodann für jedes einzelne Lebensalter diejenige Form des Aufbaues des menschlichen Körpers, in welcher die Grösse und das Gewicht aller Organe ihrer Norm entspricht, bezeichnen als die Norm des Gesammtorganismus. Behält man diese Begriffsbestimmung bei, so kann man sagen: *Die Norm des Gesammtorganismus wird gebildet durch die Norm der Grösse und des Gewichtes aller einzelnen Organe.*

Bei der Betrachtung der relativen Gewichte des menschlichen Körpers wird sich ein sehr bemerkenswerthes Resultat ergeben, welches lautet: *Wenn das Gewicht oder die Grösse eines Organes eines bestimmten Individuum bekannt und gleich dem Werthe der Norm ist, so sind auch die wahrscheinlichsten Werthe für das Gewicht oder die Grösse der übrigen Organe des gleichen Individuum gleich den Werthen der Norm dieser Organe.* Wenn man nun erkennt, dass auch für das erste Organ der Werth der Norm die grösste absolute Wahrscheinlichkeit des Eintreffens besitzt, so übersieht man leicht, dass die absolute Wahrscheinlichkeit des Eintreffens der Norm des Gesammtorganismus grösser ist als die absolute Wahrscheinlichkeit des Eintreffens jeder beliebigen anderen Form des Aufbaues des menschlichen Körpers. Mit voller Genauigkeit kommt man somit zu dem Ergebnisse: *Die Norm des Gesammtorganismus ist der wahrscheinlichste Werth für die Grösse und das Gewicht der anatomischen Bestandtheile des menschlichen Körpers.*

Dieses Resultat ist von grösster und schwerwiegendster Bedeutung für die gesammte Untersuchung, weil es nachweist, dass die empirische Bestimmung der Norm der Einzelorgane nicht zu Ergebnissen führt, welche unter einander unvereinbar sind, sondern gerade zu den Werthen der Norm des Gesammtorganismus, zu den Massen und Gewichten des idealen Repräsentanten der menschlichen 'Art. Aus diesem Grunde scheint es auch wünschenswerth, darauf aufmerksam zu machen, dass das gewonnene Resultat keineswegs a priori selbstverständlich ist. Allerdings, wenn die Grösse und das Gewicht der einzelnen Organe gesunder Individüen unter einander unabhängig wären, könnte man die Wahrscheinlichkeit des Eintreffens der Norm des Gesammtorganismus gleichsetzen dem Producte der Wahrscheinlichkeiten des Eintreffens der Norm der Einzelorgane. Und dieses Product wäre unzweifelhaft der grösste Werth, den die Wahrscheinlichkeit des gleichzeitigen Eintreffens der verschiedenen möglichen Grössen und Gewichte der Einzelorgane annehmen kann. Betrachtungen allgemeinerer Art wie entsprechende, eingehende Untersuchungen zeigen jedoch, dass die Grösse und das Gewicht der Organe jedes einzelnen Individuum unter sich in einem gegenseitigen Abhängigkeitsverhältnisse stehen. Letzteres findet in den relativen Grössen und Gewichten der Organe seinen Ausdruck und deshalb mussten diese zu der Beweisführung herbeigezogen werden.

' Die Erfahrung lehrt, dass die Norm des Gesammtorganismus sich mit dem Lebensalter ändert. Sie kann aber für jedes einzelne Lebensalter als constant betrachtet werden, und ebenso dürfte der wahrscheinliche Werth der individuellen Abweichungen für jedes einzelne Lebensalter constant bleiben. Die in dieser Beziehung gesammelten, auf genauen Messungen und Wägungen beruhenden Erfahrungen sind zwar noch etwas unvollkommen. Nur für die Körperlänge liegen sehr ausgedehnte Untersuchungen vor, welche die Annahme, dass die Norm und der wahrscheinliche Werth der individuellen Abweichungen für jedes Lebensalter constant sei, im Allgemeinen rechtfertigen, zugleich aber auch die kleinen Unvollkommenheiten dieser Annahme aufdecken. Fechner[1]) hat auf jährliche Schwankungen der Norm der Körperlänge von Rekruten aufmerksam gemacht. Vermuthlich dürften diese auch mit Schwankungen in der Norm der übrigen Grössen- und Gewichtsverhältnisse des Körpers verbunden sein. Solche Schwankungen sind indessen nicht sehr bedeutend. Doch ist mit Sicherheit zu erwarten, dass sie viel auffälliger werden, wenn tiefergreifende sociale Störungen, Theuerung und Krieg eintreten. Für viele Zwecke und

---

1) Fechner, Die fünfte Sitzungsperiode des internationalen statistischen Congresses in Berlin. 1863. Bd. II, S. 766.

namentlich für diejenigen der normalen und pathologischen Anatomie mag es vorläufig nothwendig sein, solche jährliche Schwankungen unberücksichtigt zu lassen. Es geschieht dies am einfachsten dadurch, dass man der Untersuchung die Resultate zahlreicher Einzelmessungen aus verschiedenen Jahrgängen zu Grunde legt.

Ausser den jährlichen Schwankungen muss man auch eine säculare Verschiebung der Norm des Gesammtkörpers und seiner anatomischen Bestandtheile erwarten. Doch liegen zu ihrer Constatirung keine hinreichenden Materialien vor. Selbst die interessanten Untersuchungen von Quetelet über die Dimensionen der Bildwerke des Alterthumes, welche den menschlichen Körper darstellen, können in diesem Sinne nur annähernde Resultate liefern. Nichtsdestoweniger scheint es angezeigt, an der Möglichkeit des Vorhandenseins säcularer Schwankungen festzuhalten, da offenbar mindestens die äusseren Bedingungen des menschlichen Lebens einer fortlaufenden Aenderung unterworfen sind. Die Weiterentwickelung der körperlichen und geistigen Eigenschaften des Menschen[1]) ist wesentlich an diese säcularen Verschiebungen gebunden. Indem aber dieselben im Ganzen sich nur sehr langsam vollziehen, gewinnt der Typus der Art den Charakter einer gewissen Beständigkeit.

Diese Beständigkeit des anatomischen Baues ist von grosser Bedeutung. Zunächst erleichtert sie die genaue zahlenmässige Bestimmung der Norm des Gesammtorganismus, sowie der Norm und des wahrscheinlichen Werthes der individuellen Abweichungen jedes einzelnen Organes. Die Beobachtung kann ohne Bedenken über viele Jahre ausgedehnt werden. Sowie aber die genannten Grössen einmal gefunden sind, dürfen sie für längere Zeit als feststehend betrachtet werden. Sie geben alsdann den Massstab einerseits für die Untersuchung pathologischer Veränderungen, andererseits für die Grösse der jährlichen und säcularen Verschiebungen der Norm und der Grösse und Häufigkeit der individuellen Abweichungen. Der Charakter der Unveränderlichkeit, welcher der Norm des Gesammtorganismus innerhalb relativ langer Zeiträume zukommt, gestattet ausserdem die geographische und topographische Verbreitung der Grössen- und Gewichtsverhältnisse des Menschen zu studiren.

---

1) Wenn die Untersuchungen von Darwin und Anderen eine säculare Aenderung in den Ursachensystemen, welche die Grösse und das Gewicht der anatomischen Bestandtheile bestimmen, nachweisen, so lassen diese Betrachtungen den Erfolg erkennen, als eine Aenderung der Norm des Gesammtorganismus und eine Aenderung der Norm und der individuellen Abweichungen der einzelnen Organe.

DRITTES KAPITEL.

Die Bestimmung der Norm und des wahrscheinlichen Werthes der individuellen Abweichungen aus gegebenen Beobachtungen.

Mit verhältnissmässig sehr einfachen Mitteln kann man einen Ueberblick über die Resultate einer Beobachtungsreihe gewinnen, indem man die Beobachtungen gruppirt nach Theilungen des angewendeten Mass- oder Gewichtssystemes, wie dies z. B. in Tabelle I für die Körperlänge von Rekruten geschehen ist. Solche tabellarische Uebersichten gewinnen indessen erst erheblichen Werth, wenn die Intervalle zwischen den einzelnen Messungen oder Wägungen nicht allzu beträchtlich sind und die Zahl der Beobachtungen zugleich hinreichend gross, um wenigstens die der Norm naheliegenden Intervalle mit ansehnlichen Zahlen zu füllen. Der Werth der Norm wird dabei annähernd bestimmt durch dasjenige Messungs- oder Wägungsresultat, welches sich in einer solchen Zusammenstellung als das häufigste ergibt. Allein diese Methode der Bestimmung der Norm ist sehr unvollkommen und selbst bei einer grossen Zahl von Beobachtungen verhältnissmässig unsicher. Einige Beobachtungen mehr oder weniger in dem einen oder dem anderen Intervalle können die Norm scheinbar verschieben, indem dann ein der Norm naheliegendes Intervall eine grössere Zahl von Beobachtungen enthält als das Intervall, welches die Norm wirklich einschliesst. Auch entstehen dabei, wie in dem Kapitel über die Beobachtungsfehler specieller erörtert werden wird, nicht selten asymmetrische Reihen von Häufigkeitszahlen, wenngleich die Wahrscheinlichkeitscurve eine zur Norm symmetrische Gestalt besitzt.

Alle diese kleinen Schwierigkeiten werden vermieden, wenn man die sogenannte Methode der kleinsten Quadrate zur Ausrechnung der Beobachtungsresultate in Anwendung zieht. Bei dieser wirken alle einzelnen Beobachtungen vollständig gleichmässig mit zur Bestimmung des Werthes der Norm und sie ergibt zugleich den wahrscheinlichen Werth der individuellen Abweichungen, eine Grösse, welche auf Grund des Inhaltes der allgemeingültigen Tabellen IV und V einen viel bequemeren und einfacheren Ueberblick über die Einzelbeobachtungen vermittelt als eine directe Zusammen-

stellung der letzteren nach Theilungen des Mass- oder Gewichtssystemes. Sicherlich würde es aber weit über die Grenzen, welche
dieser Schrift gezogen sind, hinausgehen, wenn der Versuch gemacht
würde, die mathematische Entwickelung dieser Methode hier vollständig auszuführen. Dies gilt um so mehr, als dieselbe in verschiedenen mathematischen Lehr- und Handbüchern sorgfältig behandelt
wird für den speciellen Fall, dass die Wahrscheinlichkeiten a und b
des Eintreffens eines positiven und eines negativen Ursachenelementes
gleich gross sind. Die im Anhange enthaltenen mathematischen Entwickelungen beweisen jedoch, dass die empirische Bestimmung der
Norm und des wahrscheinlichen Werthes der individuellen Abweichungen keine Aenderung erleidet, wenn a und b verschiedene Grösse
besitzen. Dem entsprechend erscheint es vollständig genügend, wenn
an dieser Stelle nur die praktische Ausführung der Bestimmung der
Norm und des wahrscheinlichen Werthes der individuellen Abweichungen nach der genannten Methode mit hinlänglicher Sorgfalt besprochen wird.!
    Zur Erfüllung dieser Aufgabe soll nun vorausgesetzt werden,
dass eine Beobachtungsreihe vorliegt, bestehend aus einer grösseren
Zahl von Messungen oder Wägungen des gleichen Organes bei verschiedenen gleichalterigen, gesunden Individuen. Als selbstverständlich gilt, dass bei der Auswahl dieser Individuen nur die Frage
berücksichtigt wurde, ob dieselben als annähernd gesund bezeichnet
werden konnten, dass dagegen die Grösse oder das Gewicht des
Organes selbst dabei nicht in Betracht gezogen wurde. *Denn man
würde zu durchaus unzuverlässigen und grossentheils unrichtigen Resultaten gelangen, wenn man etwa nur die der Norm naheliegenden
Beobachtungsresultate in die Rechnung einführen wollte.* In diesem
Sinne muss man von dem Beobachter erwarten, dass er jede Willkür
fernhalte und alle seine Beobachtungen berücksichtige. Es soll ferner
vorausgesetzt werden, dass die Beobachtungsfehler, wie dies in der
Einleitung erwähnt wurde, sehr klein seien im Verhältnisse zu der
Grösse der individuellen Abweichungen von der Norm. Die ersteren
können, wie später genauer nachgewiesen werden wird, unter dieser
Voraussetzung gänzlich unberücksichtigt bleiben.
    Die erste Aufgabe besteht nun darin, den Werth der Norm zu
finden, also diejenige Grösse oder dasjenige Gewicht des untersuchten
Körpertheiles, welches die grösste absolute Wahrscheinlichkeit des
Eintreffens besitzt. Die mathematische Betrachtung ergibt, dass man
im Allgemeinen nicht erwarten darf, diesen Werth der Norm mit
absoluter Schärfe bestimmen zu können. Allein es lässt sich aus

den Beobachtungen ein Werth auffinden, welchen man als den wahrscheinlichsten Werth der Norm bezeichnen kann.[1] *Dieser wahrscheinlichste Werth der Norm ist gleich dem arithmetischen Mittel aus sämmtlichen Einzelbeobachtungen.* Es ist diese Behauptung nicht nur das Ergebniss einer uns innewohnenden, mehr oder weniger unbewussten Schlussfolgerungsweise, sondern sie ist zugleich auch das Resultat einer genauen mathematischen Entwickelung der im ersten und zweiten Kapitel gewonnenen Ergebnisse. Zugleich mag bemerkt werden, dass für diesen wahrscheinlichsten Werth der Norm, die Summe der Quadrate aller in der gegebenen Beobachtungsreihe enthaltenen individuellen Abweichungen ein Minimum ist. Dieser Umstand hat der Rechnungsweise den Namen der Methode der kleinsten Quadrate eingetragen.

Bezeichnet man mit $M_1, M_2, M_3, M_4, \ldots$ die Ergebnisse der einzelnen Messungen oder Wägungen eines Körpertheiles gleichalteriger, gesunder Individuen, und mit s die Anzahl dieser Einzelbeobachtungen, so ist der wahrscheinlichste Werth N der Norm gleich

$$N = \frac{M_1 + M_2 + M_3 + M_4 + \cdots}{s}$$

oder unter Benutzung des Summenzeichens Σ gleich

$$N = \frac{\Sigma(M)}{s}.$$

Im weiteren Verlaufe der Untersuchung wird es zunächst nothwendig, eine Hülfsgrösse zu ermitteln, welche als der *mittlere Werth der individuellen Abweichungen* bezeichnet werden kann. Sie ist dadurch bestimmt, dass ihr Quadrat das arithmetische Mittel aus den Quadraten aller individuellen Abweichungen darstellt. Wenn also die Grössen $x_1, x_2, x_3, x_4, \ldots$ die verschiedenen, theils positiven, theils negativen Werthe der individuellen Abweichungen darstellen, so wird

$$x_1 = M_1 - N$$
$$x_2 = M_2 - N$$
$$x_3 = M_3 - N$$
$$x_4 = M_4 - N$$

u. s. w.

Der mittlere Werth der individuellen Abweichungen findet sich alsdann gleich V gleich

$$V = \sqrt{\frac{(x_1)^2 + (x_2)^2 + (x_3)^2 + (x_4)^2 + \cdots}{s - 1}}$$

---

[1] Für diesen nämlich erreicht die Wahrscheinlichkeit, dass dem Eintreten der beobachteten Werthe ein unbekannter Werth der Norm zu Grunde gelegen habe, ihre grösste Höhe.

Wie früher bezeichnet hier s die Zahl der Beobachtungen. Unt
Benutzung des Summenzeichens Σ schreibt sich diese Formel:

$$V = \sqrt{\frac{\Sigma(x^2)}{s-1}}.$$

Bei der practischen Ausführung dieser Rechnungsoperationen ist
gewiss erwünscht, eine Probe für die Richtigkeit der Berechnu
der Grössen N und x zu besitzen. Diese ist in einfacher Wei
ausführbar, weil die Summe der x, unter Berücksichtigung der Vo
zeichen plus und minus, gleich Null ist:

$$\Sigma(x) = 0.$$

Wie in einer im Anhange enthaltenen Bemerkung dargethan ist, h
diese Gleichung ausschliesslich die Bedeutung einer Rechnungsprob
Ihr Eintreffen erlaubt keinen Schluss bezüglich der Frage, ob d
individuellen Abweichungen nach Grösse und Häufigkeit den Anfc
derungen der Theorie entsprechen. Auch gilt diese Gleichung
aller Strenge nur dann, wenn alle Decimalbrüche berücksichtigt we
den, welche sich bei der Ausrechnung des wahrscheinlichsten Werth
der Norm ergeben.

Aus dem mittleren Werthe der individuellen Abweichungen ϵ
gibt sich der wahrscheinliche Werth W der individuelle
Abweichungen durch Multiplication des ersteren mit der consta
ten Zahl μ, welche gleich ist 0,6745 oder genauer gleich 0,674489

$$W = \mu V = \mu \sqrt{\frac{\Sigma(x^2)}{s-1}}.$$

Auch dieser Ausdruck ist nicht unbedingt zuverlässig, er ist nur d
wahrscheinlichste Werth, den man für die Grösse W, also für d
wahrscheinlichen Werth der individuellen Abweichungen anzunehm
berechtigt ist. Es verhält sich somit diese Bestimmung des Werth
W ähnlich, wie diejenige des Werthes N. Indem man die wal
scheinlichsten Werthe der Norm und des wahrscheinlichen Werth
der individuellen Abweichungen identificirt mit den wirklichen Werth
der Norm und des wahrscheinlichen Werthes der individuellen Abw
chungen, läuft man Gefahr, Fehler zu begehen, deren Grösse alsbs
genauer geprüft werden soll. Man kann diesen Umstand auch
der Weise ausdrücken, dass man sagt: Die Bestimmung der Wert
N und W ist jeweils mit einem Fehler behaftet, welchen man d
Bestimmungsfehler nennen kann. Derselbe ist offenbar ga
verschieden von den Beobachtungsfehlern und müsste sich eben
bei völlig fehlerfreien Beobachtungen einstellen. Seine Entstehu
ist darauf zurückzuführen, dass man aus den individuellen Versch
denheiten der Grösse und des Gewichtes eines anatomischen Körp

bestandtheiles den wirklichen Werth von N und W nur annäherungsweise erschliessen kann.

Die Grösse dieser Bestimmungsfehler lässt sich genauer untersuchen, wobei sich ergibt, dass bei zahlreichen Bestimmungen der
Werthe von N und W, die jeweils mit genau gleichen Methoden
und auf Grund einer stets gleichbleibenden Zahl von Beobachtungen
vorgenommen wurden, die Bestimmungsfehler die gleichen Gesetzmässigkeiten erkennen lassen wie die individuellen Abweichungen.
Der wahrscheinliche Werth F des Bestimmungsfehlers von N wird,
wenn N sehr häufig in gleicher Weise bestimmt wird, in der Hälfte
der Fälle nicht erreicht, in der anderen Hälfte der Fälle überschritten. Man kann dagegen annehmen, dass der fünffache Werth
von F oder 5 F unter 1000 gleichen Bestimmungen von N nur einmal überschritten wird. Somit ergibt sich, dass man mit der sehr
grossen und genügenden Wahrscheinlichkeit 0,999 behaupten kann,
dass der wirkliche Werth für N enthalten sei innerhalb der Grenzen
$$(N - 5 F) \text{ und } (N + 5 F).$$
Ebenso verhält es sich mit dem wahrscheinlichen Werthe P des Bestimmungsfehlers der Grösse W, des wahrscheinlichen Werthes der
individuellen Abweichungen. Der wirkliche Werth von W liegt mit
der, der Gewissheit nahekommenden Wahrscheinlichkeit 0,999 innerhalb der Grenzen $(W - 5 P) \text{ und } (W + 5 P).$
Die mathematische Untersuchung ergibt sodann den wahrscheinlichen
Werth F des Bestimmungsfehlers von N gleich

$$F = \pm \frac{W}{\sqrt{s}}.$$

Aus diesem Resultate lässt sich sofort erschliessen, dass dieser wahrscheinliche Fehler F umgekehrt proportional ist der Quadratwurzel
aus der Anzahl s der Beobachtungen. Die Genauigkeit der Bestimmung der Norm wird verdoppelt, wenn die Anzahl der Beobachtungen
vervierfacht wird. Ebenso erkennt man, dass der wirkliche Werth
der Norm mit einer beliebigen Genauigkeit bestimmt werden kann,
wenn man im Stande ist, die Anzahl s der Beobachtungen entsprechend zu vermehren. Wenn die Anzahl s der Beobachtungen
unendlich gross wird, nimmt der Fehler F den Werth Null an.

Der wahrscheinliche Fehler P, der, absolut genommen, bei der
Bestimmung des wahrscheinlichen Werthes der individuellen Abweichungen eben so leicht überschritten als nicht erreicht wird, findet
sich ferner gleich

$$P = \pm \varrho \, \frac{W}{\sqrt{s}},$$

wobei $\varrho = 0{,}4769$ oder genauer gleich $0{,}4769360$ zu setzen ist. Der wahrscheinliche Fehler P ist somit immer proportional F. Er wird gleichfalls gleich Null, wenn die Zahl der Beobachtungen unendlich gross wird. Man kann daher durch eine hinreichende Anzahl von Beobachtungen auch den wahrscheinlichen Werth der individuellen Abweichungen mit einem beliebigen Grade von Genauigkeit bestimmen.

Es erscheint zweckmässig, diese Rechnungsoperationen an einem Beispiele zu veranschaulichen. Um indessen die Uebersichtlichkeit zu erhöhen, sollen nur einige wenige Beobachtungen aus einer grösseren Beobachtungsreihe herausgegriffen werden. Sie werden genügen, um die Methode der Rechnung zu zeigen.

Körperlänge von Knaben in Millimetern.

Mit Hülfe des im zweiten Theile näher beschriebenen Instrumentes wurde die Körperlänge gemessen, und von diesen Messungen die zehn letzten in die zweite Spalte des folgenden Rechnungsformulars eingetragen. Die erste Spalte dient einfach zur Zählung der Beobachtungen. Die Knaben waren zwischen $11\frac{1}{2}$ und $12\frac{1}{2}$ Jahre alt.

Nr.	M = Körperlänge in Millimetern	− x	+ x	x^2
1	1423	—	85	7225
2	1215	123	—	15129
3	1380	—	42	1764
4	1459	—	121	14641
5	1316	22	—	484
6	1314	24	—	576
7	1359	—	21	441
8	1296	42	—	1764
9	1323	15	—	225
10	1298	40	—	1600
Summa	13383	266	269	43849

Als wahrscheinlichster Werth der Norm ergibt sich somit:

$$N = \frac{\Sigma(M)}{8} = \frac{13383}{10} = 1338 \text{ Millimeter.}$$

Es werden alsdann die individuellen Abweichungen $M - N = x$ berechnet. Zur Probe der bisherigen Rechnung bilde man unter Berücksichtigung der Vorzeichen die Summe aller x, sie ist gleich

$$\Sigma(x) = +3.$$

Der der Rechnung zu Grunde gelegte Werth von N ist jedoch um 0,3 Millimeter zu klein, oder $\Sigma(M)$ wurde um 3 Mm. zu klein genommen, indem man $N = 1338$ setzte. Diese 3 Mm. erscheinen nun statt Null als Summe der x. Die Rechnung ist somit richtig, abgesehen von der eben erwähnten unbedeutenden Ungenauigkeit.

Mit Hülfe von Quadratzahlentafeln [1]) werden alle x in bequemster und kürzester Weise in das Quadrat erhoben und diese Werthe in die letzte Spalte des Rechnungsformulares eingetragen. Es wird sodann

$$W = \mu \sqrt{\frac{\Sigma(x^2)}{s-1}} = 0{,}6745 \sqrt{\frac{43\,849}{9}},$$

$$W = 0{,}6745 \sqrt{4872}.$$

Zur Ausrechnung dieses Resultates, sowie zu der nunmehr sehr einfachen Auffindung der Werthe F und P verwendet man am besten Logarithmentafeln.[2]) Das Gesammtergebniss wird dabei:

$$N = 1338 \text{ Millimeter,}$$
$$W = \quad 47{,}1 \quad \text{\textit{n}}$$
$$F = \quad 14{,}9 \quad \text{\textit{n}}$$
$$P = \quad 7{,}1 \quad \text{\textit{n}}$$

Ein Vergleich der Grösse und Häufigkeit der individuellen Abweichungen mit den Angaben der Tabellen IV und V hat bei einer so geringen Zahl von Beobachtungen keinen sehr befriedigenden Erfolg zu erwarten. Es finden sich nämlich

Grösse der individuellen Abweichungen	Anzahl der individuellen Abweichungen	
	nach der Erfahrung	nach der Theorie
Zwischen 0 und W	7	5
„ W „ 2 W	1	3
„ 2 W „ 3 W	2	2
„ 3 W „ 4 W	0	0
„ 4 W „ 5 W	0	0
Summa	10	10

Dagegen wird die Uebereinstimmung eine wesentlich befriedigendere, wenn man sämmtliche 39 Beobachtungen dieser Beobachtungsreihe berücksichtigt. Dabei findet sich:

$$N = 1341 \text{ Millimeter,}$$
$$W = \quad 50{,}8 \quad \text{\textit{n}}$$
$$F = \quad 8{,}1 \quad \text{\textit{n}}$$
$$P = \quad 3{,}9 \quad \text{\textit{n}}$$

und fernerhin ergibt die Prüfung der Einzelbeobachtungen:

Grösse der individuellen Abweichungen	Anzahl der individuellen Abweichungen	
	nach der Erfahrung	nach der Theorie
Zwischen 0 und W	17	19
„ W „ 2 W	14	13
„ 2 W „ 3 W	6	5
„ 3 W „ 4 W	2	2
„ 4 W „ 5 W	0	0
Summa	39	39

---

[1]) Sehr bequem: Jerome de la Lande's logarithmisch-trigonometrische Tafeln. Leipzig bei Tauchnitz 1849. In diesen die in Rede stehenden Quadratzahlentafeln.

[2]) Vierstellige „Logarithmen u. Antilogarithmen". Heidelberg b. G. Köster. 1879.

Die viel grösseren Beobachtungsreihen des zweiten Theiles dieser Schrift werden auf diesem Wege den Beweis erbringen, dass die obigen theoretischen Betrachtungen in sehr vollständiger Weise die in der Erfahrung gegebenen Erscheinungen erklären.

Es muss als die Aufgabe der Beobachtung betrachtet werden, durch die hier gegebenen Hülfsmittel den Werth der Norm und den wahrscheinlichen Werth der individuellen Abweichungen für die wichtigsten anatomischen Bestandtheile des Körpers und für alle Lebensalter aufzusuchen. Damit sind sodann die Hülfsmittel gegeben, um die Norm des Gesammtorganismus für jedes Lebensjahr festzustellen. Bedeutungsvoller jedoch, namentlich für die Zwecke der pathologischen Anatomie ist der zugleich zu gewinnende Ueberblick über die Wachsthumsverhältnisse der Einzelorgane. Quetelet[1]) hat einen solchen Ueberblick zu erzielen versucht durch eine geometrische Construction, welche in Gestalt einer krummen, dachförmigen Fläche alle Einzelfälle der Beobachtung wiedergeben soll. Eine andere Auffassung, welche in Figur 2 dargestellt ist, scheint jedoch für diese Zwecke ebenso brauchbar zu sein.

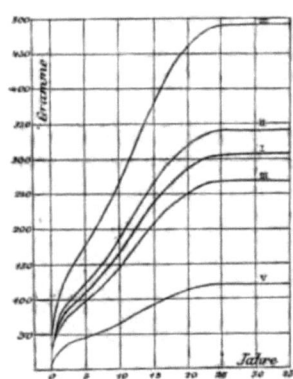

Figur 2.

In dieser Figur ergibt die Länge der Abscisse das Lebensalter in Jahren, die Ordinate dagegen die Summe des Gewichtes beider Nieren in Grammen. Die Curve I stellt sodann den Werth der Norm dar für die verschiedenen Lebensalter. Curve II und ebenso Curve III ist an allen Stellen — in senkrechter Richtung, parallel den Ordinaten gemessen — von der Curve I entfernt um den Betrag des wahrscheinlichen Werthes W der individuellen Abweichungen. Dieser ändert sich von einem Jahre zum nächsten, in einer Weise, welche durch den gegenseitigen Abstand der Curven I und II, sowie I und III in der Figur gegeben ist. Die Curven IV und V dagegen sind von der Curve I — wiederum in senkrechter Richtung gemessen — entfernt um den Betrag von 5 W. Wenn somit die Curve I den Werth der Norm für die verschiedenen Lebensalter darstellt, so ergeben die Curven II und III die Grenzen,

---

1) Anthropometrie S. 266.

innerhalb welcher man die Hälfte aller Einzelfälle finden wird. Ebenso geben die Curven IV und V die Grenzen, innerhalb derer die Summe des Gewichtes beider Nieren überhaupt zu suchen ist, wenigstens, wenn die Zahl der Einzelbeobachtungen nicht grösser als 1000 ist. Bei viel grösseren Beobachtungsreihen wären aber nur sehr vereinzelte Fälle ausserhalb dieser Grenzen der Curven IV und V zu erwarten.

Die Construction dieser Curven ist leicht ausführbar, wenn man für jedes Lebensjahr den Werth der Norm und den wahrscheinlichen Werth der individuellen Abweichungen aus einer grösseren Zahl von Beobachtungen bestimmt hat. Kleinere dabei bemerkbare Unregelmässigkeiten, welche in den Bestimmungsfehlern der einzelnen Werthe ihre Erklärung finden, wird man bei der Zeichnung unberücksichtigt lassen. Man gewinnt dann, namentlich wenn die Zeichnung in viel grösserem Massstabe und mit aller Sorgfalt ausgeführt ist, ein Curvensystem, welches die Werthe N und W in ihrer Abhängigkeit vom Lebensalter zeigt, und welches demgemäss gestattet, die Werthe von N und W auch für kleinere Zeitintervalle als ein Jahr abzulesen.

Man überblickt indessen alsbald die Thatsache, dass die Construction der Curven von Fig. 2 auch ausführbar wäre, wenn die Bestimmungen für einzelne Lebensjahre fehlen, nur würde die Genauigkeit des Resultates dabei entsprechend geringer. Da man aber a priori keine zuverlässigen Anhaltspunkte für die Form der Curven hat, so wird es doch erwünscht sein, die beiden Werthe N und W für jedes Lebensalter direct zu bestimmen, und die dabei übrig bleibenden Bestimmungsfehler thunlichst auszugleichen auf Grund der Voraussetzung, dass die Werthe von N und W in den verschiedenen Lebensjahren keine sprungweisen sondern nur continuirliche Aenderungen erfahren. Am günstigsten liegen dabei die Verhältnisse für die Bestimmung des Werthes der Norm. Drückt man den wahrscheinlichen Werth der individuellen Abweichungen aus in Procenten der Norm, so beträgt dieser für die Gewichte der Organe und des Gesammtkörpers, für welche er relativ am grössten ist, nahezu 10 Procent. Für 25 Beobachtungen wird alsdann der wahrscheinliche Fehler bei der Bestimmung der Norm, in Procenten dieser letzteren ausgedrückt, gleich

$$F = \frac{10}{\sqrt{25}} = 2\,\%.$$

Hat man also für jedes Lebensjahr mindestens 25 Beobachtungen, so wird der Werth der Norm schon sehr genau gefunden, da die verschiedenen Bestimmungen desselben eine weitere Herabsetzung

der Fehler gestatten. Der wahrscheinliche Fehler der Bestimmung
des Werthes W ist aber nicht viel kleiner als die Hälfte von F, er
beträgt somit etwa 1 % der Norm oder etwa 10 % des Werthes W.
Der wahrscheinliche Werth der individuellen Abweichungen ist daher
verhältnissmässig viel weniger genau bestimmt. Doch ergeben sich
bei der praktischen Ausführung dieser Bestimmungen häufig besondere Anhaltspunkte, welche die Ausgleichung der Bestimmungsfehler
von W sehr erheblich begünstigen. Diese aber werden erst im
zweiten Theile Berücksichtigung finden können.

Die empirischen Bestimmungen der Werthe N und W, welche
im zweiten Theile enthalten sind, legen den Gedanken nahe, die
Abhängigkeit von N und W vom Lebensalter in Form von Gleichungen darzustellen. Quetelet[1]) hat in diesem Sinne eine empirische Gleichung gegeben, welche die Abhängigkeit der Norm der
Körperlänge von dem Lebensalter ausdrückt, und H. Kaiser hat
sich bemüht, allgemeine Formeln solcher empirischer Gleichungen
aufzustellen. So dankenswerth diese Bestrebungen sind, so darf man
ihre Bedeutung nicht überschätzen. Die empirischen Gleichungen
ergeben vorläufig durchaus keinen Anhaltspunkt für die Erklärung
der Form der Curven selbst. Sie haben bis jetzt die Erkenntniss
der Ursachen, welche die Wachsthumsvorgänge bestimmen, in keiner
Weise gefördert. Dies wäre erst dann zu erwarten, wenn der Fortschritt der Wissenschaft erlauben würde, eine bestimmte Hypothese
über die Wachsthumserscheinungen aufzustellen und an der Hand
solcher Gleichungen zu prüfen. Alsdann würde auch die Methode
der kleinsten Quadrate weitere und zwar sehr vollkommene Hülfsmittel ergeben zur Feststellung der Gleichungen und zur Prüfung ihrer
Zulässigkeit. Die Besprechung dieser Hülfsmittel würde indessen zu
weit führen, sie muss späteren Untersuchungen überlassen bleiben.

Aehnlich verhält es sich mit der Abhängigkeit des wahrscheinlichen Werthes der individuellen Abweichungen von dem Lebensalter. Auch für diese fehlen bis jetzt bestimmte Hypothesen. Die
Beobachtung ergibt jedoch auf empirischem Wege ein sehr einfaches
Resultat, welches sich indessen nur auf das Gewicht des Gesammtkörpers und auf das Gewicht einiger Organe bezieht, und welches
lautet: Der wahrscheinliche Werth der individuellen Abweichungen
ist für alle Lebensalter ein nahezu gleich grosser Bruchtheil der Norm

$$N = c\,W.$$

Die Grösse c in dieser Gleichung ist nahezu constant, sie erleidet

---

1) Siehe die entsprechende Bemerkung im Anhange dieser Schrift.

nur in den Perioden des raschesten Wachsthums eine geringe Aenderung. Die Beobachtungsreihen des zweiten Theiles werden die erforderlichen Anhaltspunkte zu einer Kritik dieses Resultates gewähren.

VIERTES KAPITEL.

Die relativen Masse und Gewichte.

Der Anatom, der vor die Aufgabe gestellt ist, am Leichentische die Grösse eines Organes eines bestimmten Individuum zu beurtheilen, fühlt sich veranlasst, die Grösse der ganzen Leiche und die Grösse ihrer übrigen Organe, soweit diese gesund sind, in Betracht zu ziehen, ehe er sein Urtheil abgibt. Er würde sicherlich einen bei Weitem unvollkommeneren und ungenaueren Ausspruch thun, wenn er die individuellen Verhältnisse des gegebenen Falles ausser Acht liesse, und sein Urtheil nur stützen wollte auf die Vergleichung des gegebenen Organes mit der Norm. Ein Organ, dessen Grösse die Norm übertrifft, kann doch für einen ungewöhnlich grossen Körper verhältnissmässig klein sein.

Prüft man diese wichtige Frage der allgemeinen Untersuchungsmethodik etwas näher, so erkennt man alsbald, dass ihre genaue Beantwortung abhängig ist von dem Vorhandensein gegenseitiger Beziehungen zwischen den einzelnen Organen des Individuum. Wären die Organe, welche den Körper eines Menschen bilden, in Bezug auf ihre Grösse und ihr Gewicht unabhängig von einander, so hätte es begreiflicher Weise keinen Werth, bei der Beurtheilung der Grösse und des Gewichtes eines Organes die übrigen Organe zu berücksichtigen. Die einfache Angabe, das Organ sei um eine bestimmte Anzahl von Vielfachen von W grösser oder kleiner als die Norm seiner absoluten Grösse oder seines absoluten Gewichtes, würde mit Hülfe der Tabellen IV und V alle Anhaltspunkte für die Beurtheilung des speciellen Falles ergeben. Und unter dieser Voraussetzung wäre bei allen gesunden Individuen die Norm der absoluten Grösse und des absoluten Gewichtes der Organe gleich dem wahrscheinlichsten Werthe für die Grösse und das Gewicht derselben. Etwas weniger einfach gestalten sich die Verhältnisse, wenn die verschiedenen Organe der einzelnen Individuen in Beziehung auf Grösse und Gewicht in einem gegenseitigen Abhängigkeitsverhältnisse stehen. So lange man allerdings von einem Individuum keine weiteren Anhaltspunkte hat ausser dem, dass es als gesund zu betrachten sei, gelten die soeben erörterten Beziehungen in unveränderter Weise. Namentlich ist der wahrscheinlichste Werth für die Grösse oder das Gewicht eines seiner Organe gleich dem Werthe der Norm, und die Wahrscheinlichkeit für das Auftreten einer beliebigen individuellen Abweichung ergibt sich aus Tabelle IV und V, sowie man die Norm und den Werth W der absoluten Grösse oder des absoluten Gewichtes des betreffenden Organes kennt. Man lässt durch eine solche Form der Beurtheilung die Beziehungen, die zwischen den verschiedenen Organen der Individuen bestehen, unberücksichtigt. Indem man jedoch diese Beziehungen beachtet, gewinnt man offenbar neue Anhaltspunkte für die Beurtheilung der Grösse und des Gewichtes der Organe.

Die Untersuchung wird in erster Linie den Nachweis zu führen haben, dass solche Beziehungen zwischen den verschiedenen Organen der Individuen bestehen. Sehr geeignet zu diesem Zwecke erweisen sich hierbei die Beobachtungen von Blosfeld[1]) in Kasan. Derselbe hat unter der Bezeichnung „physiologische Normalgewichte" das Gewicht einer Anzahl von Organen von 36 ausgewählten, erwachsenen männlichen Leichen zusammengestellt. Wenn diese Zahl von Beobachtungen ziemlich klein ist, wenn ihnen auch mancherlei Mängel anhängen, namentlich deshalb, weil sie Individuen sehr verschiedener Volksstämme umfassen, so erscheinen sie doch mit grosser Sorgfalt und Unparteilichkeit ausgewählt. Sie dürften im Allgemeinen genügen zur ersten Erörterung der in Betracht kommenden Fragen und zur Klarlegung des Weges, den fernere Untersuchungen einzuschlagen haben werden. Auch finden die aus diesen Beobachtungen gezogenen Resultate in manchen Punkten weitere Bestätigung durch die grösseren Beobachtungsreihen des zweiten Theiles dieser Schrift. Die Objectivität der Untersuchung ist aber noch in höherem Grade gewährleistet dadurch, dass Blosfeld selbst bei der Auswahl seiner Beobachtungen die gegenseitigen Beziehungen der Organe und ihr relatives Gewicht nicht genauer berücksichtigt hat. Seine Untersuchungen beschränken sich auf die absoluten Gewichte.

Aus den Beobachtungen von Blosfeld berechnet sich nach der Methode der kleinsten Quadrate

---

1) Blosfeld, Henke's Zeitschrift für die Staatsarzneikunde Bd. 88. 1864.

1. **Für die rechte Niere:**
die Norm gleich $N_r =$ . . . . 150 Gramm,
der wahrscheinliche Werth der individuellen Abweichungen gleich $W_r =$ . . . . 17,3 Gramm.
2. **Für die linke Niere:**
die Norm gleich $N_l =$ . . . .' . . 162 Gramm,
der wahrscheinliche Werth der individuellen Abweichungen gleich $W_l =$ . . . . 22,4 Gramm.

Untersucht man nun, wie häufig gleichzeitig bei ein und
demselben Individuum das Gewicht der rechten Niere zwischen den
Grenzen $N_r - W_r = 132,7$ Gramm und $N_r + W_r = 167,3$ Gramm und
das Gewicht der linken Niere zwischen den Grenzen $N_l - W_l = 139,6$
Gramm und $N_l + W_l = 184,4$ Gramm enthalten ist, so findet man
dieses Zusammentreffen 13mal unter 36 Leichen.[1]) Die Wahrscheinlichkeit dieses Zusammentreffens wird somit auf empirischem Wege
gefunden gleich:
$$\frac{13}{36}.$$
Wenn jedoch das Gewicht der rechten Niere unabhängig wäre von
dem Gewichte der linken Niere, so wäre die absolute Wahrscheinlichkeit des Zusammentreffens der beiden Bedingungen gleich dem
Producte der Wahrscheinlichkeiten des Eintreffens jeder einzelnen
Bedingung oder gleich:
$$\frac{1}{2} \times \frac{1}{2} = \frac{1}{4} = \frac{9}{36},$$
denn die Wahrscheinlichkeit des Eintreffens aller Werthe zwischen
$N - W$ und $N + W$ ist für die rechte wie für die linke Niere gleich
$\frac{1}{2}$. Die der Norm nahe liegenden Werthe der Gewichte der rechten
und der linken Niere treffen somit bei den einzelnen Individuen
häufiger zusammen, als dies erwartet werden müsste, wenn das Gewicht der rechten und linken Niere der Individuen unter einander
unabhängig wäre. Man wird daraus den Schluss ziehen, dass das
Gewicht der rechten Niere bei jedem Individuum in einer bestimmten
Beziehung steht zu dem Gewichte der linken Niere. Und diese Beziehung ist vorhanden unbeschadet des Umstandes, dass das Gewicht
der rechten sowohl als dasjenige der linken Niere bei verschiedenen
Individuen der Theorie der individuellen Abweichungen Folge leistet.

---

1) Zur Bequemlichkeit des Lesers finden sich die hier in Betracht gezogenen
Beobachtungen von Blosfeld im Anhange abgedruckt. Die von Blosfeld gegebenen „mittleren Abweichungen" sind gleich dem arithmetischen Mittel der
einzelnen Abweichungen, also nicht mit dem wahrscheinlichen Werthe der individuellen Abweichungen zu verwechseln.

Mit diesem Resultate sind jedoch bezüglich des Zusammentreffens
der grösseren individuellen Abweichungen zwei Möglichkeiten ver-
einbar. Es könnte sich erstens ereignen, dass eine grössere positive
individuelle Abweichung der einen Niere eines Individuum compensirt würde durch eine grössere negative individuelle Abweichung der
anderen Niere und umgekehrt. In diesem Falle wäre die Summe
des Gewichtes beider Nieren nur verhältnissmässig geringen Schwankungen unterworfen. Zweitens erscheint es möglich, dass der be-
stimmende Einfluss, welchen das Gewicht der einen Niere ausübt
auf das Gewicht der anderen Niere des gleichen Individuum, bestrebt
wäre, den individuellen Abweichungen beider Organe. die gleiche
Richtung zu geben. Auch zwischen diesen beiden Möglichkeiten
kann durch eine directe Vergleichung der zusammengehörigen Gewichte der rechten und der linken Niere entschieden werden.

Es findet sich die rechte Niere grösser als $N_r + W_r$ also grösser
als 167,3 Gramm und gleichzeitig bei demselben Individuum die
linke Niere grösser als $N_l + W_l$, also grösser als 184,4 Gramm in
6 Fällen unter 36 Beobachtungen. Die Wahrscheinlichkeit des Eintreffens von Beobachtungswerthen, die grösser sind als $N + W$, ergibt
sich aber für jedes einzelne Organ gleich $\frac{1}{4}$. Bestehen keine weiteren Beziehungen zwischen zwei Organen, so wird demnach die
Warscheinlichkeit des gleichzeitigen Eintreffens grösserer Werthe als
$N + W$ bei zwei Organen gleich:

$$\frac{1}{4} \times \frac{1}{4} = \frac{1}{16}.$$

Unter 36 Beobachtungen müsste dieser Fall demnach $36 \times \frac{1}{16}$, oder
etwa 2 mal vorkommen. In den Beobachtungen findet er sich jedoch
6 mal unter 36, also beinahe in allen Fällen, in welchen das eine
von beiden Organen eine Abweichung der angedeuteten Richtung
und Grösse aufweist.

Ebenso verhält es sich mit den grösseren individuellen Abweichungen im negativen Sinne. Die rechte Niere findet sich kleiner
als $N_r - W_r$, also kleiner als 132,7 Gramm und gleichzeitig die linke
Niere derselben Leiche kleiner als $N_l - W_l$, also kleiner als 139,6 Grm.
in 8 Fällen unter 36 Beobachtungen. Aehnliche Resultate erhält
man weiterhin, wenn man untersucht, wie häufig beide Nieren einer
Leiche gleichzeitig grösser oder aber gleichzeitig kleiner sind als
die Norm. Man erkennt damit deutlich, dass Ursachen vorhanden
sein müssen, welche den individuellen Abweichungen der rechten
und der linken Niere desselben Individuum gleiche Grösse und Richtung zu verleihen bestrebt sind.

Die soeben entwickelte Form der Beweisführung für das Vorhandensein von näheren Beziehungen zwischen der Grösse oder dem Gewichte zweier Organe des gleichen Individuum lässt sich, wie man leicht übersieht, auch verwenden, um etwa vorhandene Beziehungen zwischen anderen Organen und anatomischen Grössen, z. B. zwischen Herz und Körpergewicht nachzuweisen. Allein nur eine geringe Zahl der vorhandenen Beobachtungen kann in der angedeuteten Weise behandelt werden, weil vielfach die Wägungs- und Messungsresultate nicht hinreichend ausführlich veröffentlicht sind. Es wird daher nothwendig, andere Formen der Beweisführung aufzusuchen. Eine solche ergibt sich aus der Betrachtung der wahrscheinlichen Werthe der individuellen Abweichungen, und dieselbe soll zunächst an dem gleichen Beispiele erörtert werden.

Bildet man die Summen des Gewichtes beider Nieren für alle 36 Beobachtungen Blosfeld's und fasst diese Summen auf als einfache Wägungsresultate, so ergibt die Rechnung:
Norm der Summe des Gewichtes beider Nieren gleich 311 Gramm, wahrscheinlicher Werth der individuellen Abweichungen
  der Summe des Gewichtes beider Nieren gleich . . 37,6 Gramm.

Dies ist ein Resultat directer Beobachtung. Allein man könnte den wahrscheinlichen Werth der individuellen Abweichungen der Summe des Gewichtes beider Nieren ableiten aus den wahrscheinlichen Werthen der individuellen Abweichungen der rechten und der linken Niere einzeln genommen. Nur müsste man einen bestimmten Anhaltspunkt über die zwischen beiden Nieren bestehenden Beziehungen haben. Wären diese Beziehungen so innige, dass nicht nur die Richtung der individuellen Abweichungen für beide Nieren jedes einzelnen Individuum gleich wäre, sondern auch die Grösse dieser Abweichungen gleich, wenn man letztere in Vielfachen der Werthe W_r und W_1 ausdrückt, so würde der wahrscheinliche Werth W_s der individuellen Abweichungen der Summe des Gewichtes beider Nieren gefunden gleich:

$$W_s = W_r + W_1 = 39,7 \text{ Gramm.}$$

Dieser Fall stellt wohl die innigste Beziehung zwischen den Gewichten zweier Organe dar.[1]

Die weitere Möglichkeit, dass zwar die absolute Grösse der individuellen Abweichungen, ausgedrückt in Vielfachen der Werthe W, für beide Nieren jedes Individuum gleich, die Richtung dieser Abweichung aber in allen Fällen verschieden sei, ergibt für W_s den Werth

$$W_s = \pm (W_r - W_1) = 5,1 \text{ Gramm.}$$

1) Die Ableitung der hier benützten Formeln findet sich im Anhange.

Da die Grösse W_s einen absoluten Werth bezeichnet, wählt man immer dasjenige Vorzeichen des zweiten Gliedes dieser Gleichung, welches W_s positiv macht.

Man könnte endlich voraussetzen, beide Organe wären gegenseitig vollständig unabhängig, alsdann würde sich finden:

$$W_s = \sqrt{W_r{}^2 + W_1{}^2} = 28{,}3 \text{ Gramm.}$$

Der wahrscheinliche Werth W_s der individuellen Abweichungen der Summe des Gewichtes beider Nieren wurde oben auf empirischem Wege gefunden gleich 37,6 Gramm. Daraus ergibt sich, dass nahezu die erste dieser drei Voraussetzungen erfüllt ist. Annähernd betragen die individuellen Abweichungen des Gewichtes der rechten und der linken Niere bei jedem einzelnen Individuum gleiche Vielfache ihrer wahrscheinlichen Werthe W und der Regel nach ist auch die Richtung der beiden Abweichungen gleich.

Die viel zahlreicheren Beobachtungen, welche in dem zweiten Theile dieser Schrift enthalten sind, werden mit Hülfe dieser letztgenannten Methode das gefundene Resultat mit grösserer Sicherheit begründen. An dieser Stelle mag es genügen, den Weg der Untersuchung gezeigt zu haben, auf welchem das Vorhandensein innigerer Beziehungen zwischen der Grösse oder dem Gewichte zweier Organe nachgewiesen werden kann. Die genauere Prüfung dieser Beziehungen selbst ist jedoch die nächste Aufgabe, die zu ungleich wichtigeren Ergebnissen führen wird.

Die Beziehungen, welche zwischen der Grösse oder dem Gewichte zweier, dem gleichen Individuum angehöriger Körpertheile bestehen, können im Allgemeinen in Form einer Gleichung dargestellt werden. Die Erfahrung lehrt, dass die Gleichung

$$G_2 = a\,G_1$$

mit hinreichender Genauigkeit die genannten Beziehungen ausdrückt. In derselben bezeichnet G_1 das Gewicht oder die Grösse des einen Organes und G_2 das Gewicht, beziehungsweise die Grösse des zweiten Organes des gleichen Individuum. Die Grösse a stellt dagegen eine Zahl dar, welche bei verschiedenen Individuen etwas abweichende Werthe besitzt. Bestimmt man die Zahl a bei einer grösseren Zahl von Individuen, so weicht der durchschnittliche Werth dieser Zahl um so weniger von einem bestimmten Werthe A ab, je grösser die Zahl der Beobachtungen ist. Die Zahl A erscheint als der wahrscheinlichste Werth der Zahl a. Bei der empirischen Bestimmung der Zahl A muss man jedoch berücksichtigen, dass die Abweichungen, welche die bei den einzelnen Individuen gefundenen Werthe a von dem wahrscheinlichsten Werthe A darbieten, von der absoluten

Grösse von G_1 und G_2 abhängig sind. Dieser Umstand findet seine vollständige Berücksichtigung, wenn man für jedes einzelne Individuum obige Gleichung umformt, so dass a als Ergebniss der directen Beobachtung erscheint

$$\frac{G_2}{G_1} = a.$$

Wenn man für eine grössere Zahl von Individuen die Zahlen a bestimmt hat, ergibt sich der wahrscheinlichste Werth derselben, also die Zahl A in einfachster Weise als das arithmetische Mittel der beobachteten Werthe von a. Man erhält dadurch die Gleichung

$$G_2 = A\,G_1.$$

Auch in dieser Gleichung erscheint G_2 abhängig von der Grösse G_1. Die Grösse G_2 ist jedoch nunmehr der wahrscheinlichste Werth für das Gewicht, beziehungsweise die Grösse des zweiten Organes. Dieser kann somit, wenn A und das Gewicht, beziehungsweise die Grösse G_1 des ersten Organes bekannt ist, in einfachster Weise berechnet werden.

So lange man indessen bei der Gleichung

$$\frac{G_2}{G_1} = a$$

stehen bleibt, kann man die Verhältnisszahl a bezeichnen als das relative Gewicht, beziehungsweise als die relative Grösse der beiden Organe. Die Beobachtung zeigt alsdann, dass diese Verhältnisszahlen a, also die relativen Gewichte und Grössen der Organe die gleichen individuellen Verschiedenheiten darbieten wie die absoluten Grössen und Gewichte der Organe. Auch für die relativen Grössen und Gewichte findet sich ein Werth der Norm und ein wahrscheinlicher Werth der individuellen Abweichungen, welche mit Hülfe der Tabellen IV und V einen Ueberblick über alle möglichen Fälle gestatten.

Der Charakter der Beziehungen zwischen beiden Organen wird durch diese Untersuchungen nicht näher definirt, er bleibt vorläufig unbestimmt. Unter diesen Umständen ist zunächst eine Umkehrung der Betrachtungen gestattet, in der Weise, dass G_1 abhängig erscheint von der Grösse G_2. Die Gleichung gibt dies wieder, indem man schreibt:

$$G_1 = b\,G_2,$$

und zur empirischen Bestimmung des wahrscheinlichsten Werthes von b benutzt man die Form:

$$\frac{G_1}{G_2} = b.$$

Setzt man den wahrscheinlichsten Werth von b gleich B, so ist B gleich dem arithmetischen Mittel der aus der Beobachtung sich ergebenden individuellen Werthe von b. Zur Bestimmung des wahrscheinlichsten Werthes des Gewichtes des ersten Organes $= G_1$ hat man sodann, wenn G_2 bekannt ist,

$$G_1 = B\, G_2.$$

Bezeichnet man mit N_1 die Norm des absoluten Gewichtes des ersten Organes, und mit N_2 die Norm des absoluten Gewichtes des zweiten Organes, so ergibt sich aus den im Anhange enthaltenen Betrachtungen:

$$A = \frac{N_2}{N_1},$$

$$B = \frac{N_1}{N_2},$$

somit auch

$$A = \frac{1}{B}.$$

Diese drei Gleichungen sind mit aller Genauigkeit richtig, wenn die Voraussetzung, dass sowohl die absoluten als die relativen Gewichte der Organe der Theorie der individuellen Abweichungen Folge leisten, zutrifft. Für das Gewicht der Organe ist diese Voraussetzung durch den Inhalt des zweiten Theiles dieser Schrift in weitem Umfange nachgewiesen. Dagegen fehlen bis jetzt ausgedehntere Nachweise dafür, dass auch die relative Grösse der Organe diesen Voraussetzungen entspricht. Da man indessen auch dies als wahrscheinlich ansehen kann, mag die Bemerkung genügen, dass diese Gleichungen voraussichtlich auch für die relativen Grössen der Organe zutreffen.

An der Hand einiger Beispiele werden diese Betrachtungen leichter verständlich werden. Zunächst soll die Verhältnisszahl

$$\frac{\text{Gewicht der linken Niere}}{\text{Gewicht der rechten Niere}}$$

also das relative Gewicht der linken Niere im Verhältnisse zur rechten einer genaueren Prüfung unterzogen werden. Berechnet man aus allen 36 Beobachtungen Blosfeld's die obige Verhältnisszahl, so erhält man 36 Werthe, welche man als directe Beobachtungsresultate nach der Methode der kleinsten Quadrate behandelt. Dabei ergibt sich zunächst das arithmetische Mittel dieser 36 Werthe als die

$$\text{Norm des Verhältnisses } \frac{\text{Gewicht der linken Niere}}{\text{Gewicht der rechten Niere}} = 1{,}083$$

und zugleich folgt der wahrscheinliche Werth der individuellen Abweichungen dieser Verhältnisszahlen gleich 0,0840.

Auf Grund dieses Ergebnisses lässt sich nun der wahrscheinlichste Werth für das Gewicht der linken Niere G_l eines Individuum berechnen aus dem bekannten Gewichte der rechten Niere G_r des gleichen Individuum, indem man setzt:

$$G_l = 1{,}083\, G_r.$$

Das Resultat ist indessen einem Fehler ausgesetzt, dessen wahrscheinlicher Werth annähernd gleich ist dem wahrscheinlichen Werthe der individuellen Abweichungen des relativen Gewichtes der linken Niere multiplicirt mit der Norm des absoluten Gewichtes der rechten Niere, also gleich

$$0,084 \times 150 = 12,6 \text{ Gramm.}$$

Der wahrscheinliche Werth der individuellen Abweichungen des absoluten Gewichtes der linken Niere ist aber beträchtlich grösser, und zwar wurde er oben gefunden gleich 22,4 Gramm. Somit ist man im Stande, aus dem Gewichte der rechten Niere einer Leiche das Gewicht der linken Niere derselben mit viel grösserer Genauigkeit zu bestimmen, als es geschieht durch die Annahme, dass das Gewicht der linken Niere gleich der Norm sei. In letzterem Falle würde, da die Norm der linken Niere 162 Gramm beträgt, der wahrscheinliche Fehler etwa 13,8 % des gesuchten Gewichtes betragen, während die Benützung des relativen Gewichtes diesen Fehler auf etwa 7,8 % herabsetzt.

Die empirische Prüfung der gewonnenen Resultate stösst auf keine sehr erheblichen Schwierigkeiten. Berechnet man aus den von Blosfeld veröffentlichten Wägungen der rechten Niere mit Hülfe obiger Verhältnisszahl die wahrscheinlichsten Werthe für das Gewicht der zugehörigen linken Niere, so ist man im Stande, die dabei begangenen Fehler direct zu bestimmen, indem in jedem Falle die linke Niere gleichfalls gewogen wurde. Die Quadratwurzel aus dem arithmetischen Mittel der Quadrate dieser Fehler ergibt alsdann durch Multiplication mit dem Factor $\mu = 0,6745$ den wahrscheinlichen Werth dieser Fehler gleich

$$13,5 \text{ Gramm}$$

in ziemlich guter Uebereinstimmung mit dem oben aus dem wahrscheinlichen Werthe der individuellen Abweichungen des relativen Gewichtes abgeleiteten Werthe von 12,6 Gramm.

Die zweite Methode der Bestimmung der Norm des relativen Gewichtes: Gewicht der linken Niere getheilt durch das Gewicht der rechten Niere gibt ein vollständig übereinstimmendes Resultat. Man hat nämlich:

$$\frac{\text{Norm des absoluten Gewichtes der linken Niere}}{\text{Norm des absoluten Gewichtes der rechten Niere}} = \frac{161,916}{149,5} = 1,084.$$

Es bestätigt sich somit der Satz, *dass die Norm des relativen Gewichtes zweier Organe gegeben ist durch die Verhältnisszahl der Normen ihrer absoluten Gewichte.* Zugleich zeigt sich, dass man den wahrscheinlichsten Werth für das Gewicht der rechten Niere finden kann,

wenn das Gewicht der linken Niere eines Individuum bekannt ist,
durch die Gleichung $\qquad G_r = \dfrac{1}{1,084} \, G_1.$

Der wahrscheinlichste Werth für das Gewicht eines Organes kann
jedoch mit viel geringerem Fehler berechnet werden, wenn man die
analogen Beziehungen des gesuchten Organgewichtes zu einer grösseren Anzahl anderer Organe des gleichen Individuum in Betracht
zieht. Zur Veranschaulichung der dabei nothwendigen Rechnungsoperationen sei die Aufgabe gestellt, eine Methode ausfindig zu
machen, welche gestattet, das Gewicht des Herzens mit einiger Genauigkeit aus dem Gewichte der übrigen Organe eines Individuum
zu bestimmen. Zur Beurtheilung des endlichen Erfolges mag dabei
vorausgeschickt werden, dass nach den auch hier wieder der Betrachtung zu Grunde gelegten Beobachtungen von Blosfeld die
Norm des absoluten Herzgewichtes [1]) bei Männern zwischen 25 und
50 Jahren 345 Gramm beträgt und der wahrscheinliche Werth der
individuellen Abweichungen 22,3 Gramm. Soll also die zu findende
Methode einigen Werth besitzen, so muss der wahrscheinliche Werth
des ihr anhaftenden Fehlers wenigstens geringer sein als diese letztere
Grösse von 22,3 Gramm.

Am meisten geeignet zur Benutzung in dem vorgezeichneten
Sinne ist die Verhältnisszahl: Herzgewicht getheilt durch das Gewicht
des Gehirnes. Die Norm derselben ergibt sich, berechnet mit Hülfe
der Methode der kleinsten Quadrate aus den einzelnen Beobachtungen
von Blosfeld, gleich 0,258 und der wahrscheinliche Werth ihrer
individuellen Abweichungen gleich 0,0167. Aus den Normen des absoluten Gewichtes des Gehirns und des Herzens folgt in wesentlich
genauer Uebereinstimmung die Norm der genannten Verhältnisszahl
gleich: Norm des Herzgewichtes getheilt durch Norm des Gehirn-
gewichtes gleich $\qquad \dfrac{1346}{345} = 0,256.$

Setzt man also das gesuchte Herzgewicht einer Leiche gleich y_1 und
das beobachtete Hirngewicht derselben gleich h, so wird
$$y_1 = 0,258 \, h.$$
Der wahrscheinliche Fehler W_1 einer mit Hülfe dieser Gleichung
ausgeführten Bestimmung wird aber, da die Norm des Hirngewichtes
1346 Gramm beträgt, annähernd gleich:
$$W_1 = 0,0167 \times 1346 = 22,5 \text{ Gramm.}$$

---

1) Herz einschliesslich der Klappen, der Wurzeln der Aorta und Pulmonalis
und des epicardialen Fettes und des Pericardium viscerale.

Führt man diese Berechnung des Herzgewichtes in allen vorliegenden 36 Fällen aus, und vergleicht man alsdann die berechneten und die beobachteten Herzgewichte, so ergeben sich dabei die in den einzelnen Fällen begangenen Fehler und aus diesen auf empirischem Wege der wahrscheinliche Werth W_1 derselben

$$W_1 = 22,0 \text{ Gramm}$$

in guter Uebereinstimmung mit dem erwarteten, soeben berechneten Resultate. Dieser wahrscheinliche Fehler ist nahezu so gross als der wahrscheinliche Werth der individuellen Abweichungen des absoluten Herzgewichtes. Um ihn zu verkleinern, soll nun noch die Verhältnisszahl: Herzgewicht getheilt durch Körpergewicht, zur Bestimmung des Herzgewichtes herangezogen werden. Die Norm dieses relativen Gewichtes auf empirischem Wege bestimmt ist gleich 0,00576 und der wahrscheinliche Werth seiner individuellen Abweichungen gleich 0,0004666.

Bezeichnet man alsdann mit K das Körpergewicht der Leiche, deren Gehirngewicht den Werth h besass und mit y_2 die Bestimmung des Herzgewichtes aus dem Körpergewichte allein, so wird

$$y_2 = 0,00576 \text{ K}$$

und W_2 der wahrscheinliche Werth des Fehlers dieser Bestimmung annähernd gleich

$$W_2 = 0,0004666 .. \times 60700 = 28,3 \text{ Gramm,}$$

da nach diesen Beobachtungen von Blosfeld die Norm des Körpergewichtes 60700 Gramm beträgt. Die empirische Bestimmung des Werthes W_2 aus den Beobachtungen ergab in guter Uebereinstimmung $W_2 = 29,0 \text{ Gramm.}$

Gleichzeitig mag bemerkt werden, dass die Norm der Verhältnisszahl: Herzgewicht getheilt durch Körpergewicht, wenn man sie aus der Norm der absoluten Gewichte ableitet, gefunden wird gleich

$$\frac{345}{60700} = 0,00568,$$

also unbedeutend kleiner, als sie sich aus den relativen Gewichten ergab.

Es liegen nunmehr zwei Bestimmungen des individuellen Herzgewichtes vor, y_1 und y_2. Man könnte deshalb annehmen, dass ein genaueres Resultat zu erreichen wäre, indem man das arithmetische Mittel der beiden Grössen y_1 und y_2 bildet. Allein den beiden Berechnungen hängen im Allgemeinen ungleich grosse wahrscheinliche Fehler an, so dass voraussichtlich die eine genauer mit dem wirklichen Herzgewicht zusammenfällt als die andere. Unter diesen Umständen empfiehlt es sich, die beiden Bestimmungen y_1 und y_2 mit sogenannten Gewichten zu versehen, das heisst mit Factoren, welche die ungleiche Zuverlässigkeit der beiden Bestimmungen in Rechnung bringen. Als solche Factoren wählt man zweckmässiger Weise die Quadrate der reciproken Werthe der wahrscheinlichen Fehler, welchen die beiden Werthe y_1 und y_2 ausgesetzt sind. Der wahrscheinlichste Werth Y des individuellen Herzgewichtes ist sodann gleich

$$Y = \frac{\frac{1}{W_1{}^2} y_1 + \frac{1}{W_2{}^2} y_2}{\frac{1}{W_1{}^2} + \frac{1}{W_2{}^2}}.$$

In diesem Falle ist $W_1 = 22{,}0$ und $W_2 = 29{,}0$, somit

$$Y = 0{,}63\, y_1 + 0{,}37\, y_2.$$

Die Ausführung dieser Berechnung des individuellen Herzgewichtes aus Hirngewicht und Körpergewicht gibt für die 36 Beobachtungen Blosfeld's folgende Resultate:

Nr.	Herzgewicht in Grammen		Fehler = x	Nr.	Herzgewicht in Grammen		Fehler = x
	beobachtet	berechnet			beobachtet	berechnet	
1	375	381	+ 6	19	302	309	+ 7
2	285	338	+ 53	20	307	324	+ 17
3	383	366	− 17	21	311	320	+ 9
4	332	346	+ 14	22	400	378	− 22
5	298	336	+ 38	23	358	376	+ 18
6	379	388	+ 9	24	336	358	+ 22
7	409	356	− 53	25	379	360	− 19
8	388	368	− 20	26	358	365	+ 7
9	294	321	+ 27	27	379	348	+ 31
10	324	356	+ 32	28	371	369	− 2
11	336	389	+ 53	29	371	351	− 20
12	349	338	− 11	30	336	333	− 3
13	328	322	− 6	31	353	346	− 7
14	311	291	− 20	32	383	376	− 7
15	307	321	+ 14	33	332	351	+ 19
16	353	359	+ 6	34	302	308	+ 6
17	383	345	− 38	35	341	327	− 14
18	332	338	+ 6	36	349	371	+ 22

Bildet man das arithmetische Mittel der Fehlerquadrate, so folgt aus diesem durch Wurzelausziehung der mittlere Fehler und aus diesem durch Multiplication mit $\mu = 0{,}6745$ der wahrscheinliche Fehler, dem diese Berechnung des individuellen Herzgewichtes ausgesetzt ist, gleich

$$W = \mu \sqrt{\frac{\Sigma(x^2)}{s-1}} = 16{,}0 \text{ Gramm.}$$

Derselbe ist somit beträchtlich kleiner als der wahrscheinliche Werth

der individuellen Abweichungen des absoluten Herzgewichtes; er
beträgt nahezu 4,6 % der Norm des absoluten Herzgewichtes.

Zur besseren Würdigung der Bedeutung dieses Resultates sollen
noch die begangenen Fehler zusammengestellt werden nach Vielfachen
des wahrscheinlichen Fehlers W. Es finden sich bei obiger Berechnung des individuellen Herzgewichtes:

Fehler.

Grösse derselben ±	Anzahl derselben	
	nach der Erfahrung	nach der Theorie
Zwischen 0 und W	17	18
„ W „ 2 W	13	12
„ 2 W „ 3 W	3	5
„ 3 W „ 4 W	3	1
„ 4 W „ 5 W	0	0
Summa 0 und 5 W	36	36

Die in dieser Zusammenstellung hervortretende Uebereinstimmung
zwischen Erfahrung und Theorie bezeugt, dass man in dem wahrscheinlichen Fehler W = 16,0 Gramm einen Ausdruck für die wirklich bei obiger Berechnung vorkommenden Fehler zu suchen berechtigt ist.

In ähnlicher Weise lassen sich noch andere relative Gewichte
herbeiziehen zur Bestimmung des individuellen Herzgewichtes. Allein
nicht immer wird dabei ein wesentlich besserer Erfolg erzielt, da
die gegenseitigen Beziehungen zwischen den verschiedenen Organen
doch sehr ungleich sind. Nichtsdestoweniger darf man wohl erwarten, noch viel genauere Gleichungen für das individuelle Herzgewicht und für das individuelle Gewicht der übrigen Organe zu
finden.

Die nunmehr gewonnenen Erfahrungen gestatten ohne Mühe den
Beweis zu führen für einen bereits im zweiten Kapitel benützten Satz:
*Wenn das Gewicht oder die Grösse eines Organes eines Indivi-
duum bekannt und gleich dem Werthe der Norm ist, so sind auch
die wahrscheinlichsten Werthe für das Gewicht oder die Grösse der
übrigen Organe des gleichen Individuum gleich den Werthen der Norm
des absoluten Gewichtes oder der absoluten Grösse dieser Organe.*

Die Richtigkeit dieses Satzes ist abhängig von der Voraussetzung,
dass sowohl die absoluten als die relativen Gewichte und Masse der
Theorie der individuellen Abweichungen Folge leisten. Denn in
diesem Falle ist die Norm des relativen Gewichtes A zweier Organe

gleich der Verhältnisszahl der Normen der absoluten Gewichte N_2 und N_1 dieser Organe

$$A = \frac{N_2}{N_1}.$$

Wenn somit das erste Organ den Werth der Norm zeigt, so ist der wahrscheinlichste Werth für das zweite Organ gleich

$$A N_1 = \frac{N_2}{N_1} N_1 = N_2,$$

gleich dem Werthe der Norm des absoluten Gewichtes dieses Organes. Der wahrscheinlichste Werth für das Gewicht eines dritten Organes ist ebenso gleich

$$B N_1,$$

oder gleich

$$C N_2,$$

wobei B und C die Norm des relativen Gewichtes des dritten Organes im Verhältniss zu dem ersten und dem zweiten Organe darstellt. Da sich jedoch aus der Voraussetzung ergibt

$$B = \frac{N_3}{N_1}$$

und

$$C = \frac{N_3}{N_2},$$

so wird

$$B N_1 = N_3$$

und ebenso

$$C N_2 = N_3.$$

In dieser Weise weiterschliessend gelangt man ohne Schwierigkeit zu dem Beweise des obigen Satzes. Der Inhalt dieser Schrift und namentlich des zweiten Theiles derselben wird aber die gemachten Voraussetzungen, soweit sie sich auf das absolute und relative Gewicht der Organe beziehen, in weitem Umfange bestätigen. Obiger Satz erscheint demnach wenigstens für das Gewicht aller bis jetzt untersuchten Organe gerechtfertigt. Bezüglich der relativen Grösse der Organe werden dagegen fernere Untersuchungen abzuwarten sein, obgleich man bereits auf Grund der gegenwärtigen Erfahrung zu der Vermuthung geführt wird, dass auch für sie die gemachten Voraussetzungen zutreffen. Die grosse Bedeutung obigen Satzes ergab sich bereits im zweiten Kapitel, in welchem aus demselben der für die gesammte Untersuchung sehr bedeutsame Schluss gezogen wurde, dass die Norm des Gesammtorganismus in Beziehung auf Gewicht oder Grösse der Organe entspricht dem wahrscheinlichsten Werthe für das Gewicht oder die Grösse aller Einzelorgane eines Individuum.

Die obigen Betrachtungen enthalten die Grundzüge einer, wie es scheint, allgemein brauchbaren Methode zur Berechnung des individuellen Gewichtes eines Organes aus den Gewichten anderer Organe der gleichen Leiche. Der Vollständigkeit halber verdient indessen eine andere Methode Erwähnung, welche von A. W. Volkmann[1]) herrührt und von ihm an dem Gewichte der Knochen einiger menschlichen Skelette geprüft wurde. Diese im Anhange genauer wiedergegebene Methode Volkmann's beruht auf wesentlich ähnlichen Anschauungen wie die hier entwickelte. Allein sie berücksichtigt in keiner Weise den Umstand, dass der wahrscheinliche Werth der individuellen Abweichungen für verschiedene relative Gewichte ungleich gross ist. Bei ihrer ausschliesslichen Anwendung auf die Gewichte der Skelettknochen mag dies zulässig sein; für die allgemeine Anwendung und speciell für die Berechnung des Gewichtes der Eingeweide ist es jedoch offenbar angezeigt, die wahrscheinlichen Werthe der individuellen Abweichungen der relativen Gewichte zu berücksichtigen durch Benützung der obigen Gleichungen.

Diese Rechnungsmethoden gewinnen unzweifelhaft für die Beurtheilung pathologischer Befunde die grösste Bedeutung. Wenn die Untersuchung namentlich die Obduction ergibt, dass das Gewicht eines Organes durch krankhafte Processe verändert worden ist, wird es auf den vorgezeichneten Wegen in vielen Fällen möglich sein, das Gewicht annähernd zu bestimmen, welches in dem speciellen Falle dem betreffenden Organe zukäme, wenn es nicht erkrankt wäre. Damit ist aber nur eine Schlussfolgerungsweise, welche am Leichentisch bei der Beurtheilung der Grösse oder des Gewichtes eines Organes immer geübt wird, in die zuverlässigere Form einer einfachen Rechnung gebracht. Diese setzt allerdings eine genauere Registrirung der bezüglich des Gewichtes und der Grösse der Organe an Gesunden zu machenden anatomischen Befunde voraus. Die Norm der absoluten und relativen Masse und Gewichte der Organe muss bekannt sein, ebenso wie die wahrscheinlichen Werthe ihrer individuellen Abweichungen, ehe in präciser Form die einfache Frage gelöst werden kann, ob ein gegebenes Organ eines Individuum zu gross oder zu klein, zu leicht oder zu schwer sei.

---

1) A. W. Volkmann, Ueber die relativen Gewichte der menschlichen Knochen. Berichte der königl. sächsischen Gesellschaft der Wissenschaften zu Leipzig. 1873. Bd. 25. S. 267.

FÜNFTES KAPITEL.

Die pathologischen Veränderungen der Grösse und des Gewichtes der Organe.

Die Betrachtungen der vorausgehenden Kapitel haben sich mit den allgemeinen Beziehungen beschäftigt, welche bei gesunden Individuen die Grösse und die Häufigkeit der individuellen Abweichungen bestimmen. Es zeigte sich, dass mit zunehmender Grösse dieser Abweichungen die Häufigkeit ihres Vorkommens sehr rasch abnimmt. Individuelle Abweichungen, welche fünfmal grösser sind als der wahrscheinliche Werth derselben, ergaben sich als sehr seltene Erscheinungen, welche selbst unter 1000 Einzelbeobachtungen kaum einmal erwartet werden dürfen. Individuelle Abweichungen von noch beträchtlicherer Grösse erscheinen der Erfahrung des einzelnen Beobachters geradezu als ganz ungewöhnliche Vorkommnisse, die eben deshalb nicht mehr durch vermittelnde Zwischenglieder verbunden sind mit den alltäglich zu beobachtenden Werthen. Die Wahrscheinlichkeit ihres Eintreffens ist so gering, dass nur sehr ausgedehnte Untersuchungen zu der Beobachtung der Zwischenglieder führen können. Wenn man nun auf Grund der vorgetragenen Anschauungen die Zugehörigkeit dieser seltenen Befunde zu dem regelmässigen Ablaufe der Erscheinungen anerkennt, so wird man wohl mit Recht Anstand nehmen, dieselben als Abnormitäten zu bezeichnen. Sie gehören vielmehr noch in die Breite des Normähnlichen oder Normalen. Allein die Unterscheidung dieser individuellen Abweichungen höheren Grades, so mögen diejenigen, welche mehr betragen als ± 5 W, genannt werden, von den sogenannten Varietäten, Abnormitäten, Missbildungen und den Ergebnissen pathologischer Processe im Allgemeinen scheint nicht ganz einfach zu sein.

Die pathologischen Processe charakterisiren sich in vielen Fällen durch bestimmte Veränderungen der Form, der Structur und der Färbung der Organe und durch anderweitige sicher erkennbare Erscheinungen. Wo diese nachgewiesen sind, kann es sich füglich nur noch um die Frage handeln, inwieweit eine erhebliche Abweichung der Grösse oder des Gewichtes der erkrankten Organe von der Norm bedingt sei durch die pathologische Störung, und inwiefern noch eine in ähnlichem Sinne wirkende individuelle Abweichung an dem

Gesammtresultate mitwirke. Diese Frage wird späterhin genauer zu erwägen sein. Die Schwierigkeit der Unterscheidung der individuellen Abweichungen von den Ergebnissen pathologischer Vorgänge beginnt erst da, wo deutliche Krankheitserscheinungen fehlen. In diesem Falle bleibt immer noch die Möglichkeit offen, dass entweder die krankhaften Processe, welche die Aenderung der Grösse oder des Gewichtes des Organes herbeigeführt haben, wieder geschwunden seien, oder dass pathologische Störungen anderer Organe, vielleicht ebenfalls solche, die wieder verschwunden sind, und andere ähnliche Bedingungen die Grösse oder das Gewicht des Organes verändert hätten. Auch in diesen Fällen wird man die Abweichung der Grösse oder des Gewichtes desselben als eine pathologische bezeichnen müssen.

Die Möglichkeit des Vorhandenseins solcher Bedingungen dürfte kaum jemals mit Bestimmtheit auszuschliessen sein. Man findet sich. daher in allen Fällen darauf angewiesen zu untersuchen, ob die als individuelle Abweichung höheren Grades betrachtete Veränderung, der Häufigkeit ihres Vorkommens nach mit der Theorie der individuellen Abweichungen in Uebereinstimmung steht. Sowie sie wesentlich häufiger als einmal unter 1000 Beobachtungen normaler Leichen vorkommt, kann sie nicht mehr als individuelle Abweichung anerkannt werden. Man würde in diesem Falle die Veränderung als eine pathologische deuten müssen, wenn man durchaus consequent sein will. Auf diesem Wege wird es in vielen Fällen möglich sein, normale und pathologische Veränderungen in schärferer Weise zu trennen, als dies bisher durchführbar war. Damit sind aber die Schwierigkeiten noch keineswegs vollständig beseitigt.

Die hier angestrebte Unterscheidung beruht auf der Voraussetzung, dass durch zahlreiche Beobachtungen an den häufiger vorkommenden Grössen und Gewichten der Organe die Theorie der individuellen Abweichungen als zu Recht bestehend erwiesen ist. Man erschliesst alsdann mit Hülfe dieser Theorie die Häufigkeit des Vorkommens der individuellen Abweichungen höheren Grades, welche eigentlich ausserhalb des Kreises der regelmässigen Beobachtungen liegen. Bei einem solchen Verfahren, wenn es auch an sich gerechtfertigt ist, erscheint indessen die äusserste Vorsicht geboten. Und diese wird namentlich anzuwenden sein für die Beurtheilung der sogenannten Varietäten und wohl auch für die Beurtheilung mancher Hemmungs- und Missbildungen. Unter den Varietäten des Aortensystems finden sich beispielshalber eine ganze Reihe, welche viel häufiger als einmal unter 1000 sonst normalen Leichen beobachtet werden. Diese machen nichtsdestoweniger durchaus nicht den Eindruck pathologischer Bildungen, und es wäre recht wohl denkbar, dass eine bereits in früher Embryonalperiode vorhandene, etwas grössere individuelle Abweichung eines Gefässkalibers durch die Wachsthumsvorgänge nothwendiger Weise zu einer Varietät geführt habe. Wenn man will, kann man einen solchen Process als einen pathologischen bezeichnen. Allein vorläufig dürfte es dennoch gerechtfertigt sein, diese Varietäten wie bisher in eine gesonderte Klasse von Erscheinungen zusammenzufassen, um nicht in den Fehler zu verfallen, Schlüsse zu ziehen, welche über die Grenzen der zuverlässigen Beobachtung hinausgehen.

Die oben aufgestellte Unterscheidung hat demnach nur eine einseitige Bedeutung. Bei Abwesenheit aller Erscheinungen, welche auf pathologische Processe hinweisen, wird man ungewöhnliche Grössen- und Gewichtsverhältnisse der Organe oder des ganzen Körpers als individuelle Abweichungen auffassen dürfen, wenn sie der Häufigkeit ihres Vorkommens nach mit der Theorie in Uebereinstimmung stehen, und man wird sie als individuelle Abweichungen höheren Grades bezeichnen, wenn ausserdem ihre Abweichung von der Norm mehr als $\pm 5\,W$ beträgt. Umgekehrt wird man aber nur unter bestimmten weiteren Voraussetzungen die übrigen Erscheinungen, welche diesen Bedingungen nicht entsprechen, als pathologische anerkennen. Namentlich bezüglich der Varietäten, Hemmungs- und Missbildungen im Allgemeinen ist es geboten, Aufschlüsse von Seiten anderer Untersuchungsmethoden abzuwarten. Diese Beschränkung schliesst nicht aus, dass man nicht einzelne Varietäten oder Hemmungsbildungen als individuelle Abweichungen höheren Grades betrachtet, wenn man im Stande ist, die Abwesenheit pathologischer Structurveränderungen und die Uebereinstimmung der Häufigkeit ihres Vorkommens mit der Theorie der individuellen Abweichungen nachzuweisen.

Es musste an dieser Stelle vorzugsweise darauf ankommen, die Grenzen zwischen normalen und pathologischen Erscheinungen genauer zu erörtern. Nachdem dies geschehen ist und zugleich gezeigt wurde, in welcher Weise auch in manchen schwierigen Fällen diese Grenzbestimmung durchführbar ist, können nun die pathologischen Veränderungen der Grösse und des Gewichtes der Organe und des Gesammtkörpers einer specielleren Betrachtung unterworfen werden.

Die Methoden, welche die Physiologie und Pathologie zur Untersuchung der Naturerscheinungen verwendet, lassen sich, wie namentlich Vierordt ausführlicher besprochen hat, unterscheiden in individualisirende und in generalisirende Methoden. Beide erscheinen als gleich berechtigt, allein die individualisirende Methode hat offenbar bisher in der Pathologie eine ausgiebigere Benützung erfahren. Es mag dies seinen Grund darin haben, dass die Resultate individualisirender Untersuchung in unmittelbarerer Weise der logischen Analyse zugängig sind, als die Resultate der generalisirenden Methode, deren Beurtheilung und Verwerthung immer geknüpft ist an die Auffassung der Bedeutung eines Durchschnittswerthes, eines arithmetischen Mittels. Unter diesen Verhältnissen wird es leicht verständlich sein, weshalb verhältnissmässig noch sehr viele Fragen, die fast ausschliesslich durch die Hülfsmittel der generalisirenden Methode lösbar sind, ihrer Entscheidung harren. Indessen besitzen Wägungen und Messungen der Bestandtheile des menschlichen Körpers für beide Methoden der Forschung grosse Bedeutung.

Die individualisirende Methode der pathologisch-anatomischen Forschung erörtert vor Allem an der Hand der einzelnen Beobachtungen die Beziehungen, welche zwischen den pathologischen Veränderungen der Structur, der Form, der Grösse und des Gewichtes der Organe und des gesammten Organismus einerseits und bestimmten Krankheitsursachen andererseits bestehen. Dabei erscheint nicht selten die Erkrankung des einen Körpertheiles als die Ursache der Erkrankung des anderen Organes. In allen Fällen aber stellt sich das Bedürfniss ein, die beobachteten Veränderungen der Körpertheile in irgend einer Weise quantitativ zu bestimmen. Dies Bedürfniss gab offenbar die Veranlassung dazu, die anatomischen Bestandtheile der Leiche zu messen und zu wägen, wenn man sich gleich der Einsicht nicht verschliessen konnte, dass dabei nur ein sehr ungenaues Mass für jene Veränderungen zu gewinnen ist.

Indem man die Abweichung der absoluten Grösse oder des absoluten Gewichtes eines erkrankten Organes von der Norm als ein Mass für die Ausdehnung und die Bedeutung seiner Structurveränderungen auffasst, begeht man einen in der Regel nicht unerheblichen Fehler. Dieser ist zunächst in dem Umstande zu suchen, dass schon unter normalen Verhältnissen die Grösse und das Gewicht der Organe so erheblichen Schwankungen unterliegt. Er erlangt namentlich dann grössere Bedeutung, wenn die krankhaften Störungen nur geringe Aenderungen der Grösse oder des Gewichtes der Organe hervorrufen. Je grösser aber die Abweichung des erkrankten Theiles von der Norm der Grösse oder des Gewichtes sich darstellt, desto genauer wird sie den Grad der Erkrankung bemessen lassen. Eine leukämische Milz ist durch ein Gewicht von 5000 Gramm sehr genau charakterisirt, weil es in diesem Falle wenig Einfluss auf die Wür-

digung dieses anatomischen Befundes hat, ob man sich diese Milz
vor ihrer Erkrankung 20 oder 100 Gramm schwerer oder leichter
vorstellt als die Norm, welche bei Erwachsenen etwa 220 Gramm
beträgt. Für die Beurtheilung geringerer Störungen ist es aber
offenbar zweckmässig, mit Hülfe der relativen Gewichte das wahrscheinlichste individuelle Gewicht zu bestimmen, welches dem Organe
zukäme, wenn es nicht erkrankt wäre. Man kann alsdann die Abweichung des wirklichen Gewichtes des erkrankten Organes von
diesem wahrscheinlichsten individuellen Gewichte des gesunden Organes als Mass für die Erkrankung benützen. Die Fehler der
Schlussfolgerung werden dadurch etwas kleiner, sie sind aber immer
noch sehr beträchtlich, weil die Bestimmung des individuellen Gewichtes eines Organes aus den Gewichten anderer nicht erkrankter
Organe des gleichen Individuum doch immer noch sehr erhebliche
Ungenauigkeiten mit sich bringt. Die weitere Prüfung dieses Verfahrens zeigt ferner, dass die pathologischen Aenderungen des Gewichtes eines Organes nicht einfach proportional gesetzt werden
können der functionellen Bedeutung der Störung. Wenn das Gewicht
beider Nieren eines Individuum vor der Erkrankung 280 Gramm
betrug und wenn nun eine chronische Entzündung dieses Gewicht
um 120 Gramm vermindert, so ist die dadurch bedingte Störung
der Harnsecretion gewiss nicht gerade doppelt so hoch anzuschlagen,
als wenn der Gewichtsverlust nur 60 Gramm betragen hätte. In
letzterem Falle würde die pathologische Störung möglicher Weise
ohne Schwierigkeit compensirt durch eine vermehrte Thätigkeit des
übrig bleibenden Nierengewebes, während in ersterem Falle die locale
Erkrankung den allgemeinen Stoffwechsel in erheblichstem Masse
beeinträchtigen würde.

Nichtsdestoweniger wird man zugeben müssen, dass eine genaue
Gewichtsbestimmung der erkrankten Niere den Sectionsbefund bedeutend schärfer charakterisirt. Die Erfahrung lehrt nämlich die
Beziehung zwischen dem Gewichtsverluste eines Organes und der
functionellen Störung beurtheilen. Sie zeigt wie hoch eine bestimmte
pathologische Structurveränderung z. B. eine chronische interstitielle
Nephritis zu schätzen sei, wenn sie das individuelle Gewicht beider
Nieren um 60 beziehungsweise um 120 Gramm vermindert. Aus
diesem Grunde wird man mit gutem Erfolge bei der Obduction Gewicht und Grösse erkrankter Organe bestimmen und mit dem wahrscheinlichsten individuellen Gewichte, das man aus dem Gewichte
der gesund gebliebenen Körpertheile der gleichen Leiche berechnet,
vergleichen, wenn auch dadurch nur ein annähernder Massstab für

die Ausdehnung der gefundenen pathologischen Veränderungen gewährt wird.

Sehr viel vollkommener gestaltet sich die Untersuchung der pathologischen Veränderungen der Grösse und des Gewichtes der Organe, wenn sie sich von dem einzelnen Falle abwendet und die allgemeine Erkenntniss der Krankheitsvorgänge anstrebt durch Prüfung ganzer Gruppen gleichartiger Beobachtungen. Die generalisirende Methode tritt alsdann in ihr volles Recht. Die pathologisch-anatomischen Fragen, zu deren Lösung diese Methode anwendbar ist, sind sehr vielgestaltig, und es kann keinem Zweifel unterliegen, dass ihre Anwendung in sehr vielen Punkten noch eine bedeutende Erweiterung des Wissens verspricht. Nichtsdestoweniger kann die allgemeine Form dieser Fragen in sehr einfacher Weise wiedergegeben werden. Immer handelt es sich darum zu bestimmen, welche Aenderung die Norm und der wahrscheinliche Werth der individuellen Abweichungen des absoluten oder relativen Masses oder Gewichtes eines Organes erfährt, wenn ausser den Ursachen, welche bei Gesunden diese Masse und Gewichte beeinflussen, noch andere Ursachen, welche man als Krankheitsursachen auffasst, wirksam werden. Diese Krankheitsursachen sind theils nähere, theils entferntere und in vielen Fällen werden, wie bereits früher erwähnt, pathologische Aenderungen der Grösse, des Gewichtes, der Form oder der Structur des einen Organes als solche Ursachen der Erkrankung des anderen Organes gedeutet werden.

Ihrer Grösse nach sind solche Krankheitsursachen entweder veränderlich oder unveränderlich. Unveränderliche Krankheitsursachen, das heisst solche, welche in jedem Beobachtungsfalle genau die gleiche Grösse und Richtung haben, bedingen eine Aenderung des Werthes der Norm des erkrankten Organes, ohne den wahrscheinlichen Werth der individuellen Abweichungen desselben zu beeinflussen. Es folgt dieses Resultat unmittelbar aus dem Inhalte des ersten und zweiten Kapitels, allein in der überwiegenden Mehrzahl der Fälle dürfte die Grösse der Krankheitsursachen veränderlich sein. Die Folge davon ist, wie gleichfalls aus den genannten Kapiteln hervorgeht, eine Aenderung des Werthes der Norm verbunden mit einer Aenderung des wahrscheinlichen Werthes der individuellen Abweichungen des erkrankten Organes. Durch eine hinreichend grosse Zahl von Beobachtungen kann jedoch sowohl der Werth der Norm für das gesunde Organ, wie der entsprechende Mittelwerth für die Grösse oder das Gewicht des erkrankten Organes mit genügender Genauigkeit bestimmt werden. Und das Gleiche gilt für die wahrscheinlichen Werthe der individuellen Abweichungen. Mit Hülfe der wahrscheinlichen Fehler der Bestimmung dieser Werthe kann man demnach immer entscheiden, ob eine gegebene oder supponirte Krankheitsursache eine pathologische Aenderung des Werthes der Norm und des wahrscheinlichen Werthes der individuellen Abweichungen hervorruft oder nicht.

Damit ist das erste und unmittelbarste Ziel der Untersuchung erreicht. Die vielfachen Beziehungen, welche zwischen den verschiedenen anatomischen Bestandtheilen jedes Individuum bestehen, gestalten jedoch in der Regel die weitere Verfolgung des gewonnenen Resultates zu einer sehr schwierigen Aufgabe, welche vorläufig kaum mit Erfolg eine allgemeine Betrachtung zulässt. Doch mag es angezeigt sein, an dieser Stelle in allgemeinen Umrissen die Anwendung der generalisirenden Methode auf eine bestimmte Frage anzudeuten. Die Lehre von den Krankheitsdispositionen hat in neuerer Zeit einen eigenartigen anatomischen Hintergrund erhalten, welcher durch die hier gewonnenen Ergebnisse eine wesentlich schärfere Gestaltung erlangen kann. Sie möge daher einer etwas genaueren Prüfung unterzogen werden.

Es darf als eine durchaus zulässige Hypothese anerkannt werden, wenn man annimmt, dass bestimmte Eigenthümlichkeiten des anatomischen Aufbaues des menschlichen Körpers das Eintreten bestimmter Erkrankungen begünstigen. Sofern diese Eigenthümlichkeiten selbst pathologischer Natur sind, ist es aber offenbar folgerichtiger, sie als Erkrankungen zu betrachten, welche andere Erkrankungen mit grösserer oder geringerer Wahrscheinlichkeit nach sich ziehen. Man wird sie daher in diesem Falle besser als Krankheitsursachen bezeichnen und von der Betrachtung der Krankheitsdispositionen ausschliessen. Die Krankheitsdispositionen definiren sich sodann als Eigenschaften des gesunden menschlichen Körpers, welche das Eintreten bestimmter Erkrankungen begünstigen. Ein Theil dieser Eigenschaften findet in der Grösse und dem Gewichte der anatomischen Bestandtheile seinen Ausdruck, und diese zunächst noch hypothetischen, anatomischen Krankheitsdispositionen sind Gegenstand der folgenden Erörterung. Dieselben lassen sich in zwei Hauptabtheilungen trennen, in Altersdispositionen und in individuelle Dispositionen.

Es knüpft sich die Frage nach dem Vorhandensein einer Altersdisposition zu bestimmten Erkrankungen an eine vielfach mit grosser Genauigkeit nachgewiesene Erscheinung. Gewisse Erkrankungen befallen mit Vorliebe Individuen bestimmter Altersklassen.

In einem Theile der Fälle erklärt sich diese Thatsache in einfachster Weise dadurch, dass gerade in dem entsprechenden Lebensalter der Mensch sich vorzugsweise gewissen Krankheitsursachen . aussetzt. Allein bezüglich zahlreicher Krankheitsformen lässt sich diese Erklärung in keiner Weise durchführen; es handelt sich dabei allerdings vielfach um Erkrankungen, deren Aetiologie in hohem Grade dunkel ist. Unter diesen Verhältnissen ist nicht selten die Frage gerechtfertigt, ob vielleicht in der normalen Wachsthumsgeschichte des Gesammtkörpers und seiner Bestandtheile die Ursache zu suchen sei, .welche das Auftreten einer bestimmten Erkrankung in einem bestimmten Lebensalter begünstigt. Unter Altersdisposition würde man daher Bedingungen verstehen, welche den Eintritt oder die Ausbildung einer bestimmten Krankheit begünstigen, und welche in der mit der Zunahme des Lebensalters eintretenden Aenderung der anatomischen und functionellen Eigenschaften des menschlichen Organismus gegeben sind.

Als solche Ursachenverhältnisse kommen namentlich die relativen Grössen und die relativen Gewichte der verschiedenen Organe in Betracht. Diese relativen Werthe erleiden zwar meistentheils im Laufe des Lebens nur sehr geringe Aenderungen, einige derselben jedoch unterliegen bedeutenderen Verschiebungen, welche unzweifelhaft von grossem Einfluss auf die Stoffwechselverhältnisse sein müssen. Ebenso können die gegenseitigen Beziehungen der functionellen Leistungen berücksichtigt werden, in welchem Falle allerdings physiologische Methoden der Beobachtung an die Stelle der rein anatomischen treten müssen. Aber auch diese functionellen Leistungen finden zum Theile in anatomischen Verhältnissen ihren Ausdruck. Das einfachste und anschaulichste Mass für die Wachsthumsveränderungen gewähren die Werthe der Norm der Grösse, des Gewichtes und der functionellen Leistungen der Organe in den verschiedenen Lebensaltern. Daher kann man die Ursachen der Altersdisposition suchen in den Aenderungen, welche die Norm des Gesammtkörpers im Laufe des Lebens erleidet.

Eine solche Altersdisposition habe ich für die chronische interstitielle Nephritis nachzuweisen versucht.[1]) Diese Erkrankung wird zwar ausnahmsweise schon im zweiten Decennium des Lebens beobachtet, sie gewinnt aber erst im dritten grössere Häufigkeit, und erscheint im vierten Decennium, vom 36. Lebensjahre ab so häufig,

---

1) R. Thoma, Zur Kenntniss der Circulationsstörungen in den Nieren bei chronischer interstitieller Nephritis. Zwei Abhandlungen. Virchow's Archiv Bd. 71. 1877.

dass geringere Grade derselben bei einem sehr grossen Bruchtheile der Leichen der Heidelberger Krankenhäuser, welche allerdings vorzugsweise Glieder der ärmeren Bevölkerungsklasse verpflegen, sich finden. Es gelang mir auf experimentellem Wege nachzuweisen, dass die Widerstände für die Blutbewegung in den Nieren von der Geburt bis zu dem 36. Lebensjahre beträchtlich abnehmen, so dass unter Berücksichtigung des unverhältnissmässig raschen Wachsthumes der Norm des Kalibers der Nierengefässe, die Vermuthung berechtigt ist, dass die durchschnittliche Blutmenge, welche die Gewichtseinheit Nierengewebe durchströmt, mit dem Lebensalter beträchtlich zunimmt. Der gleichzeitig geführte Nachweis, dass die krankhaften Bindegewebswucherungen, welche für den Process charakteristisch sind, zuerst in der Umgebung der kleineren Arterien und Venen auftreten, vermittelte die Begründung der Hypothese, dass für die Entwickelung der chronischen interstitiellen Nephritis eine Altersdisposition gegeben sei in einer in den späteren Lebensperioden eintretenden grösseren Weite der Nierengefässe. Auch die Untersuchung der Aenderungen der Durchlässigkeit der Gefässwand und des Verhaltens des Epithels der Harnkanäle konnte diese Hypothese nur weiter unterstützen. Allein ein eigentlicher Beweis konnte nicht erbracht werden, so dass man darauf beschränkt ist, die an sich sehr interessanten Thatsachen als solche festzuhalten.

Wenige Monate nach der Publication der genannten Untersuchungsreihen erschien eine grössere Schrift von Beneke[1]), welche solche Fragen in weiterer Ausdehnung behandelte, und in der Folge haben eine Anzahl kleinerer Veröffentlichungen des gleichen Autors seine Ideen weiter entwickelt. Eine dieser letzteren Arbeiten[2]) beschäftigt sich eingehender mit der Altersdisposition und mit den Veränderungen der Grösse der Organe, welche sich im höheren Alter vollziehen. Abgesehen von einzelnen Auffassungen, welche späterhin genauer zu betrachten sein werden, ist es bei diesen umfangreichen Untersuchungen Beneke's zu beanstanden, dass er die Werthe der Norm ableitete aus Beobachtungen, welche sich grossentheils auf erkrankte Individuen beziehen. Gerade wenn Beneke's Meinung, dass die Entwickelung chronischer Erkrankungen und vielleicht auch der Ablauf acuter Krankheiten durch anomale Grössenverhältnisse der scheinbar unbetheiligten Organe beeinflusst werde, richtig wäre, müsste er um so mehr bei der Bestimmung der Norm alle

---

1) F. W. Beneke, Die anatomischen Grundlagen der Constitutionsanomalieen des Menschen. Marburg 1878.

2) F. W. Beneke, Die Altersdisposition. Festschrift. Marburg 1879.

diejenigen Leichen ausschliessen, welche deutliche Zeichen einer vorausgegangenen Erkrankung darbieten. Dazu kommt, dass Beneke in keiner Weise einen ernstlichen Versuch gemacht hat, die Bestimmungsfehler der Norm und die Bestimmungsfehler der Mittelwerthe des Volums der Organe erkrankter Individuen zu prüfen. Wenn daher auch seine zahlreichen Einzelbeobachtungen dauernden Werth besitzen, so sind doch seine Schlussfolgerungen bei Weitem zu wenig objectiv geprüft, um einige Zuverlässigkeit beanspruchen zu können. Unter diesen Verhältnissen leiden jedoch auch seine Hypothesen, die doch gewiss das grosse Verdienst in Anspruch nehmen dürfen, dass sie zu einer genaueren Messung und Wägung der anatomischen Körperbestandtheile des Menschen auffordern. Aus diesem Grunde wurde auch hier der Versuch gemacht, die Vorstellungen, welche man sich über anatomische Krankheitsdispositionen machen kann, in möglichst knapper und bestimmter Form zu erörtern. Die Beobachtung wird dann späterhin ohne wesentliche Schwierigkeiten über dieselben urtheilen können.

Der Nachweis der Altersdispositionen ist, wie aus dem vorangestellten Beispiele der chronischen, interstitiellen Nephritis hervorgeht, abhängig von einer genauen Kenntniss der Wachsthumsgeschichte der Norm und von einer sorgfältigen statistischen Untersuchung der Lebensperioden, welche vorzugsweise günstig sind für den Beginn und die weitere Ausbildung bestimmter Krankheiten. Insoferne gewinnen die Wägungen und Messungen der anatomischen Bestandtheile des gesunden menschlichen Körpers die grösste Wichtigkeit für die Pathologie. Allein mit solchen Daten allein können die Altersdispositionen in keiner Weise nachgewiesen werden. Um den Causalzusammenhang zwischen bestimmten Wachsthums- und Altersveränderungen der Norm des Gesammtorganismus und dem Beginn und der Entwickelung von Krankheiten festzustellen, müssen in vielen Fällen anatomische, experimentelle, klinische und statistische Untersuchungen zusammenwirken. Doch kann zuweilen, vielleicht immer, das Vorhandensein einer entsprechenden individuellen Disposition auf rein anatomischem Wege den Nachweis des Causalzusammenhanges erbringen. In Rücksicht auf die chronische interstitielle Nephritis konnte geltend gemacht werden, dass die pathologischen Bindegewebswucherungen in den Nieren zuerst in der Umgebung der kleinen Arterien und Venen auftreten. Diese Thatsache führte mit einer gewissen Wahrscheinlichkeit zu der Vermuthung, dass der Beginn der Erkrankung in näherer Beziehung zu dem Blutstrom in der Niere stehe, dessen auffälligste Aenderungen offenbar durch das, im Verhältniss zu dem

Gewichte der Nieren, sehr rasche Wachsthum der Gefässlichtung
bedingt sind. Allein auch hier liegt bei näherer Betrachtung die
Frage viel schwieriger, als es auf den ersten Blick erscheint, weil
die chronische interstitielle Nephritis der Regel nach, vielleicht immer, mit einer Erkrankung des gesammten Aortensystemes verbunden
ist. Die Nierenerkrankung könnte in näherer Beziehung stehen mit
der allgemeinen Gefässerkrankung, und diese ihrerseits eine Altersdisposition finden in ähnlichen durch das Wachsthum bedingten Veränderungen der Strömungsverhältnisse in der ganzen Aortenbahn, wie
sie speciell für das Gebiet der Nierenarterie nachgewiesen wurden.

Gegenüber der Altersdisposition erscheint die individuelle
Disposition zu Erkrankungen unabhängig von dem Lebensalter,
aber abhängig von der Richtung und Grösse der individuellen Abweichungen von der Norm. Es kann kaum einem Zweifel unterliegen,
dass bedeutende individuelle Abweichungen eines Organes den Stoffwechsel beeinflussen oder doch der Ausdruck sind für etwas ungewöhnliche Stoffwechselverhältnisse. In diesem Sinne werden sie
alsdann auch Beziehung haben zu einer grösseren oder geringeren
Widerstandsfähigkeit des Individuum gegenüber bestimmten Er-
krankungsursachen; sie können möglicherweise den Eintritt einer
bestimmten Erkrankung begünstigen oder erschweren. Deshalb erscheint es sicherlich berechtigt, die Frage nach individuellen Dispositionen zur Discussion zu stellen. Grundlage und Vorbedingung
einer solchen Untersuchung ist eine möglichst genaue Kenntniss der
Norm und des wahrscheinlichen Werthes der individuellen Abweichungen für die in Betracht kommenden Organe. Ergibt sich alsdann, dass ein bestimmtes Organ bei einer gewissen Erkrankung
anderer Organe häufig z. B. ungewöhnlich gross gefunden wird, ohne
übrigens selbst irgend welche Structurveränderungen darzubieten, so
liegt darin die Aufforderung, diese Vergrösserung als eine individuelle
Disposition aufzufassen und eine solche Auffassung näher zu prüfen.

Für die mehrfach besprochene chronische interstitielle Nephritis
könnte man eine individuelle Disposition suchen in einer grösseren
Weite der Nierenblutbahn. In diesem Falle müsste unter Anderem
die durchschnittliche Lichtung der Nierenarterie bei dieser Erkrankung weiter sein als bei Gesunden, und wenn dieses der Fall wäre,
könnte man darin eine Bestätigung der oben erörterten Meinung
finden, nach welcher das relativ rasche Wachsthum der Norm des
Querschnittes der Nierenarterie eine Altersdisposition zur Nieren-
schrumpfung abgeben solle. Allein die Untersuchungen sind in dieser
Beziehung noch zu unvollkommen, um eine Entscheidung zu treffen.

Und selbst in dem Falle, dass eine solche grössere durchschnittliche Weite der Nierenarterie bei der bindegewebigen Nierenentzündung nachgewiesen wäre, würden die Structurveränderungen der Gefässwand mit einiger Wahrscheinlichkeit dafür sprechen, dass die grössere Weite der Nierenarterie als eine pathologische Erscheinung zu deuten wäre, somit nicht das Substrat einer individuellen Disposition abgeben könnte. Die Möglichkeiten der Deutung der gegebenen Erfahrungen sind offenbar sehr vielfältig und durch diese Erörterungen durchaus noch nicht erschöpft, und die Schwierigkeiten wachsen noch mehr, wenn man noch weitere bedeutsame Beziehungen wie die Hypertrophie des linken Ventrikels des Herzens mit in Betracht zieht. Die Anzahl der möglichen Deutungen des gesammten Krankheitsbildes wird dabei so beträchtlich, dass es bei Weitem vorzuziehen ist, vorläufig ausgedehntere anatomische und klinische Untersuchungen abzuwarten. Wenigstens sind meine eigenen Bestrebungen in dieser Hinsicht noch für längere Zeit nicht reif für eine gründliche Prüfung dieser vielumstrittenen Fragen.

Indem man eine individuelle Abweichung von der Norm als eine individuelle Disposition zu einer bestimmten Erkrankung auffasst, muss man sich dessen bewusst bleiben, dass für das wirkliche Eintreten der Erkrankung das gleichzeitige Zusammenwirken zahlreicher anderer ursächlicher Momente erforderlich ist, deren Grösse im einzelnen Falle bedeutende Verschiedenheiten darbietet. Aus diesem Grunde dürfte bald ein grösserer, bald ein geringerer Werth dieser Abweichung nothwendig und hinreichend sein zur Entwickelung der Erkrankung. Ja in manchen einzelnen Fällen möchte bereits eine individuelle Abweichung im entgegengesetzten Sinne das Eintreten der Erkrankung nicht hindern können und somit als eine hinreichende bezeichnet werden müssen. Die Vielfältigkeit der Ursachen, welche diese hinreichende Grösse der Abweichung bestimmen, haben, wenn man auf sie die Betrachtungen des ersten Kapitels in Anwendung bringt, zur Folge, dass die hinreichende Grösse der Abweichung individuelle Verschiedenheiten zeigt, welche nach Grösse und Häufigkeit den Anforderungen der Tabellen IV und V genügen.

Wenn die Norm und der wahrscheinliche Werth der individuellen Abweichungen des die Krankheit inducirenden Organes durch Beobachtungen an völlig Gesunden hinreichend genau feststehen, kann man den Versuch machen, die Werthe der individuellen Abweichungen, welche als Krankheitsdispositionen aufzufassen sind, direct zu bestimmen. Man beschränkt die Messungen und Wägungen des inducirenden, aber selbst gesunden Organes auf diejenigen Fälle, in welchen ein oder mehrere andere Organe des gleichen Individuum in einer bestimmten Weise erkrankt sind. Nachdem dies geschehen ist, bildet man die individuellen Abweichungen von der bei völlig Gesunden beobachteten Norm und betrachtet diese Abweichungen als Ursachen der Erkrankung, somit als directe Messungs- oder Wägungsresultate, deren Mittelwerth und deren wahrscheinliche Abweichung durch die Methode der kleinsten Quadrate zu finden ist. In vielen Fällen wird man nachweisen können, dass der Mittelwerth dieser Abweichungen gleich Null ist, oder sich von der Null nur so viel unterscheidet, als durch die Bestimmungsfehler des Mittelwerthes erklärlich ist. Dies heisst offenbar, dass die getroffene Auswahl bedeutungslos ist, dass keine individuelle Disposition in dem vorausgesetzten Sinne vorliege. Es wird in diesem Falle auch die wahrscheinliche Abweichung von dem Mittelwerthe der als directe Beobachtungsresultate aufgefassten Abweichungen, innerhalb der Bestimmungsfehler, gleich dem wahrscheinlichen Werthe der individuellen Abweichungen des völlig normalen Organes. Wenn jedoch der Mittelwerth der als directe Beobachtungsresultate betrachteten Abweichungen erheblich grösser oder kleiner ist als Null, so dürfte der Annahme einer entsprechenden individuellen Disposition kein erhebliches Bedenken mehr im Wege stehen.

Bei dieser Betrachtung wurde vorausgesetzt, dass alle Individuen von gleichem Lebensalter wären. Wo dies nicht zutrifft, könnte man andere Wege gehen, welche sofort erörtert werden sollen. Man könnte jedoch auch obige Betrachtung beibehalten, wenn man nur jede beobachtete individuelle Abweichung theilt durch den, dem entsprechenden Lebensalter zukommenden wahrscheinlichen Werth der individuellen Abweichungen der normalen Organe. Diese Quotienten würden sodann, als Beobachtungsresultate betrachtet, der Methode der kleinsten Quadrate unterworfen werden. Ihr Mittelwerth wäre gleich Null und ihre wahrscheinliche Abweichung gleich der Einheit, wenn die supponirte individuelle Disposition nicht besteht; diese Werthe wären dagegen von Null beziehungsweise der Einheit verschieden, wenn die individuelle Disposition in irgend welcher Weise vorhanden ist. Dass man dabei immer die Grösse der Bestimmungsfehler berücksichtigen muss, erscheint selbstverständlich.

Diese Methode, welche dem vorausgesetzten Zusammenhange der Erscheinungen in einfachster und unmittelbarster Weise folgt, bietet indessen bei der praktischen Ausführung grosse Bedenken, so lange nicht die Norm und der wahrscheinliche Werth der individuellen Abweichungen des inducirenden Organes bei völlig gesunden

Individuen mit sehr grosser Genauigkeit festgestellt sind. Es erscheint deshalb viel zuverlässiger, in anderer Weise vorzugehen. Oben wurde gezeigt, dass die individuelle Abweichung, welche ihrer Grösse nach als Krankheitsdisposition genügt, um einen Mittelwerth schwankt. Aus diesem Grunde müssen auch die absoluten Masse und Gewichte des die bestimmte Krankheit inducirenden Organes bei Individuen, welche an dieser Krankheit leiden, einen Mittelwerth und einen wahrscheinlichen Werth der individuellen Abweichungen ergeben, welche von den entsprechenden Werthen bei völlig Gesunden verschieden sind. Dadurch dass man aus allen vorhandenen Wägungen oder Messungen eines gesunden Organes diejenigen herausnimmt, bei welchen ein anderes Organ des gleichen Individuum in bestimmter Weise erkrankt ist, trifft man eine Auswahl, welche bedeutungslos ist im Falle keine Krankheitsdisposition vorliegt, welche dagegen die Wahrscheinlichkeit des Eintreffens der verschiedenen Grössen oder Gewichte des inducirenden Organes beeinflusst, wenn eine Beziehung zwischen letzterem und der Erkrankung des anderen Organes besteht. Diese Beziehung besitzt aber den Charakter einer individuellen Krankheitsdisposition, wenn das inducirende Organ selbst durch die Erkrankung des anderen weder in Beziehung auf Structur noch in Beziehung auf Grösse und Gewicht verändert wird. Im Sinne der Erörterungen des ersten Kapitels ändert die getroffene Auswahl — wenn die vorausgesetzte Krankheitsdisposition besteht — die Wahrscheinlichkeit des Eintreffens eines positiven und negativen Ursachenelementes. Die Folge ist eine Verschiebung der Wahrscheinlichkeitscurve, wie dies in Fig. 1, S. 22 dargestellt ist. Diese Verschiebung erscheint objectiv bewiesen, wenn die Norm und der wahrscheinliche Werth der individuellen Abweichungen des inducirenden Organes bei völlig Gesunden verschieden ist von dem Mittelwerthe und dem wahrscheinlichen Werthe der individuellen Abweichungen bei Individuen, welche an der bestimmten Erkrankung der anderen Organe leiden. Diese Verschiedenheit muss aber ausserhalb der Grenzen der Bestimmungsfehler der genannten Werthe liegen.

So lange man diese Betrachtungen auf die absoluten Masse und Gewichte der Organe beschränkt, muss man jedes Lebensalter getrennt untersuchen. Indessen dürfte es in vielen Fällen zutreffend sein, die individuellen Abweichungen der relativen Masse und Gewichte als individuelle Krankheitsdispositionen aufzufassen. Die Norm und der wahrscheinliche Werth der individuellen Abweichungen dieser relativen Masse und Gewichte erleiden aber vielfach während langer Lebensperioden nur sehr geringe Aenderungen. Wenn diese That-

sache speciell zuvor nachgewiesen ist, ist man offenbar berechtigt,
innerhalb solcher Perioden alle Beobachtungen ohne Rücksicht auf
das Lebensalter in eine einfache Beobachtungsreihe zusammenzufassen
und sodann diese relativen Werthe nach den soeben für die absoluten Masse und Gewichte erörterten Grundsätzen zu behandeln.

Streng genommen wird durch eine solche Untersuchung nur
nachgewiesen, dass eine Causalbeziehung besteht zwischen der Grösse
oder dem Gewichte des ersten Organes, welches als das inducirende
bezeichnet wurde, und der bestimmten Erkrankung des zweiten Organes. Der Charakter dieser Causalbeziehung bleibt indessen vorläufig unentschieden. Er wurde als individuelle Disposition zur Erkrankung betrachtet, und die individuelle Abweichung des gesunden,
ersten Organes als eine der Ursachen der Erkrankung des zweiten
Organes aufgefasst. Allein vorläufig könnte auch eine andere Deutung
zugelassen werden, die nämlich, dass die Erkrankung des zweiten
Organes die Grösse oder das Gewicht des ersten Organes ändere,
ohne dessen Structur nachweisbar zu beeinflussen. In manchen Fällen
mögen andere Methoden der Untersuchung zwischen diesen beiden
Möglichkeiten der Deutung entscheiden. Wo aber eine solche Entscheidung nicht möglich ist, wird man bereits den Nachweis der bestehenden Causalverbindung als eine sehr willkommene Erweiterung
des Wissens betrachten müssen, und die beiden Deutungen als gleich-
berechtigte bezeichnen.

Die grossen sachlichen Schwierigkeiten, welche sich einem genaueren Nachweise der Krankheitsdispositionen entgegenstellen, dürften durch diese Erörterungen deutlich hervortreten. Und doch ist
es eine vollständig folgerichtige Denkweise, wenn man für die verschiedene Widerstandsfähigkeit, welche verschiedene Individuen gegenüber den eigentlichen Krankheitsursachen erkennen lassen, einen
Ausdruck in dem anatomischen Aufbaue des Individuum sucht.
Beneke hat die Schwierigkeiten eines solchen Nachweises, wie es
scheint, erheblich unterschätzt, wobei indessen zu bemerken ist, dass
seine Auffassung nicht vollständig mit der hier entwickelten übereinstimmt. Namentlich legt er geringeres Gewicht auf das normale
Verhalten des inducirenden Organes; er ist dazu genöthigt durch die
Beschaffenheit seines Beobachtungsmateriales. Die von ihm verwendeten Leichen bieten der Mehrzahl nach starke pathologische Veränderungen, so dass bereits seine Durchschnittswerthe für das normale
Organ etwas unbestimmte Bedeutung haben und keinenfalls mit der
Norm zu identificiren sind. Wenn man indessen Beneke's Schlussfolgerungen als solche prüfen will, muss man sich wohl zunächst

an seine eigenen Beobachtungen halten und diese nehmen, wie sie ihm durch die Umstände geboten wurden. In diesem Sinne habe ich den Versuch gemacht, mit möglichster Sorgfalt die von B e n e k e als einen Bestandtheil der carcinomatösen Constitutionsanomalie bezeichnete grössere Weite der Arteria Aorta einer Prüfung zu unterziehen. Dabei wurde sowohl der absolute Umfang der Aorta, als ihr relativer Umfang in Beziehung zur Körperlänge und in Beziehung zum Umfange der Arteria pulmonalis [1]) berücksichtigt.

Bei dieser Durcharbeitung der Beobachtungen von B e n e k e ergaben sich für Individuen, welche an Carcinom irgend eines Körpertheiles erkrankt waren, Mittelwerthe und wahrscheinliche Werthe der individuellen Abweichungen des absoluten und relativen Umfanges der Aortenwurzel, die grösser waren als die entsprechenden Werthe, welche durch Zusammenstellung aller Beobachtungen überhaupt gewonnen wurden. Indessen muss bemerkt werden, dass bei dieser Zusammenstellung nach B e n e k e's Vorgang die Fälle von Herzkrankheiten ausgeschlossen blieben. Die Differenzen der Mittelwerthe und der wahrscheinlichen Werthe der individuellen Abweichungen der absoluten und relativen Aortenumfänge bei Carcinomatösen und Nichtcarcinomatösen lagen indessen nicht ausserhalb der Grenzen der Bestimmungsfehler, so dass das gewonnene Resultat nicht unbedingt zuverlässig ist.

B e n e k e deutete seine wesentlich übereinstimmenden Rechnungsergebnisse in dem Sinne, dass die grössere Weite der Aorta bei Carcinomatösen in der Regel durch verschiedenartige Erkrankungen der Aortenwandungen bedingt sei. Allein nicht diese Erkrankungen als solche, sondern die durch sie bedingten Erweiterungen des arteriellen Systemes ergeben für ihn die anatomischen Grundlagen der carcinomatösen Constitutionsanomalie. Aus diesem Grunde erscheint ihm die genannte Constitutionsanomalie auch dann gegeben, wenn die ungewöhnliche Weite des arteriellen Systemes nicht durch Erkrankung seiner Wandungen bedingt ist, sondern — auf Grund der hier gegebenen Definitionen — als individuelle Abweichung des gesunden Organes von der Norm aufzufassen ist. Darin liegt indessen kein Widerspruch, es ist recht wohl denkbar, dass eine grössere Weite der gesunden Aorta eine individuelle Disposition zur Erkrankung abgibt, und dass ausserdem eine pathologische Erweiterung derselben

---

1) B e n e k e hat in seinen Berechnungen statt der Verhältnisszahl: Umfang der Aorta getheilt durch Umfang der Pulmonalis untersucht die Differenz: Umfang der Aorta minus Umfang der Pulmonalis. Bei dieser rein principiellen Besprechung dürfte dies indessen ohne Bedeutung sein.

als Krankheitsursache zu deuten ist, welche die Entwickelung der
Carcinose begünstigt, oder dass diese krankhafte Arterienerweiterung,
allgemeiner ausgedrückt, in irgend welcher Beziehung zur Carcinose
steht. Allein der Umstand, dass Beneke zwischen normalen und
pathologischen Befunden nicht streng unterscheidet, erschwert im
hohen Grade seine Beweisführung. Er bestimmt die Norm als Mittelwerth aus zahlreichen Messungsresultaten an Leichen, die grossentheils sehr hochgradige pathologische Veränderungen zeigen. Gerade
auf Grund seiner Auffassungen der Constitutionsanomalieen hätte er
dies vermeiden müssen und sich bei der Bestimmung der Norm der
Organe nur halten dürfen an Leichen, welche nur geringe pathologische Veränderungen zeigen und an diese auch nur dann, wenn
die Todesursache auf rasch wirkende mechanische Gewalt zurückzuführen war. Sein Material gestattete eine solche Behandlung in
keiner Weise, und es dürfte noch lange dauern, ehe die Norm und
der wahrscheinliche Werth der individuellen Abweichungen der verschiedenen Organe bei Gesunden hinreichend genau bestimmt ist,
um eine so genaue Prüfung dieser Fragen zu ermöglichen. Dann
aber wird es darauf ankommen, die individuellen Dispositionen scharf
zu trennen von den gegenseitigen Beziehungen der Erkrankungen
verschiedener Organsysteme. Es werden bei solchen genaueren
Untersuchungen auch geringere Differenzen der Mittelwerthe, wie
sie Beneke für Carcinomatöse und Nichtcarcinomatöse fand, grösseres Vertrauen verdienen, denn gegenwärtig fehlt jeder Massstab
zur Beurtheilung der Frage, inwieweit die Differenzen der von Beneke gefundenen Mittelwerthe beeinflusst oder hervorgerufen sind
durch die vielfachen pathologischen Veränderungen in denjenigen
Leichen, welche er zur Bestimmung der Norm verwendet hat. Doch
wird man zugeben, dass diese Beurtheilung eine wesentlich andere
sein müsste, wenn die genannten Differenzen weit ausserhalb der
Bestimmungsfehler gelegen wären.

Nach diesen Erörterungen möchte es scheinen, als ob die Bestimmung der Norm und des wahrscheinlichen Werthes der individuellen Abweichungen ganz ausserordentlichen Schwierigkeiten unter-
liege, indem man auf Schritt und Tritt Gefahr laufe, durch verschiedenartige pathologische Veränderungen der Organe zu Irrthümern
veranlasst zu werden. Diese Gefahr ist indessen unbedeutend. Man
kann bereits geringere pathologische Veränderungen, wie Stauungs-
erscheinungen in der Gefässbahn, anämische Zustände, marastische
Atrophieen ohne grosse Schwierigkeiten erkennen und von der Berücksichtigung ausschliessen. Individuelle Dispositionen bedingen

aber keine Fehler bei der Bestimmung der Norm, eben deshalb, weil die inducirenden Organe gesund sind. Es wäre durchaus unrichtig, diese inducirenden Organe bei Bestimmung der Norm nicht mit in Rechnung zu bringen. Dagegen ist es allerdings fehlerhaft, wenn man nicht sehr grosse Sorgfalt bei der Ausscheidung pathologisch veränderter Organe walten lässt. Und um in dieser Beziehung sicher zu gehen und wirklich zuverlässige Resultate zu erzielen, ist es offenbar sehr zu empfehlen, bei der Berechnung der normalen Constanten alle Leichen zu verwerfen, welche überhaupt merkliche pathologische Veränderungen an irgend einem Körpertheile zeigen. Die Zahl der zur Feststellung normaler Verhältnisse verwendbaren Beobachtungen wird auf diesem Wege sehr eingeschränkt, dafür gewinnt das Resultat unverhältnissmässig viel an Zuverlässigkeit und Objectivität.

SECHSTES KAPITEL.

Die Beobachtungsfehler.

In der Einleitung wurde erwähnt, dass alle Messungen und Wägungen überhaupt mit Fehlern behaftet sind, welche man als Beobachtungsfehler bezeichnet. Macht man den Versuch, ein und dasselbe Object mehrmals zu messen oder zu wägen, so werden die sich ergebenden Resultate sämmtlich mehr oder weniger grosse Differenzen darbieten. Die wahre Grösse oder das wahre Gewicht eines gegebenen Objectes kann in diesem Sinne niemals mit absoluter Genauigkeit durch directe Beobachtung gefunden werden, es muss aus den unter sich verschiedenen Resultaten der einzelnen Bestimmungen erschlossen werden.

Im Allgemeinen unterscheidet man zwei Arten von Beobachtungsfehlern, regelmässige und unregelmässige Beobachtungsfehler. Die regelmässigen Beobachtungsfehler sind dadurch gekennzeichnet, dass sie in allen Einzelfällen eine genau bestimmte Grösse und Richtung besitzen. Sie lassen sich im Allgemeinen auf ein geringes oder verschwindendes Mass herabdrücken, oder aber in Rechnung bringen, indem man ihren Werth jeder Einzelbeobachtung addirt oder subtrahirt. In den Fällen, in welchen diese regelmässigen Fehler bei jeder Beobachtung gleiche absolute Grösse und gleiche

Richtung besitzen, bezeichnet man sie als constante Fehler. Die regelmässigen Fehler haben im Allgemeinen nicht, die constanten in keinem Falle Gelegenheit zu gegenseitiger Compensirung, deshalb müssen sie vermieden oder in der Rechnung berücksichtigt werden. Die constanten Fehler kann man aber ebensowohl jeder einzelnen Beobachtung als dem Mittelwerthe derselben, beziehungsweise dem Werthe der Norm anrechnen.

Die unregelmässigen oder zufälligen Beobachtungsfehler tragen ihren Namen deshalb, weil ihre Grösse und Richtung zufälligen Aenderungen unterworfen ist, so dass man im einzelnen Falle von vorneherein nicht wissen kann, wie hoch sie sich belaufen. Deshalb können sie auch bei der einzelnen Beobachtung nicht in Abrechnung gebracht werden. Sie unterliegen übrigens, wie namentlich die Untersuchungen von Gauss[1]) ergeben haben, bestimmten Regeln, welche in den vorstehenden Kapiteln übertragen wurden auf die individuellen Abweichungen der Grösse und des Gewichtes des menschlichen Körpers und [seiner anatomischen Bestandtheile. Die gegebene Ableitung der Theorie der Wirkung variabler Ursachen rührt indessen in ihren Grundzügen von Hagen[2]) her. Während aber letzterer die Wahrscheinlichkeit a des Eintretens eines positiven Ursachenelementes gleich setzt der Wahrscheinlichkeit b des Eintreffens eines negativen Ursachenelementes, musste die Ableitung für die speciellen Zwecke der Untersuchung der individuellen Verschiedenheiten erweitert werden für beliebige Werthe von a und b. Für die Beobachtungsfehler genügt in praktischer Beziehung die Annahme a = b vollständig, *weil es für diese unbedingtes Erforderniss ist, die Beobachtungen und Instrumente so einzurichten, dass ein positiver Beobachtungsfehler mit der gleichen Wahrscheinlichkeit zu erwarten ist, wie ein gleich grosser negativer Beobachtungsfehler.* Die Theorie dieser zufälligen Fehler zeigt nun, dass die wirkliche Grösse oder das wirkliche Gewicht eines gegebenen Objectes um so genauer bestimmt werden kann, je grösser die Zahl der Einzelbeobachtungen ist. Ferner beweist sie, dass das arithmetische Mittel der Beobachtungsresultate mit grösster Wahrscheinlichkeit als die genaueste Annäherung an die wirkliche Grösse oder an das wirkliche Gewicht des gemessenen Objectes betrachtet werden darf. Die sich hieraus

---

1) Gauss, Theoria motus corporum coelestium. 1809. Lib. II. Sect. III. — Derselbe, Bestimmung der Genauigkeit der Beobachtungen. Zeitschrift für Astronomie, März u. April 1816.

2) Hagen, Grundzüge der Wahrscheinlichkeitsrechnung. Berlin 1837. Zweite Auflage 1867.

ergebenden Abweichungen oder Fehler der einzelnen Beobachtungen gehorchen endlich nach Grösse und Häufigkeit des Eintreffens den gleichen, in Tabelle IV und V niedergelegten Gesetzmässigkeiten, wie die individuellen Abweichungen.

In der grossen Mehrzahl der Fälle ist bei Benützung genauer Messungs- und Wägungsinstrumente, meinen Erfahrungen zu Folge, der wahrscheinliche Werth des Beobachtungsfehlers sehr gering im Verhältnisse zu der Grösse des wahrscheinlichen Werthes der individuellen Abweichungen. Bei der Beurtheilung dieser Behauptung ist aber zu berücksichtigen, dass die vorliegenden Untersuchungen Fehlern ausgesetzt sind, welche zwar den unregelmässigen Beobachtungsfehlern zugehören, dennoch aber in kleinen Aenderungen der Grösse oder des Gewichtes des Objectes ihren Grund haben. Hierher gehört der Einfluss der Verdunstung, der wechselnde Verlust von Blut und Lymphe aus den durchschnittenen Gefässen, ferner Ungenauigkeiten in der Reinpräparirung der Organe, prämortale Blutanhäufungen in denselben und Anderes mehr. Diese Störungen sind gewöhnlich ziemlich gering, wenn man alle Sorgfalt bei der Ausführung der Beobachtungen walten lässt. Im einzelnen Falle werden sie eine individuelle oder pathologische Abweichung um ein Geringes zu klein oder zu gross erscheinen lassen, einen erheblichen Einfluss auf den Werth der Norm und auf pathologische Mittelwerthe sowie auf den wahrscheinlichen Werth der individuellen und pathologischen Abweichungen sind sie aber nicht im Stande auszuüben. Das arithmetische Mittel der beobachteten Werthe erleidet keine merkliche Aenderung, wenn annähernd die eine Hälfte der Beobachtungen einen positiven Beobachtungsfehler bestimmter mittlerer Grösse enthält, und die andere Hälfte der Beobachtungen einen durchschnittlich eben so grossen negativen Beobachtungsfehler. Die Summe der positiven Beobachtungsfehler wird durch die Summe der negativen nahezu vollständig ausgeglichen, die kleine übrig bleibende Differenz summirt sich mit der Summe sämmtlicher Einzelbeobachtungen und ist daher nicht im Stande, einen erheblichen Einfluss auf das arithmetische Mittel derselben auszuüben. Während aber diese Wirkung der Beobachtungsfehler eben so leicht positiv als negativ sein kann, führen die Beobachtungsfehler immer zu einem etwas zu grossen wahrscheinlichen Werthe der individuellen Abweichungen. Statt des wirklichen Werthes $\pm x$ einer individuellen Abweichung beobachtet man nämlich in allen Fällen einen Werth

$$\pm x \pm \xi,$$

in welchem ξ die veränderliche Grösse des Beobachtungsfehlers bedeutet, die eben so leicht positiv als negativ sein kann. Bei der Berechnung des wahrscheinlichen Werthes der individuellen Abweichungen ergibt sich alsdann

$$W = \mu \sqrt{\frac{\Sigma(\pm x \pm \xi)^2}{s-1}}.$$

statt des wirklichen wahrscheinlichen Werthes $\dot W_1$ der individuellen Abweichungen, welcher wäre gleich

$$W_1 = \mu \sqrt{\frac{\Sigma(x^2)}{s-1}}.$$

Die Summe $\Sigma(\pm x \pm \xi)^2$ ist jedoch gleich

$$\Sigma(x^2 \pm 2x\xi + \xi^2),$$

in welchem Ausdrucke $2x\xi$ eben so häufig positiv als negativ erscheint, also bei der Ausführung der Summirung wegfällt. Damit wird

$$W = \mu \sqrt{\frac{\Sigma(x^2 + \xi^2)}{s-1}}.$$

oder gleich

$$W = \sqrt{W_1{}^2 + W_2{}^2},$$

wobei W_1 den wirklichen wahrscheinlichen Werth der individuellen Abweichungen und W_2 den wahrscheinlichen Werth des Beobachtungsfehlers und endlich W den aus den fehlerhaften Beobachtungen berechneten wahrscheinlichen Werth der individuellen Abweichungen bezeichnet.[1]

So lange der wahrscheinliche Werth des Beobachtungsfehlers klein ist im Verhältnisse zu dem wahrscheinlichen Werthe der individuellen Abweichungen, werden W und W_1 als gleich gross angesehen werden können. Beispielshalber wird, wenn W_1 zehn Mal grösser ist als W_2, der Werth W nahezu 10,05 mal grösser als W_2, somit nur unbedeutend grösser als W_1. In diesem Falle, der bei solchen Untersuchungen der Regel nach zutrifft, ist man offenbar berechtigt, die unregelmässigen Beobachtungsfehler zu vernachlässigen. Wo indessen diese Voraussetzung nicht statthaft ist, findet sich aus obiger Gleichung der wirkliche, wahrscheinliche Werth der individuellen Abweichungen gleich

$$W_1 = \sqrt{W^2 - W_2{}^2}.$$

Diese Formel kann als Correctionsformel für W betrachtet werden. Doch werden die Bestimmungsfehler der Norm durch eine solche Correctur nicht beeinflusst. Ihr wahrscheinlicher Werth bleibt vor wie nach gleich

$$F = \frac{W}{\sqrt{s}}.$$

---

1) Ausführlicher, wenngleich in etwas anderer äusserer Form findet sich diese Formel abgeleitet im sechsten Kapitel des Anhanges unter dem Titel: Der wahrscheinliche Werth der individuellen Abweichungen der Summe des Gewichtes oder der Grösse zweier gegenseitig unabhängiger Organe.

Er ist somit in diesem Falle nicht nur durch die individuellen Abweichungen, sondern auch durch die Beobachtungsfehler beeinflusst. Indessen ist es meistens möglich, die Wirkung grosser Beobachtungsfehler in einfacher und sicherer Weise auszuschliessen, indem man die Messung oder Wägung jedes einzelnen Objectes häufiger wiederholt. Man kann alsdann das arithmetische Mittel dieser Einzelbestimmungen als nahezu fehlerfreie Beobachtung in Rechnung bringen. Eines nur darf man niemals ausser Acht lassen, sei es, dass man durch obige Formel den Werth von W corrigirt, sei es, dass man das arithmetische Mittel zur Correctur der einzelnen Beobachtungen verwendet. Man muss nachweisen, dass die Beobachtungsfehler wirklich den Charakter von unregelmässigen Beobachtungsfehlern haben, denn die gemachten Erörterungen sind von dieser Voraussetzung ausgegangen.

Nach dieser mehr allgemein gehaltenen Betrachtung der Beobachtungsfehler scheint es angezeigt, einige wichtigere Specialfälle einer etwas genaueren Analyse zu unterwerfen. In diesem Sinne ist zunächst der Fall zu erwähnen, dass die Differenzen verschiedener Messungs- oder Wägungsresultate ausschliesslich Folge von unregelmässigen Beobachtungsfehlern sind. Diese Voraussetzung ist, wie bereits erwähnt, erfüllt bei wiederholten Messungen oder Wägungen des gleichen Objectes, ebenso aber auch namentlich bei der Abzählung suspendirter Theile in abgemessenen Flüssigkeitsmengen, also z. B. bei der Blutkörperzählung.

Bezeichnet man mit M_1, M_2, M_3, $\cdots$ das Ergebniss der einzelnen Wägungen, Messungen oder Zählungen, so wird unter der Voraussetzung, dass alle Einzelbeobachtungen mit der gleichen Sorgfalt angestellt sind, und dass nur unregelmässige Fehler in Betracht kommen, der wahrscheinlichste Werth des gesuchten Messungs-, Wägungs- oder Zählungsresultates gleich dem arithmetischen Mittel der einzelnen Beobachtungen oder gleich:

$$N = \frac{\Sigma(M)}{s},$$

in welchem Ausdrucke Σ das Summenzeichen vorstellt und s die Anzahl der gemachten Beobachtungen bedeutet.

Daraus ergeben sich die Fehler der Beobachtung gleich

$$M_1 - N = x_1$$
$$M_2 - N = x_2$$
$$M_3 - M = x_3$$

u. s. w.

Aus diesen Werthen der einzelnen Fehler x berechnet sich alsdann der wahrscheinliche Werth der Beobachtungsfehler, welcher unter zahlreichen Beobachtungen eben so häufig überschritten als nicht erreicht wird, gleich:

$$W = 0{,}6745 \sqrt{\frac{\Sigma(x^2)}{s-1}}.$$

Der wahrscheinlichste Werth N des gesuchten Beobachtungsresultates ist immer noch nicht als der wahre Werth der beobachteten Grösse zu deuten. Er ist vielmehr mit einem Bestimmungsfehler behaftet, dessen wahrscheinlicher Werth gleich ist

$$F = \frac{W}{\sqrt{s}}.$$

Endlich ist der wahrscheinliche Fehler der Bestimmung des Werthes W gleich

$$P = 0{,}4769 \frac{W}{\sqrt{s}}.$$

Alle diese wahrscheinlichen Fehler unterliegen bezüglich der Häufigkeit ihres Eintreffens den Gesetzmässigkeiten, welche in den Tabellen IV und V ihren Ausdruck fanden.

Von einiger Bedeutung ist ferner eine Frage, welche hervortritt bei der Verwerthung mancher, in tabellarischer Form mitgetheilter Beobachtungsreihen. Statt der einzelnen Messungsresultate, welche genau genommen den Berechnungen nach der Methode der kleinsten Quadrate zu Grunde gelegt werden sollen, finden sich in diesen Tabellen nur Angaben darüber, wie viele Einzelbeobachtungen in die verschiedenen Intervalle des angewendeten Mass- oder Gewichtssystemes entfallen. Wenn diese Intervalle klein genug sind, darf man mit Bestimmtheit annehmen, dass man den Werth der Norm wie den wahrscheinlichen Werth der individuellen Abweichungen aus solchen Tabellen direct mit grosser Genauigkeit bestimmen kann. Dies ist jedoch nicht mehr der Fall, wenn die Intervalle gross sind im Verhältnisse zu dem wahrscheinlichen Werthe der individuellen Abweichungen. Es werden alsdann Correcturen nothwendig, die genauer geprüft zu werden verdienen.

Zu diesem Behufe möge zunächst eine theoretisch richtige Beobachtungsreihe von 999 Beobachtungen construirt werden. Das Körpergewicht des Menschen betrage in einem bestimmten Lebensalter 20,7 Kilo, und der wahrscheinliche Werth W_t der individuellen Abweichungen in Wirklichkeit 1 Kilo. Mit Hülfe der im Anhange mitgetheilten ausführlicheren Tabelle der Grösse und Häufigkeit der individuellen Abweichungen lässt sich sodann mit grosser Genauigkeit berechnen, wie viele Beobachtungen in den einzelnen Spalten einer Tabelle enthalten sein müssen, wenn letztere die Resultate von 999 Wägungen in Intervallen von ganzen Kilogrammen wiedergibt.

Tabelle VI.

Fingirte Beobachtungsreihe.

Körpergewicht in Kilogramm	Betrag der individuellen Abweichung in Vielfachen von W_i	Zahl der Beobachtungen
15 bis 16	— 5,7 bis — 4,7	1
16 „ 17	— 4,7 „ — 3,7	5
17 „ 18	— 3,7 „ — 2,7	28
18 „ 19	— 2,7 „ — 1,7	92
19 „ 20	— 1,7 „ — 0,7	192
20 „ 21	— 0,7 „ + 0,3	262
21 „ 22	+ 0,3 „ + 1,3	229
22 „ 23	+ 1,3 „ + 2,3	130
23 „ 24	+ 2,3 „ + 3,3	48
24 „ 25	+ 3,3 „ + 4,3	11
25 „ 26	+ 4,3 „ + 5,3	1
	Summa	999

In den Beobachtungstabellen, von welchen hier die Rede war, finden sich selbstverständlich nur die erste und die letzte Spalte dieser Tabelle, da vorläufig W_i unbekannt ist. Die mittlere Spalte wurde nur eingefügt, um zu zeigen, in welcher Weise diese Beobachtungsreihe mit Hülfe der genannten Tabelle des Anhanges und auf Grund der für N und W_i gemachten Annahmen construirt wurde. Es ergibt sich alsdann die Aufgabe aus der ersten und dritten Spalte den Werth der Norm, sowie den wahrscheinlichen Werth der individuellen Abweichungen empirisch zu bestimmen. Ehe sich jedoch die Betrachtung dieser Aufgabe zuwendet, erscheint es angezeigt, einige Eigenthümlichkeiten der hier gewonnenen Häufigkeitszahlen zu berühren.

Am häufigsten wurden beobachtet Körpergewichte zwischen 20 und 21 Kilogramm. Um diesen häufigsten Beobachtungswerth gruppiren sich die Häufigkeitszahlen der übrigen Beobachtungen in asymmetrischer Weise, obwohl die der Berechnung zu Grunde gelegte, in der Tabelle des Anhanges enthaltene Wahrscheinlichkeitscurve durchaus symmetrisch ist zu dem Werthe der Norm. Die Asymmetrie der Zahlen dieser Tabelle ist somit nur eine scheinbare zu nennen, und sie ist bedingt durch den Umstand, dass der Werth der Norm nicht symmetrisch liegt zu den Grenzen der Intervalle. Eine solche Art der Asymmetrie wird aber häufig beobachtet, weil es doch nur in einem geringen Theile der Fälle sich ereignet, dass der Werth der Norm hinreichend genau symmetrisch liegt zu den willkürlich gewählten Intervallen, namentlich dann, wenn die Intervalle wie hier nicht sehr klein sind im Verhältnisse zu dem wahrscheinlichen Werthe der individuellen Abweichungen.

Wenn man sich nun zu der Aufgabe wendet, aus der ersten und' letzten Spalte obiger Tabelle den wahrscheinlichen Werth der individuellen Abweichungen empirisch zu bestimmen, so wird man es als zweckmässig anerkennen, die Mitte der Intervalle als Wägungsresultat in Anrechnung zu bringen. Bei der Bildung der Summe der Beobachtungen hat man alsdann zu berücksichtigen, dass die einzelnen Beobachtungen sich mehrmals wiederholen. Bezeichnet man also mit M das Wägungsresultat und mit n die Zahl der Beobachtungen, in denen es vorkommt, sowie mit s die Zahl aller Beobachtungen, so wird die Norm gleich

$$N = \frac{\Sigma(n\,M)}{s}.$$

Die Ausrechnung dieser Formel wird aber zweckmässiger Weise nach folgendem Schema geschehen.

n	M	n M	x	x^2	$n\,x^2$
1	15,5	15,5	− 5,2	27,04	27,04
5	16,5	82,5	− 4,2	17,64	88,20
28	17,5	490,0	− 3,2	10,24	286,72
92	18,5	1702,0	− 2,2	4,84	445,28
192	19,5	3744,0	− 1,2	1,44	276,48
262	20,5	5371,0	− 0,2	0,04	10,48
229	21,5	4923,5	+ 0,8	0,64	146,56
130	22,5	2925,5	+ 1,8	3,24	421,20
48	23,5	1128,0	+ 2,8	7,84	376,32
11	24,5	269,5	+ 3,8	14,44	158,84
1	25,5	25,5	+ 4,8	23,04	23,04
Summa 999		20677,0			2260,16

Die Summe der dritten Spalte gibt das Glied $\Sigma(n\,M)$ und die Summe der ersten Spalte die Zahl der Beobachtungen s = 999. Somit wird

$$N = \frac{20677}{999} = 20,6977,$$

welches Resultat hinreichend genau übereinstimmt mit dem wirklichen Werthe von N, der gleich 20,7 gesetzt worden war. Um weiterhin den wahrscheinlichen Werth der individuellen Abweichungen zu finden, bildet man die Grössen x = M − N und aus diesen die Quadrate, welche ebenfalls entsprechend der Zahl der Beobachtungen in Rechnung kommen. Demnach wird

$$W = 0,6745\,\sqrt{\frac{\Sigma(n\,x^2)}{s-1}}.$$

Die Ausrechnung ergibt nach der zweiten Hälfte obigen Schemas

$$W = 0{,}6745 \sqrt{\frac{2260{,}16}{998}} = 1{,}015.$$

Es war jedoch der wirkliche wahrscheinliche Werth der individuellen Abweichungen angenommen worden gleich $W_1 = 1{,}000$. Die Differenz des vorausgesetzten und des berechneten Werthes von W ist somit viel grösser als die entsprechenden Differenzen der Werthe von N, und aus diesem Grunde erscheint es angezeigt, eine Correctur des Werthes W eintreten zu lassen.

Durch die tabellarische Gruppirung der Beobachtungen ist offenbar eine geringe Ungenauigkeit herbeigeführt worden. Betrachtet man beispielsweise das Intervall 18 bis 19 Kilo, welches 92 Beobachtungen umfasst, so wird man annähernd sagen dürfen, dass die Beobachtungen in diesem Intervalle gleichmässig vertheilt waren. Sie mussten aber in der Weise in Rechnung gebracht werden, dass sie alle gleich 18,5 Kilogramm angenommen wurden. Jede Beobachtung ist damit mit einem Fehler ξ belastet worden, der zwischen 0 und 0,5 enthalten ist und in der Hälfte der Fälle positiv, in der anderen Hälfte negativ ist. Dieser Fehler ist somit kein unregelmässiger Beobachtungsfehler, seine Grösse und Häufigkeit wird nicht durch den Inhalt der Tabellen IV und V bestimmt. Dagegen darf man annehmen, dass er eben so häufig positiv als negativ ist und zweitens, dass sein mittlerer Werth gleich ist dem vierten Theile eines Intervalles, hier somit gleich 0,25. Er ist eben so häufig grösser und eben so häufig kleiner als 0,25 oder als $\frac{\varDelta x}{4}$, wenn man das Intervall mit $\varDelta x$ bezeichnet. Er wird aber niemals grösser als $\frac{\varDelta x}{2}$.

Im Anhange findet sich auf Grund dieser Voraussetzungen über die Eigenschaften des in Rede stehenden Fehlers eine Correctionsformel entwickelt, welche aussagt, dass man mit grösster Wahrscheinlichkeit den wirklichen, wahrscheinlichen Werth W_1 der individuellen Abweichungen setzen kann gleich

$$W_1 = \sqrt{W^2 - \mu^2 \varphi^2 \frac{s}{s-1}}.$$

Dabei bedeutet W den oben direct aus der Tabelle berechneten wahrscheinlichen Werth der individuellen Abweichungen, ferner φ den vierten Theil des Intervalles oder $\frac{\varDelta x}{4}$ und endlich μ den Bruch 0,6745.

Mit Hülfe dieser Formel ergibt sich endlich in obigem Beispiele, in welchem $W = 1{,}01503$ und $\varphi = 0{,}25$ zu setzen ist,

$$W_1 = 1{,}00091.$$

6*

Dieses Resultat stimmt mit dem wirklichen Werthe von W_1 der gleich 1,00000.. angenommeu wurde, so genau überein, als dies für praktische Zwecke wünschenswerth ist. Man erkennt aber aus obiger Formel leicht den Grund, weshalb eine solche Correctur nur erforderlich ist, wenn die Intervalle der Tabelle gross sind im Verhältnisse zu W. Sowie φ kleiner wird als etwa der sechste oder zehnte Theil von W, erscheint die Anwendung der Correctionsformel überflüssig, weil in diesem Falle W_1 nahezu gleich ist W.

Die obige Correctionsformel findet noch eine andere bedeutsame Anwendung. Im Allgemeinen muss es als unmöglich bezeichnet werden, eine grössere Beobachtungsreihe von genau gleichalterigen Individuen zusammenzustellen. Man wird immer darauf angewiesen sein, innerhalb einer kürzeren oder längeren Periode des Lebens die einzelnen Individuen als gleichalterig zu betrachten, so z. B. alle Individuen zwischen 5 1/2 und 6 1/2 Jahren. Diese dürfte man bereits in eine für das Alter von 6 Jahren gültige Beobachtungsreihe gruppiren. Ein solches Verfahren wird um so geringere Fehler im Gefolge haben, je geringer die Wachsthumszunahme der Norm innerhalb der Grenzen der gewählten Lebensperiode ist. Wenn diese Wachsthumszunahme der Norm, welche man als $\varDelta N$ bezeichnen kann, nicht mehr sehr klein ist im Verhältnisse zu dem wahrscheinlichen Werthe der individuellen Abweichungen, so muss sie offenbar die Bestimmung der Werthe N und W beeinflussen. Denn jede Beobachtung erscheint nun wieder mit einem Fehler behaftet, der höchstens $\frac{\varDelta N}{2}$ und im Mittel $\frac{\varDelta N}{4}$ beträgt, der ausserdem eben so häufig positiv als negativ ist. Diese allgemeinen Eigenschaften des Fehlers stimmen mit denjenigen des Tabellirungsfehlers überein, weshalb auch die Correctionsformel dieselbe Form hat wie die oben gegebene. Setzt man zur Vereinfachung des Ausdruckes $\frac{\varDelta N}{4} = \chi$, so findet sich, dass dieser Fehler bei der Bestimmung der Norm ohne erheblichen Einfluss ist, dass er sich erst geltend macht bei der Bestimmung des wahrscheinlichen Werthes der individuellen Abweichungen. Hat man letzteren aus einer Beobachtungsreihe bestimmt, welche Individuen verschiedenen Alters umfasst, und gefunden gleich W, so wird der wirkliche wahrscheinliche Werth der individuellen Abweichungen für das mittlere Lebensalter gleich

$$W_1 = \sqrt{W^2 - \mu^2 \chi^2 \frac{8}{8-1}}.$$

Die Anwendung dieser Wachsthumscorrectur wird überflüssig, wenn χ kleiner ist als der zehnte Theil von W, sie wird aber ungenau, sowie χ sehr gross ist, beispielsweise beträchtlich grösser als W und ebenso, wenn die auf die in Rede stehende Lebensperiode entfallenden Beobachtungen sich nicht annähernd gleichmässig im Alter vertheilen. Letzteres trifft namentlich bei kleineren Beobachtungsreihen zu, für welche überhaupt derartige Correcturen ohne Bedeutung sind, da bei diesen die Bestimmungsfehler von W bereits sehr beträchtliche Werthe erreichen. So finden sich diese Formeln in dem zweiten Theile dieser Schrift nur angewendet bei den grossen Beobachtungsreihen, welche sich auf die Körperlänge und das Körpergewicht beziehen.

Aus dieser letztgenannten Formel ergeben sich auch die Grenzen, innerhalb welcher man berechtigt ist, Beobachtungen an Individuen verschiedenen Lebensalters zu vereinigen in eine einheitliche Beobachtungsreihe. So lange $\frac{\Delta N}{4} = \chi$ kleiner ist als $\frac{W}{10}$, hat dies auch ohne Anwendung der Correctionsformeln keinerlei Bedenken. Es wird aber bei grösseren Beobachtungsreihen wünschenswerth, die Correctur einzuführen, wenn χ die Grenze übersteigt. Wenn endlich der Werth χ bedeutend grösser ist als W, wird es vorzuziehen sein, die Beobachtungsreihe zu trennen in zwei oder mehrere kleinere Beobachtungsreihen, welche nur kürzere Lebensperioden umfassen.

Ein Punkt verdient noch besondere Berücksichtigung. Die Ausführung der Correctur der Tabellirungsfehler erzielt im Allgemeinen, wie es sich auch aus dem obigen Beispiele ergibt, eine bessere Uebereinstimmung der Theorie mit den Beobachtungsresultaten. Dies ist aber im Allgemeinen nicht mehr der Fall, sowie die Wachsthumscorrectur angebracht wird. Es liegt im Wesen dieser Correctur, dass sie von den gegebenen Beobachtungen schliesst auf eine Beobachtungsreihe an genau gleichalterigen Individuen, welche thatsächlich nicht vorliegt. Wenn man daher Theorie und Beobachtung vergleichen will, darf man die Wachsthumscorrectur nicht ausführen. Diese hat aber die grosse Bedeutung, Resultate zu liefern, welche eine correctere Darstellung der thatsächlichen Verhältnisse ermöglichen, indem man sowohl die Norm, als den wahrscheinlichen Werth der individuellen Abweichungen auffasst als Grössen, welche im Laufe des Lebens eine continuirliche Aenderung erfahren.

In der soeben behandelten fingirten Beobachtungsreihe findet sich, wie bereits kurz erläutert wurde, eine Erklärung, weshalb manche in tabellarischer Form mitgetheilte Beobachtungsreihen Asymmetrieen der Häufigkeitszahlen darbieten. Die Annahme einer solchen scheinbaren Asymmetrie ist indessen nicht in allen Fällen zur Erklärung

ausreichend. Andererseits verlangt die Theorie in allen Fällen symmetrische Beobachtungsreihen, oder doch solche, deren Asymmetrie
nach Obigem nur eine scheinbare zu nennen ist. Hier erhebt sich
ein Widerspruch zwischen Theorie und Erfahrung, allein in allen
Fällen war derselbe lösbar, indem es sich zeigte, dass eine eigen-
thümliche Art von Beobachtungsfehlern denselben herbeigeführt hatte.

Diese Asymmetrieen der Häufigkeitszahlen finden sich in Beobachtungsreihen, welche Individuen sehr verschiedener Abstammung
umfassen, die durch besondere, zuweilen durchaus willkürlich beein-
flusste Verhältnisse auf sehr engen Raum vereinigt wurden. In solchen
Fällen sind die Differenzen der Werthe der Norm bei den verschiedenen Volksstämmen zuweilen sehr erheblich, und da die Zwischenglieder fehlen, erhält man Gruppirungen von Beobachtungswerthen,
die durchaus nicht den einfachen Voraussetzungen der Theorie der
individuellen Verschiedenheiten entsprechen. Um diese Thatsache zu
erläutern, kann folgende fingirte Zusammenstellung dienen, in welcher
drei Volksstämme enthalten sind, deren Körperlänge betragen soll:

Für Volksstamm A: Norm der Körperlänge . . . . 152,5 Cm.

      Wahrscheinl. Werth der individuellen Abweichungen 5   „

Für Volksstamm B: N = ... 162,5 „

                W = ... 5   „

Für Volksstamm C: N = ... 167,5 „

                W = ... 5   „

Eine einfache Rechnung ergibt alsdann mit Hülfe von Tabelle V
folgendes Resultat:

Tabelle VII.
Fingirte Beobachtungsreihen.

Körperlänge in Centimetern	Anzahl der Beobachtungen			
	Volksstamm A	Volksstamm B	Volksstamm C	Gesammte Bevölkerung
130 bis 135	1	0	0	1
135 „ 140	2	0	0	2
140 „ 145	4	0	0	4
145 „ 150	8	2	1	11
150 „ 155	11	6	2	19
155 „ 160	9	11	6	26
160 „ 165	4	13	13	30
165 „ 170	2	11	16	29
170 „ 175	0	5	13	18
175 „ 180	0	2	7	9
180 „ 185	0	1	2	3
185 „ 190	0	0	1	1
Summa	41	51	61	153

Die letzte Spalte enthält durchaus asymmetrische Häufigkeits-zahlen, obwohl die constituirenden Beobachtungsreihen durchaus der Theorie entsprechend gebaut sind. Allein es sind noch viel merk-würdigere Thatsachen bekannt geworden, Beobachtungsreihen, welche zwei Maxima der Häufigkeit, also zwei Werthe der Norm enthalten. Dieselben erklärten sich jedoch in einfachster Weise durch das Zu-sammenwohnen zweier sehr verschiedener, getrennter Volksstämme. Solche Erfahrungen dürften wohl im Stande sein, bei der Auswahl des Beobachtungsmateriales alle Sorgfalt anzuempfehlen. Man wird zugleich erkennen, dass solche unrichtig zusammengestellte Beob-achtungsreihen nicht der Behandlung nach der Methode der kleinsten Quadrate unterworfen werden dürfen, ehe sie in ihre nach der Ab-stammung oder nach anderen Richtungen hin verschiedenen Bestand-theile aufgelöst sind.

Die in den vorstehenden Kapiteln enthaltenen Betrachtungen umfassen die wichtigsten und nothwendigsten Hülfsmittel, welche die statistische Methode und die Wahrscheinlichkeitsrechnung bietet, zur Untersuchung der Grössen- und Gewichtsverhältnisse des mensch-lichen Organismus und ihrer Beziehungen zu Erkrankungen. Nach dem Gesagten ist es aber wohl überflüssig, auf die grosse Tragweite hinzuweisen, welche solchen Untersuchungen zukommt. Diese Unter-suchungsmethoden stehen vielleicht wegen ihrer Weitläufigkeit und wegen der nicht zu verkennenden Schwierigkeiten hinter der indi-vidualisirenden und namentlich der experimentellen Methode der Forschung zurück. Allein auch letztere ist da, wo sie sich nicht mit ganz reinen und uncomplicirten Erscheinungen beschäftigt, in letzter Instanz auf eine statistische Untersuchung ihrer Resultate an-gewiesen. Und selbst die genauesten und zuverlässigsten Beobach-tungen können der Wahrscheinlichkeitsrechnung, behufs Ausgleichung der Beobachtungsfehler, nicht entbehren. Nur die Wahrscheinlich-keitsrechnung ermöglicht eine fehlerfreie Prüfung von complicirten Causalverhältnissen und eine correcte Anwendung des vielgenannten Satzes: Post hoc, ergo propter hoc, auf dem im Grunde genommen die ganze Erfahrungswissenschaft beruht.

SIEBENTES KAPITEL.

Allgemeine Technik der Beobachtung.

Richtige und zuverlässige Resultate können unter allen Umständen nur von Untersuchungen erwartet werden, welche mit einem grossen Aufwande von unparteiischer und gleichmässiger Sorgfalt in allen ihren einzelnen Theilen durchgeführt sind. Die grosse Bedeutung einer gleichmässigen Genauigkeit in allen Theilen der Beobachtung hat namentlich Bessel[1]) mathematisch klargelegt, und er hat gezeigt, dass sie nächst der Unparteilichkeit und Objectivität, welche jedem Naturforscher eigen sein muss, die erste principielle Anforderung an den Beobachter und die Beobachtungsmethode darstellt. Die Erzielung einer gleichmässigen und grossen Genauigkeit ist aber abhängig von einer umfassenden Kenntniss der zu entscheidenden Fragen und der dazu nothwendigen Hülfsmittel, so dass unter allen Umständen nur solche Beobachtungen der sorgfältigen Berechnung unterzogen werden sollten, welche den Stempel genauer Specialkenntnisse des Beobachters tragen. Denn es ist unzweifelhaft, dass bei jeder Untersuchung eine grosse Reihe von Cautelen zu wahren sind, welche nicht Gegenstand der mathematischen Prüfung sein können, sondern sich auf einfach logischem Wege ergeben aus der eingehenden Beschäftigung mit der zu entscheidenden Frage. Ausser diesen allgemeinsten Anforderungen, welche für alle Gebiete der beobachtenden Wissenschaften gleichmässige Geltung besitzen, ergeben sich aber aus dem Inhalte der früheren Kapitel noch weitere, welche bei den vorliegenden Untersuchungen nicht minder grosse und allgemeine Berücksichtigung verdienen.

Vor Allem bereitet das Beobachtungsmaterial Schwierigkeiten. Bei der Bestimmung der normalen Verhältnisse der Grösse und des Gewichtes des menschlichen Organismus soll sich die Wägung ohne Auswahl auf alle sich darbietenden Fälle erstrecken, mit Ausschluss aller derjenigen Leichen, bei welchen durch klinische oder anatomische Untersuchung krankhafte Veränderungen nachgewiesen werden können. Allein die Zahl der Leichen, welche diesen Bedingungen

---

1) Bessel, Untersuchungen über die Wahrscheinlichkeit der Beobachtungsfehler. Schuhmacher's astronomische Nachrichten. 1838. Nr. 358, 359.

Genüge leisten, ist ausserordentlich beschränkt, so dass man vorläufig wenigstens, um überhaupt zu Resultaten zu gelangen, etwas weniger streng vorzugehen genöthigt ist. Man wird immerhin noch. Leichen, bei denen keine schwereren und langwierigeren Allgemeinerkrankungen vorliegen, berücksichtigen dürfen, wenigstens mit der Beschränkung auf diejenigen Organe, welche bei makroskopischer und mikroskopischer Prüfung keine Structurveränderungen darbieten. Der gegenwärtige Stand der ärztlichen Erfahrung wird dabei gewiss genügen, um grobe Verstösse zu vermeiden. Um jedoch immer wieder das Ergebniss von Neuem prüfen zu können, und um später nach Anhäufung grösseren Materiales die Betrachtung beschränken zu können auf ganz tadellose Beobachtungen, sollte jeder einzelnen Messung und Wägung eine kurze anatomische Diagnose des Leichenbefundes, des Ernährungszustandes und der Todesursache beigefügt werden. Die ganz fehlerfreien Beobachtungen könnten ausserdem noch eine gesonderte Bezeichnung erhalten.

Wesentlich ähnlich muss sich die Untersuchung von erkrankten Organen gestalten. Auch hier wird man bestrebt sein, alle Complicationen mit solchen Veränderungen, welche nicht in den Kreis der Untersuchung gehören, vorläufig zu vermeiden. Die Innehaltung dieser Vorschriften beschränkt zwar, wie leicht ersichtlich, das Beobachtungsmaterial sehr erheblich, allein mit einer geringeren Zahl guter Beobachtungen kann man in der Regel mehr beweisen, als mit einer grösseren Anzahl ungenauer und complicirter. Der Inhalt des fünften Kapitels, der an dieser Stelle vorzugsweise massgebend ist, lehrt aber weiterhin, dass man die Beobachtung nicht beschränken darf auf ausgeprägte Fälle der Erkrankung, dass man vielmehr darauf bedacht sein muss, auch die geringeren Grade derselben sämmtlich mit in die Beobachtungsreihe hineinzuziehen. Aus diesem Grunde ist es empfehlenswerth, etwa vorhandene klinische Anhaltspunkte mit zu berücksichtigen, und mindestens zu Anfang der Untersuchung eines Organes, dasselbe in allen vorkommenden Leichen genau mikroskopisch zu prüfen.

Die Auswahl des Beobachtungsmateriales ist offenbar derjenige Theil der Untersuchung, welcher das grösste Mass von Unvoreingenommenheit, Sorgfalt, Kenntniss und Erfahrung seitens des Beobachters voraussetzt. Sie bedingt wesentlich den Werth des Endresultates.

Einfacher und leichter zu beurtheilen sind andere Qualitäten des Beobachtungsmateriales, die geeignet sind, Beobachtungsfehler hervorzurufen. Es erscheint selbstverständlich, dass man Organe, welche durch Fäulniss, Verdunstung [1]) oder Quellung im Wasser merkliche Aenderungen erlitten haben, von der Messung und Wägung ausschliesst, wenn auch diese Aenderungen dem wahrscheinlichen Werthe der individuellen Abweichungen an Grösse nicht gleichkommen. Man muss immer im Auge behalten, dass die Beobachtungsfehler klein sein müssen im Verhältnisse zu den individuellen Abweichungen. Grössere Meinungsverschiedenheiten dürften auch kaum entstehen bezüglich der Frage nach der Reinpräparirung der Organe. Für die Zwecke der individualisirenden Methode, also für viele Gebiete der pathologisch-anatomischen Casuistik, muss es als ein grosser Fortschritt bezeichnet werden, wenn in wichtigen Fällen statt der approximativen Schätzung eine Wägung oder eine volumetrische Messung der Organe in dem Zustande, wie die gebräuchliche Sectionstechnik sie liefert, vorgenommen wird. Damit kann man dann auch, wie dieses wohl gelegentlich in allen Krankenhäusern geschieht, die Messung einiger Hauptdurchmesser der Organe verbinden, die zwar in manchen Beziehungen, so z. B. zur Controle der Resultate klinischer Untersuchung, der Palpation, Percussion und Auscultation, sehr instructiv sind, jedoch nur eine sehr unbestimmte Anschauung der räumlichen Grösse also des Cubikinhaltes gewähren. Für jede genauere Untersuchung ist aber eine solche Beobachtung von geringem Werthe. Die den Organen äusserlich anhaftenden Zellgewebsmassen, Fettlagen und Gefässstämme führen zu einem regelmässigen, wenn auch nicht constanten Fehler, der alle Messungen und Wägungen, welche doch die functionirenden und wesentlichen Elemente des Organes im Auge haben, zu gross ausfallen lässt. Solche regelmässige Fehler machen es vollständig unmöglich, den Werth der Norm, den wahrscheinlichen Werth der individuellen Abweichungen, die Mittelwerthe erkrankter Organe und ihre Abweichungen einigermassen richtig zu bestimmen. Sie verdecken ausserdem in vielen Fällen pathologische Störungen vollständig, indem sich häufig Fett- und Bindegewebsmassen an der Stelle der functionirenden Elemente entwickeln.

Allein abgesehen von allen Rücksichten auf pathologische Fragen, wird es auch vom rein anatomischen Standpunkte als unbedingt nöthig erscheinen, das Object der Messung und Wägung sorgfältig rein zu präpariren, damit man wenigstens wisse, was man eigentlich

---

1) Grösse und Bedeutung der Verdunstung für kleinere Objecte hat J. N. Czermak untersucht: Ueber den Gewichtsverlust der Thiere nach dem Tode. Prager Vierteljahrschrift 1853. Bd. XXXVII, S. 97 und Gesammelte Schriften Bd. I. Für grössere Objecte ist übrigens, unter sonst gleichen Umständen, die Verdunstung von viel geringerer Bedeutung als für kleinere.

gewogen und gemessen hat. Man läuft dabei keine Gefahr, sich
in diesem einzelnen Theile der Untersuchung unnöthiger Genauigkeit
schuldig zu machen; auch bei der sorgfältigsten Präparirung bleiben
immer noch Stellen übrig, z. B. die Eintrittspunkte der grossen Gefässstämme, wo alle Aufmerksamkeit und Sorgfalt nothwendig ist,
um mit einiger Genauigkeit weder zu viel noch zu wenig zu entfernen. Daraus aber resultiren nur geringe Fehler, welche den Charakter von unregelmässigen oder zufälligen Beobachtungsfehlern besitzen und daher keinen merklichen Einfluss auf das Gesammtergebniss
einer Untersuchungsreihe ausüben.

Von diesen Gesichtspunkten ausgehend, wird man in allen Fällen,
in welchen es sich um die Gewinnung von Beobachtungen handelt,
die der vorgeschlagenen mathematischen Behandlung unterzogen werden sollen, verlangen müssen, dass nur völlig reinpräparirte Organe
und völlig reinpräparirte functionirende Gewebe Berücksichtigung
finden. Die in Anwendung gebrachte Präparationsmethode muss
natürlich für jede einzelne Beobachtungsreihe genau erwogen, beschrieben und eingehalten werden. Dabei wird es ausserdem sehr
wünschenswerth, dass die verschiedenen Beobachter sich allmählich
über eine gemeinsame Methode verständigen, damit unter sich vergleichbare Resultate erzielt werden, die endlich einen Stamm von
sicheren und bleibenden Erfahrungen bilden. Bei der Feststellung
der Präparationsmethode bereitet der äusserst wechselnde Blutgehalt
der Organe einige Schwierigkeiten. Organe, die starke Blutstauungen
aufweisen, wird man von der Beobachtung ausschliessen, es sei
denn, dass die Blutstauung wesentlich zu einem pathologischen
Processe zugehöre, der den Gegenstand der Untersuchung bildet.
Ausserdem erscheint es angezeigt, die Organe nach der Präparation
mit reinen Tüchern abzutrocknen und dabei einen leichten Druck
auszuüben, der hinreicht, das Blut aus den grössten Blutbahnen zu
entfernen.

Geht man über zu der Wahl der Messungs- und Wägungsinstrumente, so wird man in erster Linie, abgesehen von der gröberen
oder feineren Theilung derselben, ihre Richtigkeit zu prüfen haben
durch Vergleichung mit Normalmassstäben und Normalgewichten oder
mit anderen Massen und Gewichten, deren Fehler genauestens bekannt
sind. Da man sehr zahlreiche Messungen und Wägungen vorzunehmen
hat, ist es sehr wünschenswerth, von Vorneherein fehlerfreie Masse
und Gewichte zu verwenden, um Correcturrechnungen zu vermeiden.
Sind aber solche nothwendig, so genügt es in manchen Fällen, dieselben nach Ausrechnung des Mittelwerthes und des wahrscheinlichen

Werthes der individuellen Abweichungen an diesen beiden Grössen vorzunehmen.

Die Feinheit der Theilung der Instrumente richtet sich nach der Bedingung, dass die Beobachtungsfehler sehr klein sein sollen im Verhältnisse zu den individuellen und pathologischen Abweichungen der Grösse und des Gewichtes der Organe. Die Theilung sollte dem entsprechend nicht gröber sein, als ein Zehntel des wahrscheinlichen Werthes der Abweichungen. Vielfach, namentlich bei kleineren Organen ist dies schwer oder gar nicht zu erreichen, man findet aber dann in dem arithmetischen Mittel wiederholter Messungen und Wägungen jedes einzelnen Objectes einen Ausweg, welcher gestattet, auch mit gröberen aber richtigen Theilungen hinreichend genaue Zahlen zu erhalten.

Bezüglich der Massstäbe und Wagen, welche bei den im zweiten Theile dieser Schrift mitgetheilten eigenen Beobachtungen in Anwendung kamen, sowie bezüglich der Einzelheiten des Verfahrens werden am entsprechenden Orte die nöthigen Mittheilungen gemacht werden. An dieser Stelle mag nur in wenigen Worten der Instrumente gedacht werden, welche zur Messung der Volumina dienen können. Die Volumsbestimmung durch Wasserverdrängung in der Form, wie sie E. Hermann [1]) zur Bestimmung des Volums des Gesammtkörpers in Anwendung gebracht hat, unterliegt nicht allzugrossen, unregelmässigen Beobachtungsfehlern, zumal dann, wenn man Sorge trägt für eine richtige Temperatur des Wassers. Sie gestattet nur keine sehr genaue Ablesung, ist aber offenbar im Stande richtige und vollständig zuverlässige arithmetische Mittel zu liefern. Aehnlich verhält es sich mit der Methode, welche Vierordt [2]) zur Bestimmung des Körpervolums anwendet und die sich durch wesentlich genauere Ablesung auszeichnet. Bei den ungemein grossen technischen Schwierigkeiten solcher Volumsbestimmungen des ganzen Körpers müssen diese Methoden als dankenswerthe Fortschritte angesehen werden.

Verhältnissmässig grösser sind die Fehler der Methode, welche Beneke [3]) zur Bestimmung des Volums der einzelnen Organe anwendet, weil bei ihr eine Aenderung des Randwinkels zwischen Wasser und Ueberlaufsrohr erhebliche Fehler bedingt. Solche Aen-

---

1) E. Hermann, Ueber Gewicht und Volumen des Menschen. Buhl's Mittheilungen aus dem pathologischen Institute in München. 1878.

2) K. Meeh, Oberflächenmessungen des menschlichen Körpers. Zeitschr. f. Biologie Bd. XV, Heft 3. 1879.

3) F. W. Beneke, Die anatomischen Grundlagen der Constitutionsanomalieen des Menschen. Marburg 1878.

derungen des Randwinkels müssen aber mit Sicherheit erwartet werden, wenn man bedenkt, dass minimale Mengen von Fett und anderen Körpern, die sich an der Oberfläche der Flüssigkeit und des Ueberlaufsrohres ausbreiten, hinreichen sie hervorzurufen. Es wird dann immer das Niveau der grossen Wasseroberfläche in dem Ueberlaufsgefässe verändert. Das übergelaufene Wasser misst Beneke, wenn es sich um erwachsene Organe handelt, in Cylindern mit Theilungen zu je 5 Ccm. Berücksichtigt man diese Thatsache und die zuerst genannte Fehlerquelle, ferner die Fehler, welche bedingt sind durch das Anhaften von Luft an die untergetauchten Organe und die Schwierigkeiten der Horizontalstellung der calibrirten Masscylinder, so wird man zu der Meinung gelangen, dass diese Methode allerdings fast nur zufälligen Fehlern ausgesetzt ist, dass letztere aber nicht unbeträchtlich sind im Vergleiche zu dem wahrscheinlichen Werthe der individuellen und pathologischen Abweichungen des Volums der Organe. Der volumetrische Apparat von Beneke ist demnach geeignet, die Werthe der Norm und die Mittelwerthe des Volums erkrankter Organe zu untersuchen — und Beneke hat denselben auch nur zu diesem Zwecke verwendet —, allein die wahrscheinlichen Werthe der Abweichungen wird er voraussichtlich sämmtlich zu gross werden lassen. Seine Genauigkeit und Zuverlässigkeit ist aber viel grösser als diejenige von Schnellwagen und ähnlichen Hülfsmitteln und deshalb auch für manche Zwecke vollständig ausreichend.

Für genauere Untersuchungen müsste indessen der Versuch gemacht werden, die Volumsbestimmungen auf dem Wege der sogenannten Volumwägung vorzunehmen. Ein Körper verliert durch Eintauchen in Wasser genau so viel an Gewicht, als das Gewicht der verdrängten Wassermenge beträgt. Wägt man also ein Organ zuerst in Luft und alsdann in Wasser, so ergibt die Differenz beider Wägungen das Gewicht der verdrängten Wassermasse. Aus letzterem berechnet sich in einfachster Weise das Volum der verdrängten Wassermasse und damit das Volum des eingetauchten Organes.

Die Gründe, welche Beneke veranlasst haben, die Volumsbestimmung gegenüber der Wägung zu bevorzugen, obwohl die Wägung an sich eine der genauesten Methoden der Beobachtung ist, mögen in manchen Fällen zutreffend sein. Der Regel nach stösst aber die Volumsbestimmung auf die gleichen Schwierigkeiten wie die Wägung. Wenn das Gewebe eines Organes verfettet, ändert sich nothwendiger Weise das specifische Gewicht so bedeutend, dass weder die Wägung noch die Volumsbestimmung allein ein richtiges Mass

des Vorganges abgeben kann. Hier müssen möglicher Weise beide
Methoden in Anwendung gebracht werden, um dann mit Hülfe des
specifischen Gewichtes den Process zu charakterisiren. Häufig liegen
die Verhältnisse noch verwickelter und dann wird der Werth der
Wägung und Messung ein sehr bedingter sein. In der Mehrzahl der
Fälle wird übrigens die Natur der gestellten Frage die Wahl zwischen
Wägung und Volumsbestimmung entscheiden, während in zweifel-
haften Fällen die grössere Einfachheit und Genauigkeit der Wägungs-
methode sicherlich Grund ist, die letztere zu bevorzugen. Die allgemeine Entscheidung der Frage ausschliesslich zu Gunsten der einen
oder der anderen Methode ist nicht möglich, zugleich aber auch von
geringerer Bedeutung, da, wie Beneke mit Recht hervorhebt, die
Aufgabe vorliegt, Durchmesser, Umfänge, Oberflächen, Volumina und
Gewichte sämmtlich zu untersuchen.

Es erscheint selbstverständlich, dass die Ausrechnung der gewonnenen Resultate mit aller Sorgfalt vor Rechnungsfehlern geschützt
werde, indem man da, wo keine Rechnungsprobe möglich ist, die
Berechnungen alle mindestens doppelt ausführt. Eine grosse Unter-
stützung gewähren dabei passende Logarithmentafeln und Quadratzahlentafeln. Da die Zahlen, welche die einzelnen Beobachtungen
ergeben, mit vier Stellen mehr als ausreichend charakterisirt sind und
öfters dreistellige Zahlen ausreichen, werden sehr einfache Tafeln zu
empfehlen sein, da diese nicht nur ausserordentlich viele Zeit er-
sparen, sondern auch die Gefahr gröberer Irrthümer vermindern. Aus
den Bedürfnissen verschiedener Heidelberger Laboratorien ist eine
derartige vierstellige Logarithmentafel hervorgegangen, welche bereits
im dritten Kapitel Erwähnung fand. Sie enthält auf vier Octavseiten
alles Nothwendige in sehr grosser, deutlicher Schrift. Quadratzahlentafeln finden sich als Anhang in verschiedenen grösseren Logarithmentafeln, auch in einigen kleineren. Ihr Gebrauch ist dringend zu
empfehlen, um so mehr, da er durchaus keine weiteren Vorkennt-
nisse voraussetzt.

Auch bezüglich der Veröffentlichung der gewonnenen Resultate
mögen einige Vorschläge zur Prüfung vorgelegt werden. Es muss
gewiss im Allgemeinen als wünschenswerth betrachtet werden, wenn
die Form der Veröffentlichung eine solche ist, dass die Beobachtungen
selbst der Beurtheilung und Benützung zugängig werden. Allerdings
unterliegt es mancherlei Bedenken, die anatomischen Grössen- und
Gewichtsverhältnisse von Individuen, die verschiedenartigen Volksstämmen angehören, und die Resultate verschiedener Beobachter in
gemeinsame Beobachtungsreihen zusammenzufassen. Ein derartiges

Vorgehen wird so viel als thunlich zu vermeiden sein. Allein der Umstand, dass viele Erkrankungsformen relativ selten sind, dürfte doch zuweilen dazu nöthigen, ein solches Verfahren zu versuchen. Schwerer fällt in die Wagschale die Thatsache, dass aus einmal publicirten, einheitlichen Beobachtungsreihen häufig durch neue Fragestellungen noch neue Resultate zu erzielen sind, und dass daher auf dem angegebenen Wege ein werthvolles, gemeinsames Material geschaffen wird. Die Publication der Einzelbeobachtungen wird aber im Allgemeinen in genügender und einfachster Weise geschehen können in der Form von Tabellen, wie dieses von Reid und Peacock, Rayer, Blosfeld, v. Buhl, Hermann, Beneke, von mir und vielen Anderen versucht wurde. Meine Erfahrungen bestimmen mich dabei, eine solche Einrichtung der Tabellen in Vorschlag zu bringen, dass in denselben ausser den Objecten der speciellen Untersuchung enthalten sind folgende Angaben:

1. Laufende Nummer der Beobachtung.
2. Abstammung und Beschäftigung der Individuen.
3. Lebensalter.
4. Geschlecht.
5. Anatomische bez. klinische Diagnose.
6. Allgemeiner Ernährungszustand, Beschaffenheit der Haut, des Unterhautzellgewebes, der Muskulatur und des Knochengerüstes.
7. Körperlänge.
8. Körpergewicht. (Bei Neugeborenen Gewicht der Nachgeburt.)
9. Die bereits ausgerechneten relativen Masse und Gewichte.

Leider enthalten auch meine eigenen Beobachtungen noch nicht alle diese Daten. Allein im Laufe der Untersuchung bin ich, wie es sich in dem zweiten Theile ergeben wird, auf die Nothwendigkeit aller dieser Einzelheiten aufmerksam geworden. Einen grossen Vortheil bei der Herstellung solcher Tabellen bietet eine besondere Form der Registrirung der Beobachtungen, wie sie vielfach von Statistikern angewendet wird. Die Beobachtungen werden nämlich auf lose Karten geschrieben, welche man alsdann ohne Schwierigkeit nach den verschiedensten Gesichtspunkten sichten und ordnen kann. Dadurch wird das zeitraubende und leicht zu Fehlern führende, wiederholte Abschreiben der Beobachtungen vermieden. Eine solche Karte, wie ich sie gegenwärtig im Gebrauch habe, ist hier abgedruckt. Ein freier Raum an ihrem unteren Ende ist zu etwa nothwendig werdenden Aufzeichnungen der Grösse oder des Gewichtes anderer Organe, als derjenigen, welche im Vordruck enthalten sind, aufgespart. Ebenso kann die leere Rückseite zu verschiedenartigen Notizen benützt werden.

Datum ————————————————————————————

Namen ———————————— Beschäftigung ——————————

Abstammung, Heimath ———————————————————

Alter ———————————————— Geschlecht ——————————

Anatomische Diagnose.

————————————————————————————————————

————————————————————————————————————

————————————————————————————————————

————————————————————————————————————

————————————————————————————————————

Allg. Ernährung ————————————— Haut ——————————

Unterhaut ——————————————— Muskeln ——————————

Skelet ————————————————————————

Körperlänge ————————— cm. Körpergewicht ————— Kilo.

Gewicht in Grammen.

		Muskel	
Rechte Niere ———————————		Ganzes Herz ————————	
Linke Niere ———————————		Herzventrikel ————————	
Beide Nieren ———————————		Herzvorhöfe —————————	
		Herzmuskel ———————	

Durchmesser in Millimetern.

Arteria		Arteria	
Pulmonalis ———————————		Renalis dextra ———————	
Aorta adscendens ——————		Renalis sinistra ——————	
Aorta renalis ——————		Femoralis dextra —————	
Carotis comm. dext. ———		Radialis dextra ————————	
Subclavia dextra ————		Ulnaris dextra ————	

Es sind dieses die wichtigsten allgemein technischen Gesichtspunkte, welche bei der Wägung und Messung der anatomischen Bestandtheile des menschlichen Körpers in Betracht kommen. Wenn dieselben in einem besonderen Kapitel im Zusammenhange besprochen wurden, kann dagegen allerdings eingewendet werden, dass sie zum Theile wenigstens als mehr oder weniger selbstverständlich erscheinen. Indessen ist doch eine Verständigung über diese technischen Fragen von grossem Vortheil, da eine solche erst den Beobachtungen diejenige Gleichmässigkeit gibt, welche für eine allseitige Benützung derselben nothwendig ist. Denn die vorliegende Aufgabe ist so gross und umfassend, dass der Einzelne kaum im Stande ist, mehr zu leisten, als wenige Bausteine zu liefern zu dem Werke, das eine genauere Kenntniss der Grössen- und Gewichtsverhältnisse aller anatomischen Bestandtheile des menschlichen Körpers im gesunden und im erkrankten Zustande anstrebt.

Zweiter Theil.

Beobachtungsreihen.

———

Die eigenen Beobachtungen, welche in dieser Schrift niedergelegt sind, erscheinen als eine Fortsetzung meiner vor mehreren
Jahren veröffentlichten Messungen und Wägungen der Niere und
ihres Gefässsystemes. Sie wurden ursprünglich unternommen als
Vorarbeit zu einer genaueren Prüfung der Beziehungen zwischen
chronischer interstitieller Nephritis, Herzhypertrophie und Erkrankungen der Gefässwandungen. Im Verlaufe der Arbeit zeigte sich
aber, dass noch eine solche Fülle von Vorfragen zu erledigen war,
ehe jene hochinteressante Aufgabe angegriffen werden konnte, dass
die entsprechende Ausdehnung der Untersuchung jene ursprüngliche
Absicht mehr in den Hintergrund treten liess. Zur Prüfung der
Vorfragen fand ich mich auf fremde Beobachtungen angewiesen und
an ihnen entwickelte sich allmählich der Inhalt sowohl des ersten
als des zweiten Theiles dieser Schrift. Damit erklärt es sich, weshalb in diesem zweiten Theile meine eigenen Beobachtungen einen
so bescheidenen Platz einnehmen. Die Reichhaltigkeit der fremden
Beobachtungen, welche die Leistungen eines Einzelnen naturgemässer
Weise weit hinter sich lassen, gewährte jedoch den Vortheil, bereits
für mehrere anatomische Grössen und Gewichte ziemlich genaue
und zuverlässige Resultate zu erzielen, und damit eine umfassendere Kenntniss und eingehendere, sorgfältigere Untersuchungen an-
zubahnen.

ERSTES KAPITEL.

Körperlänge und Körpergewicht.

Die Körperlänge und das Körpergewicht hatte ich zu Anfang hauptsächlich aus dem Grunde bei einer grösseren Zahl von Individuen bestimmt, um damit die nöthigen Anhaltspunkte zur Berechnung relativer Masse und Gewichte zu gewinnen. Das Körpergewicht eignet sich hierzu in verhältnissmässig sehr hohem Grade, erstens weil es, unabhängig von der im Laufe des Lebens sehr wechselnden geometrischen Gestalt des Körpers, immer die Summe der Gewichte der Einzelorgane vorstellt, und zweitens weil es ohne Schwierigkeit sehr genau bestimmt werden kann. Der wechselnde Inhalt des Darmes bildet allerdings einen nicht unbeträchtlichen Fehler, der zwar bei Wägungen der Leiche eliminirt werden kann, bei Wägungen von Lebenden aber unvermeidlich ist. Spätere Untersuchungen werden seine Grösse ermessen lassen und dann eine Correctur der gegenwärtigen Resultate ermöglichen. Die Harnblase dagegen sollte vor der Wägung immer entleert werden. Trotz der genannten und mancher anderer Fehler bleibt die Wägung immer viel genauer als die Volumsbestimmung der Leiche durch Wasserverdrängung, weil bei letzterer einerseits die gleichen Fehler bestehen, andererseits aber die grossen und wechselnden Luftmengen in Thorax und Abdomen viel beträchtlichere Fehler bedingen. Durch letztere sind möglicherweise die bedeutenden Aenderungen des specifischen Gewichtes beeinflusst, welche E. Hermann[1]) in den verschiedenen Altersperioden beobachtet hat, obwohl dabei auch der Fettgehalt der Leiche erheblich in Betracht kommt. So interessant die Untersuchung des Volums des Gesammtkörpers an sich ist, so würde das Körpervolum sich doch vermuthlich erst dann eignen zu der Berech-

---

1) E. Hermann, Ueber Gewicht und Volumen des Menschen. v. Buhl's Mittheilungen aus dem pathologischen Institute in München. 1878.

nung relativer Volumina der einzelnen Organe, wenn es bestimmt
würde nach Entfernung der Luft aus den Körperhöhlen, was immerhin einige nicht unbeträchtliche Schwierigkeiten bietet.

Viel weniger als das Körpervolum kann die Körperlänge zum
Vergleiche mit der Grösse der einzelnen Organe dienen. Ich sehe
dabei vollständig ab von dem Irrthum, den Beneke beging, indem
er die Volumina der Organe in Vergleich brachte mit der linearen
Grösse der Körperlänge. Geometrisch ähnliche Körper verhalten sich
wie die dritten Potenzen homologer Durchmesser und nicht wie die
Durchmesser selbst. Die geometrische Aehnlichkeit des menschlichen
Körpers in verschiedenen Altersstufen, welche die Vorbedingung einer
solchen Vergleichung wäre, besteht aber nicht. Ein Individuum,
welches die Körperlänge eines Erwachsenen und die Körperform
eine Neugeborenen besässe, würde eine ganz ungeheuerliche Masse
repräsentiren. Um sich davon eine Vorstellung zu machen, genügen
einfache, kurze Betrachtungen, denen ich die von Quetelet[1]) gegebenen Zahlen zu Grunde legen will.

Es beträgt:

	Körperlänge	Körpergewicht
bei männlichen Neugeborenen	500 Mm.	3,1 Kilo,
bei Männern von 30 Jahren .	1686 „	66,1 „

Wenn man nach den soeben genannten Untersuchungen von
E. Hermann das specifische Gewicht des Gesammtkörpers bei Neugeborenen auf 0,90 und bei 30jährigen auf 0,93 veranschlägt, so
ergibt sich das Körpervolum

bei männlichen Neugeborenen gleich	3,44 Liter,
bei Männern von 30 Jahren „	71,08 „

Die Körperlänge nimmt also in den ersten 30 Lebensjahren um das
$\frac{1686}{500} = 3{,}37$fache zu; das Körpervolum dagegen um das $\frac{71{,}08}{3{,}44}$
$= 20{,}66$fache. Wenn aber die geometrische Aehnlichkeit in den
verschiedenen Lebensjahren bestehen würde, müsste diese Wachsthumszunahme des Körpervolums gleich sein der dritten Potenz der
Wachsthumszunahme der Körperlänge. Die dritte Potenz von 3,37
ist aber gleich 38,27, also beinahe doppelt so gross als die wirklich
beobachtete Wachsthumszunahme[2]) des Körpervolums.

Damit ist, wie es scheint, bewiesen, dass eine geometrische Aehnlichkeit des menschlichen Körpers in den verschiedenen Lebensjahren

---

1) Quetelet, Anthropometrie.
2) Vgl. auch eine ähnliche Betrachtung bei Quetelet, Anthropometrie
S. 344 und ebenso die Ausführungen und Tabellen von Vierordt, Physiologie
des Kindesalters S. 86.

nicht zur Grundlage einer Untersuchung genommen werden kann. Und doch ist die Körperlänge ein unschätzbarer Massstab bei der Beurtheilung der Grösse und des Gewichtes des menschlichen Körpers und seiner Organe, und zwar um so mehr, als sie nur in seltenen Fällen durch Krankheitsprocesse in erheblichem Masse verändert wird. Sie gewinnt deshalb vor Allem für den pathologischen Anatomen grosse Bedeutung, jedoch für verschiedene Fragen in verschiedenem Grade. Man ist ohne Zweifel vollständig berechtigt, im Allgemeinen die Verhältnisse der Durchmesser oder Umfänge oder sonstiger linearer Masse der Organe zu der Körperlänge als relative Masse zu untersuchen. Nur wird man keine weitgehenden Schlüsse ziehen dürfen, wenn diese relativen Masse und ihre Norm im Laufe des Lebens mehr oder weniger auffällige Aenderungen erleiden. Eben deshalb, weil der menschliche Körper sich im Laufe des Lebens nicht geometrisch ähnlich bleibt, sind solche, durch das Lebensalter bedingte Aenderungen der relativen Masse im Allgemeinen zu erwarten. Die Erörterung ihrer Bedeutung in physiologischer wie in pathologischer Beziehung bedarf daher auch viel weitergehender Erfahrungen. Sowie es sich jedoch darum handelt, die Körperlänge in Beziehung zu bringen mit Flächenmassen, oder mit körperlichen Grössen wie Volum und Gewicht, müssen ganz andere Auffassungen Platz greifen. Diese finden sich in den späteren Theilen dieses Kapitels an einem Beispiele, an dem Körpergewicht des Fötus in seiner Abhängigkeit von der Körperlänge ausführlicher besprochen, so dass hier auf jene spätere Stelle verwiesen werden kann. Es gewinnt dabei die Körperlänge für viele Untersuchungen grössere Bedeutung und deshalb glaubte ich ihre Aufnahme in das allgemeine Formular der Tabellen in Anregung bringen zu sollen.

Zur Wägung der Leichen benützte ich eine grosse, speciell zu diesem Zwecke erbaute Decimalwage.[1]) Dieselbe hat im Ganzen Form und Grösse eines Sectionstisches, und gibt mit aller Sicherheit bei voller Belastung noch Differenzen im Gewichte von 30 Gramm. Die Leiche wird auf einem mit Rädern versehenen Tische von dem Leichenaufzuge an die Wage gefahren, gewogen und endlich mit Hülfe des gleichen Rädertisches auf den Sectionstisch verbracht. Construction und Ausführung der Wage haben sich nach mehrjährigem Gebrauche bewährt, so dass dieselbe empfohlen werden kann. Die gegebene Genauigkeit der Wägungsresultate ist aber offenbar voll-

---

[1]) Nach meinen Angaben gebaut von C. Haushahn, Maschinen- und Wagenwerkstätte in Stuttgart.

ständig hinreichend, da so kleine Fehler, wie aus dem sechsten Kapitel des ersten Theiles hervorgeht, nicht einmal die Bestimmung des wahrscheinlichen Werthes der individuellen Abweichungen bei neugeborenen Kindern in merklicher Weise beeinträchtigen.

Auf der Tischplatte der Leichenwage ist behufs Messung der Körperlänge ein in ganze und halbe Centimeter getheilter Massstab eingelassen. Die Ablesung geschieht in der Weise, dass vom Scheitel und der Fusssohlenfläche der Leiche mit Hülfe eines rechtwinkligen Dreieckes senkrechte Linien gefällt werden auf die Ebene der Theilung. Oeftere und sorgfältige Wiederholung solcher Messungen an einer und derselben Leiche ergibt, dass die einzelnen Messungen zuweilen um mehrere Centimeter differiren, vorausgesetzt, dass man von einer Messung zur nächsten die Lage der Leiche ändert und wieder herzustellen sucht. Der Fehler ist wesentlich begründet in der Körperlage der Leiche und in der Beeinflussung der letzteren durch die mehr oder weniger leichenstarre Muskulatur. Im Allgemeinen ist während der Starre zu befürchten, dass die Messung zu kleine Werthe ergebe, nach Lösung der Starre dagegen sind zu grosse Werthe zu erwarten, weil dann die physiologischen Krümmungen der Wirbelsäule etwas abgeflacht werden bei der horizontalen Lage der Leiche. Der unregelmässige Charakter des Fehlers macht es somit wahrscheinlich, dass man im Stande sein wird, aus einer grösseren Anzahl von Messungen der Körperlänge gleichalteriger Leichen einen Annäherungswerth für die Norm zu finden. Die Grösse der Fehler aber lässt erwarten, dass der sich dabei ergebende wahrscheinliche Werth der individuellen Abweichungen um ein Geringes zu gross ausfallen werde. Jedenfalls aber dürfen die Resultate der Körperlängenmessungen an Leichen keinen Anspruch auf grosse Genauigkeit erheben.

Meine Untersuchungen über die Körperlänge nahmen ihren Ausgangspunkt von einer Reihe von eigenen Messungen am Lebenden. Dieselben beziehen sich ausschliesslich auf die Körperlänge von Knaben und jungen Männern zwischen dem 7. und 22. Lebensjahre. Die Körperlängen der 20- und 21jährigen Manner verdanke ich der schätzenswerthen Liberalität des Commandeurs des Landwehrbezirkes Heidelberg, des Herrn Oberst von Horn, welcher dieselben gelegentlich mit grösster Sorgfalt messen liess. Die übrigen Messungen führte ich selbst aus an den Schülern der oberen Klassen des Gymnasium und der höheren Bürgerschule, sowie der sämmtlichen Klassen der städtischen Volksschule in Heidelberg. Letztere enthält vorzugsweise, wenn auch nicht ausschliesslich, Kinder der Handwerkerbevölkerung der Stadt. Ich bin für die gütige Gestattung der Messungen den Vorständen dieser Schulen zu grossem Danke verpflichtet.

Zu den Messungen an 20 und 21jährigen Männern diente ein sehr sorgfältig gearbeitetes eisernes Körperlängenmass, welches in ganze und halbe Centimeter getheilt war. Dasselbe stimmte so genau mit dem Normalmassstabe überein, dass die übrig bleibenden Fehler gänzlich vernachlässigt werden konnten; sie ergaben sich kleiner als ein Zehntel Millimeter. Die Messungen, welche ich selbst vornahm, geschahen mit einem in Millimeter getheilten messingenen Körperlängenmasse, dessen Fehler 0,3 Mm. nicht überstiegen und später bei allen Einzelmessungen corrigirt wurden. Grosses Gewicht legte ich auf eine richtige Körperhaltung. Diese kann aber nicht erreicht werden, wenn das zu messende Individuum genöthigt ist, sich fest anzulehnen an den Massstab. Ich befestigte daher an dem Fusspunkt des letzteren ein Metallstück, welches der Ferse einen Abstand von einigen Centimetern von dem Massstabe ertheilte und damit dem zu messenden Individuum eine völlig freie Körperhaltung ermöglichte. Vor den Messungen wurde der Massstab mit Hülfe eines Senkbleies möglichst sorgfältig senkrecht gestellt. Zu diesem Behufe ruhte die Bodenplatte des Instrumentes auf drei ganz niedrigen Füssen, welche mit dünnen Holzplättchen unterlegt werden konnten, bis der Massstab dem Senklothe parallel stand. Die Ablesung des Massstabes erfolgte nicht mit Hülfe des gewöhnlich hierzu gebrauchten Schiebers, der leicht den Kopf etwas niederdrückt, sondern durch ein aus freier Hand verschobenes rechtwinkliges Dreieck. Während ein Assistent die Beibehaltung der richtigen Körperhaltung controlirte, wurde jedes Individuum viermal hinter einander gemessen, so dass zwischen jeder Messung und der folgenden nur so viel Zeit lag, als nöthig war, um das Messungsresultat niederzuschreiben.

Die Ergebnisse von vier solchen auf einander folgenden Messungen des gleichen Individuum stimmten der Regel nach nicht mit einander überein. Wie zu erwarten stand, konnte die zuerst angenommene angestrengt gestreckte Stellung nicht lange genug eingehalten werden, die Muskulatur gab langsam etwas nach, so dass die letzte Messung durchschnittlich um 1—2 Millimeter kleiner ausfiel. In extremen Fällen erreichte diese Differenz 4—5 Millimeter. Da es in der Absicht lag, zwar eine völlig aufgerichtete Körperhaltung zu messen, aber nicht eine so stark gestreckte, wie sie nur vorübergehend während eines sehr kurzen Zeitmomentes beibehalten werden kann, benützte ich das arithmetische Mittel der vier Einzelmessungen, denen jedes Individuum unterzogen wurde, als Messungsergebniss. Es wurde auf Normalmass corrigirt und auf Millimeter abgerundet. Durch dieses Verfahren glaubte ich die Ungleichheiten der Körperhaltung bei den einzelnen Individuen möglichst zu vermindern. Eine häufigere Wiederholung solcher, aus je vier Einzelmessungen bestehender Bestimmungen der Körperlänge an ein und demselben Individuum zeigt, dass man dabei in der Hälfte der Fälle Fehler von weniger als 2 Mm. und nur sehr selten grössere Fehler als 4 Mm. begeht. Unbedingt nothwendig ist zwar eine solche Genauigkeit nicht, allein die angegebene Methode verdient bei Kindern schon deshalb den Vorzug, weil sie Willkürlichkeiten, welche sich einzelne Individuen zu Schulden kommen lassen, sofort anzeigt.

Die auf diesem Wege gewonnenen Körperlängen wurden verwendet, um nach den im dritten Kapitel des ersten Theiles besprochenen Methoden für jedes Lebensjahr den Werth der Norm und den wahrscheinlichen Werth der individuellen Abweichungen zu berechnen. Die gesammten Resultate finden sich zusammengestellt in der folgenden Tabelle VIII.

Tabelle VIII.

Körperlänge der männlichen Bevölkerung Heidelbergs
ohne Fussbekleidung.

Alter Jahre	Arithmetisches Mittel des Alters der gemessenen Individnen Jahre	N = Norm Mm.	W = wahrscheinlicher Werth der individuellen Abweichungen		F = wahrscheinl. Fehler der Bestimmung von N Mm.	P = wahrscheinl. Fehler der Bestimmung von W Mm.	Zahl der gemessenen Individuen
			uncorrigirt Mm.	corrigirt Mm.			
6,5— 7,5	7,0	1106	35,8	34,1	3,5	1,67	104
7,5— 8,5	7,9	1170	32,6	30,8	3,1	1,50	107
8,5— 9,5	9,0	1218	36,1	35,2	5,6	2,69	41
9,5—10,5	9,9	1246	33,0	32,7	3,7	1,77	79
10,5—11,5	10,9	1289	40,7	40,0	6,7	3,19	37
11,5—12,5	12,0	1341	50,8	50,0	8,1	3,88	39
12,5—13,5	13,0	1389	43,4	42,6	4,3	.2,05	102
13,5—14,5	13,9	1433	51,1	50,6	5,0	2,38	105
14,5—15,5	15,1	1597	51,6	51,2	9,9	4,73	27
15,5—16,5	16,1	1633	52,4	52,1	8,6	4,11	37
16,5—17,5	. 17,0	1660	37,1	36,8	7,0	3,34	28
17,5—18,5	17,9	1666	27,3	27,3	6,6	3,16	17
18,5—19,5	19,0	1675	37,8	37,8	12,6	6,02	9
20—21	—	1647	37,6	37,6	3,8	1,80	100
21—22	—	1653	39,0	39,0	3,9	1,86	100

NB. Die corrigirten Werthe von W sind solche, an welchen die im Kapitel VI des ersten Theiles erwähnte Wachsthumscorrectur angebracht wurde. Da jedoch

$\dfrac{8}{8-1}$ nahezu gleich der Einheit ist, wurde die dort gegebene Formel vereinfacht, indem gesetzt wurde

$$W_1 = \sqrt{W^2 - \mu^2 \chi^2}.$$

Bei der Prüfung dieser Tabelle fällt zunächst auf, dass die
Wachsthumszunahme der Norm zwischen dem 14. und dem 15. Lebensjahre unverhältnissmässig gross erscheint, während zwischen dem
19. und 20. Lebensjahre die Norm wieder um 28 Mm. abnimmt. Es
ist diese Erscheinung offenbar dem Umstande zuzuschreiben, dass
die Messungen des 15. bis 19. Lebensjahres von Repräsentanten der
besser situirten Bevölkerungsklassen, von Schülern der höheren Bürgerschule und des Gymnasium herrühren, während die übrigen Individuen vorzugsweise dem Handwerkerstande zugehören. Die Statistik
hat diesen Unterschied der Körpergrösse verschiedener Bevölkerungsklassen bereits seit langer Zeit aufgefunden[1]), so dass an dieser Stelle
kein grösseres Gewicht auf denselben gelegt werden soll. Er kehrt
wieder in den alsbald mitzutheilenden Beobachtungen von Roberts.
Für die Heidelberger Bevölkerung würde derselbe zwischen dem
15. und 19. Lebensjahre nahezu 30 Mm. betragen. Im Uebrigen
stimmen die gewonnenen Werthe von N in den früheren Lebensjahren ziemlich genau mit den Mittelzahlen von Quetelet[2]) überein,
während späterhin eine bedeutendere Differenz hervortritt. Die
Schüler des Gymnasium und der höheren Bürgerschule in Heidelberg
erscheinen beträchtlich grösser als die entsprechenden von Quetelet
in Brüssel gemessenen jungen Leute, während die Handwerkerbevölkerung in Heidelberg bereits vom 10. Jahre ab an Grösse hinter
der Brüsseler Handwerkerbevölkerung zurückbleibt. Diese Verschiedenheiten erklären sich offenbar zum Theile dadurch, dass die Messungen an beiden Orten an Bevölkerungsklassen vorgenommen wurden,
die nicht genau vergleichbar sind, zum Theile sind sie wohl auf
nationale Verschiedenheiten zurückzuführen.

Grösseres Interesse bieten die gefundenen wahrscheinlichen
Werthe W der individuellen Abweichungen. Diese nehmen vom
7. bis zum 16. Lebensjahre allmählich zu, um von da ab ziemlich
rasch wieder kleiner zu werden, so dass sie im 21. und 22. Lebensjahre nur wenig grösser sind als im 7. Die Vergleichung der wahrscheinlichen Fehler P, denen die Einzelbestimmungen unterworfen

---

1) Quetelet, Physique sociale Bd. II, S. 17. Vgl. auch Kotelmann,
Die Körperverhältnisse der Gelehrtenschüler des Johanneum in Hamburg. Zeitschrift des kgl. preussischen statistischen Bureaus. Jahrgang 1879.
2) Quetelet, Anthropometrie, Anhang.

sind, zeigt, dass diese Aenderung von W die Grenzen der Bestimmungsfehler weit überschreitet. Die Ursachen aber, welche die Aenderungen der Grösse W zur Folge haben, entziehen sich vorläufig einer genaueren Prüfung. Nur die Thatsache, dass W im 14. bis 16. Lebensjahre grösser ist als in früheren und späteren Zeiten, kann vermuthlich zurückgeführt werden auf grössere Ungleichheiten des Wachsthumes, welche man um diese Zeit bei den einzelnen Knaben beobachtet. Es pflegt nämlich bei den verschiedenen Einzelindividuen zu verschiedenen Zeiten zwischen dem 13. und 16. Lebensjahre eine Periode sehr raschen Wachsthumes einzutreten, welche offenbar mit der Pubertätsentwickelung in Beziehung steht. Die Ungleichzeitigkeit des Eintretens dieser Erscheinung muss nothwendiger Weise den Werth von W grösser werden lassen; wie es auch die Beobachtung ergeben hat. Zugleich erkennt man die grosse Bedeutung, welche der continuirlichen Verfolgung der Wachsthumsvorgänge bei den einzelnen Individuen zukommt, und wie wichtig und interessant es wäre, Beobachtungsreihen zu besitzen, welche gestatten würden, das Wachsthum zahlreicher Einzelindividuen mit den Aenderungen der Grössen N und W zu vergleichen.

Zur genaueren Beurtheilung des Werthes und der Bedeutung der Tabelle VIII erscheint es noch wünschenswerth, die Häufigkeit des Vorkommens der individuellen Abweichungen zu untersuchen. Hierzu dient die Tabelle IX. In derselben sind für die verschiedenen Lebensjahre die entsprechenden Werthe von N und W der Tabelle VIII in Anrechnung gebracht worden, so dass N und W für jedes Lebensalter eine verschiedene Grösse bedeutet. Die beobachteten individuellen Abweichungen wurden in Vielfachen dieser Werthe W ausgedrückt und in die Tabelle IX eingereiht. Die erste Hälfte der Tabelle (s. S. 108) ergibt die beobachtete Häufigkeit des Vorkommens der Abweichungen, während die zweite Hälfte (s. S. 109) die Häufigkeit anzeigt, mit welcher die letzteren, unter Voraussetzung der gegebenen Anzahl von Beobachtungen, auf Grund der in Tabelle V enthaltenen Theorie zu erwarten wären. Entsprechend den Erörterungen des sechsten Kapitels des ersten Theiles mussten bei dieser Zusammenstellung die uncorrigirten Werthe von W Verwendung finden.

Die Vergleichung der beiden Hälften dieser Tabelle ergibt eine befriedigende Uebereinstimmung zwischen Theorie und Erfahrung. Es gestattet aber die Einrichtung der Tabelle die Zahl der beobachteten, in Vielfachen von W ausgedrückten individuellen Abweichungen zu summiren und auf diesem Wege alle 932 Beobachtungen

T

Individuelle Abweichungen von der Norm der Körperlänge, ausgedrü

Die Beobachtung ergab:

Annäherndes Alter in Jahren	Anzahl der individuellen Abweichungen									
	Zwischen −5 W und −4 W	Zwischen −4 W und −3 W	Zwischen −3 W und −2 W	Zwischen −2 W und −1 W	Zwischen −1 W und 0	Zwischen 0 und +1 W	Zwischen +1 W und +2 W	Zwischen +2 W und +3 W	Zwischen +3 W und +4 W	Zwischen +4 W und +5 W
7	3	1	3	16	25	31	18	6	1	0
8	0	2	5	23	26	22	18	9	1	1
9	0	0	2	12	8	9	7	2	1	0
10	0	1	5	16	19	19	10	7	2	0
11	0	1	2	4	12	11	4	2	1	0
12	0	1	1	9	11	6	5	5	1	0
13	0	1	7	20	19	29	13	11	2	0
14	0	2	4	25	24	22	19	7	1	1
15	1	0	1	5	6	8	4	2	0	0
16	1	0	2	6	9	11	5	3	0	0
17	0	1	1	7	4	9	4	1	1	0
18	0	1	1	1	4	5	5	0	0	0
19	0	0	1	0	4	2	1	1	0	0
20½	0	3	7	10	29	27	13	7	4	0
21½	0	1	5	20	24	22	21	7	0	0
Summa	5	15	47	174	224	233	147	70	15	2

Anmerkung. Die Grösse der für die verschiedenen Lebens

zusammenzufassen. Auch in diesem Falle muss die Häufigkeit des Vorkommens der in Vielfachen des Werthes W ausgedrückten Abweichungen mit der Theorie übereinstimmen. Dabei ergibt sich:

Grösse der individuellen Abweichungen	Zahl der individuellen Abweichungen	
	Beobachtung	Theorie
− 5 W bis − 4 W	5	3
− 4 W „ − 3 W	15	17
− 3 W „ − 2 W	47	62
− 2 W „ − W	174	151
− W „ ± 0	224	233
± 0 „ + W	233	233
+ W „ + 2 W	147	151
+ 2 W „ + 3 W	70	62
+ 3 W „ + 4 W	15	17
+ 4 W „ + 5 W	2	3
Summa	932	932

Die Uebereinstimmung ist keine sehr vollkommene; es hat dies aber offenbar seinen Grund darin, dass die weniger zuverlässigen

en des wahrscheinlichen Werthes W der individuellen Abweichungen.

Die Theorie verlangt
(unter Voraussetzung der vorhandenen und in der letzten Spalte angegebenen
Anzahl von Einzelbeobachtungen, nach Tabelle V, in abgerundeten Zahlen):

es	Anzahl der individuellen Abweichungen										Summe der Einzelbeobachtungen
	Zwischen −5W und −4W	Zwischen −4W und −3W	Zwischen −3W und −2W	Zwischen −2W und −1W	Zwischen −1W und 0	Zwischen 0 und +1W	Zwischen +1W und +2W	Zwischen +2W und +3W	Zwischen +3W und +4W	Zwischen +4W und +5W	
0	2	6	17	27	27	17	6	2	0	104
0	2	7	17	27	27	17	7	2	1	107
0	0	3	7	10	10	7	3,	1	0	41
0	1	6	13	20	20	13	5	1	0	79
0	1	2	6	9	9	6	3	1	0	37
0	1	2	7	10	10	6	2	1	0	39
0	2	7	16	26	26	16	7	2	0	102
0	2	7	17	27	26	17	7	2	0	105
0	1	2	4	7	7	4	2	0	0	27
0	1	2	6	9	10	6	3	0	0	37
0	0	2	5	7	7	4	2	1	0	28
0	0	1	3	4	5	3	1	0	0	17
0	0	1	1	3	2	1	1	0	0	9
0	2	7	16	25	25	16	7	2	0	100
0	·2	7	16	25	25	16	7	2	0	100
										932

sichtigenden Werthe von W findet sich in Tabelle VIII.

kleineren Beobachtungsreihen bei dieser Zusammenstellung die gleiche
Berücksichtigung fanden wie die grösseren und zuverlässigeren. Trotz
dieses Umstandes wird man doch aus dem gewonnenen Resultate
schliessen dürfen, dass die vorausgesetzte Theorie der individuellen
Abweichungen mit den thatsächlichen Verhältnissen in Uebereinstimmung steht.

Liharžik hat in einigen Arbeiten[1]) den Versuch gemacht, die
Wachsthumsverhältnisse der linearen Dimensionen des menschlichen
Körpers einer genaueren Prüfung zu unterziehen. Da er jedoch seine
Einzelbeobachtungen nicht ausführlich veröffentlichte, war man nicht
im Stande, eine objective Beurtheilung seiner Schlussfolgerungen vorzunehmen, welche sich vorzugsweise stützten auf die mehrjährige
Beobachtung einer grossen Anzahl von Einzelindividuen. Es kann

1) F. Liharžik, Das Gesetz des menschlichen Wachsthumes. Wien 1858.
— Derselbe, Der Bau und das Wachsthum des Menschen. Sitzungsberichte
der Wien. Akademie, math.-naturw. Classe. Abth. II. Bd. 44. 1861. — Derselbe,
Das Gesetz des Wachsthumes des Menschen. Fol. Wien 1862.

nun keinem Zweifel unterliegen, dass auf Grund der Resultate der
hier verwendeten generalisirenden Methode keine genauen Schlüsse
gemacht werden können auf das Wachsthum der einzelnen Individuen.
Umgekehrt aber kann man aus den Resultaten der individualisirenden Methode sichere Schlüsse machen auf den Werth der Norm und
den wahrscheinlichen Werth der individuellen Abweichungen. Auf
diesem Wege können die Resultate von Liharžik einer Vergleichung
unterzogen werden.

Liharžik geht von der Annahme aus, „dass die Kopfumfänge
proportional der Kopfgrösse bei der Geburt wachsen".[1] Aus den
von Liharžik gegebenen und aus dieser Annahme abgeleiteten
Gleichungen lässt sich folgern, dass der wahrscheinliche Werth W
der individuellen Abweichungen in allen Lebensjahren proportional
sein muss dem Werthe der Norm.

Liharžik findet:
$$Y - y = Y_0 - y_0,$$
wobei
$$y_0 = \log k_0,$$
$$y = \log k$$
und
$$Y_0 = \log K_0,$$
$$Y = \log K.$$

$k_0 =$ Kopfumfang des ersten Individuum zur Zeit der Geburt,
$k =$ Kopfumfang des ersten Individuum in dem Alter t,
$K_0 =$ Kopfumfang eines zweiten Individuum zur Zeit der Geburt, und
$K =$ Kopfumfang des zweiten Individuum in dem Alter t.

Die vorangestellte Gleichung lautet deshalb:
$$\log K - \log k = \log K_0 - \log k_0,$$
woraus folgt
$$\frac{K}{k} = \frac{K_0}{k_0} \quad \cdots \cdots \cdots \quad (I)$$

Nimmt man nun als erstes Individuum ein solches, welches zur Zeit der
Geburt die Norm des Kopfumfanges besitzt, so wird dieses nach Liharžik's Hypothese in allen Lebensaltern die Norm des Kopfumfanges beibehalten[2], oder
$$k = N,$$
$$k_0 = N_0.$$

Ferner kann man als zweites Individuum ein solches wählen, für welches
der Kopfumfang zur Zeit der Geburt um den wahrscheinlichen Werth
der individuellen Abweichung grösser ist als die Norm
$$K_0 = N_0 + W_0,$$
so wird auch dieses Individuum zu allen Lebensperioden — nach
Liharžik's Annahme — die individuelle Abweichung $+$ W darbieten,
wobei allerdings W in den verschiedenen Lebensjahren verschiedene
Werthe annimmt. Es wird demnach
$$K = N + W$$

---

1) Das Gesetz des Wachsthums. S. 6.
2) Vgl. Diagramm 1 von Liharžik l. c.

und die Gleichung (I) geht über in

$$\frac{N+W}{N} = \frac{N_0 + W_0}{N_0},$$

woraus folgt

$$N_0 W = N W_0$$

oder

$$\frac{N_0}{W_0} = \frac{N}{W}.$$

Liharžik's Hypothese führt also zu dem Schlusse: *Der wahrscheinliche Werth der individuellen Abweichungen ist in allen Lebensjahren proportional dem Werthe der Norm.* Eine Umkehrung dieser ganzen Deduction ist unzulässig.

Dieses Ergebniss steht mit den von Liharžik ausführlich mitgetheilten Messungen des Kopfumfanges nicht gut in Uebereinstimmung. In dem letztgenannten Werke S. 2 gibt er die Kopfumfänge von 52 neugeborenen Knaben, 100 Grenadieren und 100 Invaliden aus Wien. Die Beobachtungen fügen sich in der Zusammenstellung des genannten Schriftstellers nach der Häufigkeit des Eintreffens der einzelnen Messungsresultate nur unvollkommen den Anforderungen der Theorie der individuellen Abweichungen. Worin dies begründet sei, lässt sich nicht gut feststellen, doch zeigt die Gruppirung der Beobachtungen nach ganzen Vielfachen des wahrscheinlichen Werthes der individuellen Abweichungen die Uebereinstimmung in viel vollkommenerer Weise. Die Berechnung nach der Methode der kleinsten Quadrate erscheint daher gerechtfertigt. Sie ergibt
für die neugeborenen Knaben:

$$N_0 = 34,8 \quad \text{Centimeter,}$$
$$W_0 = 0,8549 \quad \text{„}$$
$$F_0 = 0,1185 \quad \text{„}$$
$$P_0 = 0,05654 \quad \text{„}$$

für die Grenadiere:

$$N_1 = 56,605 \quad \text{Centimeter,}$$
$$W_1 = 0,9385 \quad \text{„}$$
$$F_1 = 0,09385 \quad \text{„}$$
$$P_1 = 0,04476 \quad \text{„}$$

für die Invaliden:

$$N_2 = 56,51 \quad \text{Centimeter,}$$
$$W_2 = 1,245 \quad \text{„}$$
$$F_2 = 0,1245 \quad \text{„}$$
$$P_2 = 0,05934 \quad \text{„}$$

Daraus folgt:

für neugeborene Knaben $\dfrac{N_0}{W_0} = 40,70,$

für die Grenadiere . . $\dfrac{N_1}{W_1} = 60,32,$

für die Invaliden . . . $\dfrac{N_2}{W_2} = 45,40.$

Die drei letztgenannten Werthe müssten nach Liharžik's Hypothese gleich gross sein. Berücksichtigt man die Fehler, welche den Bestimmungen des wahrscheinlichen Werthes der individuellen Abweichungen anhängen, so gelingt es allerdings, die drei Grössen gleich zu machen:

$$\frac{N_0}{W_0 - 2,741\,P_0} = 49,72,$$

$$\frac{N_1}{W_1 + 4,468\,P_1} = 49,72,$$

$$\frac{N_2}{W_2 - 1,827\,P_2} = 49,72.$$

Somit ist man nicht im Stande, aus den Beobachtungen von Liharžik die von ihm aufgestellte Hypothese zu widerlegen, allein man erkennt sofort, dass es ebensowenig möglich ist, dieselbe auf Grund der gleichen Messungen mit hinreichender Sicherheit zu beweisen. Unter diesen Verhältnissen erscheint die von Liharžik aufgestellte Hypothese: „die Kopfumfänge wachsen proportional der Kopfgrösse bei der Geburt" und ihre nothwendige Consequenz: der wahrscheinliche Werth der individuellen Abweichungen ist in allen Lebensjahren proportional dem Werthe der Norm, nur als eine sehr ungenaue Annäherung an die wirklichen Verhältnisse.

Liharžik hat die soeben besprochene Hypothese seinen gesammten Untersuchungen über die Dimensionen des menschlichen Körpers vorangestellt, und sie zum Ausgangspunkte seiner Betrachtungen genommen. Er benützte sie auch, wie leicht nachweisbar ist, bei der Ausrechnung seiner Tafel III und IV, welche die Wachsthumszunahme der Körperlänge für das männliche und weibliche Geschlecht enthalten. Die von mir in Tabelle VIII niedergelegten Beobachtungen beweisen aber ohne Weiteres, dass die Hypothese von Liharžik für die Körperlänge nicht zutrifft. Denn der wahrscheinliche Werth der individuellen Abweichungen ist in den verschiedenen Lebensaltern nicht proportional dem Werthe der Norm. Liharžik's Hypothese hat deshalb die grosse Bedeutung eines ersten Versuches, die individuellen Verschiedenheiten in den verschiedenen Lebensjahren in Vergleich zu bringen, die erweiterte Erfahrung hat jedoch gezeigt, dass dieser erste Versuch nicht sofort zu dem richtigen Resultate führte. Eine weitere und umfassendere Bestätigung erhalten diese Behauptungen durch die folgenden Tabellen X, XI und XII, welche ich aus fremden Beobachtungen ausgerechnet habe. Letztere sind niedergelegt in dem Werke von Roberts.[1]) In diesem finden

---

1) Charles Roberts, A Manual of Anthropometry. London 1878.

sich auf Tabelle I und VI die Körperlängen von Knaben und Männern der bevorzugten Klassen der englischen Bevölkerung und ebensolche von Vertretern des Handwerkerstandes. Endlich enthält die von Roberts gegebene Tabelle X die Körperlängen von Mädchen der Stadt und der Vorstädte von Boston (Nordamerika), welche entlehnt sind aus einer grösseren Arbeit von H. P. Bowditch.[1]

Betrachtet man diese drei Tabellen in dem Werke von Roberts, so scheinen auf den ersten Blick die Beobachtungen nicht in Uebereinstimmung zu stehen mit der Theorie der individuellen Abweichungen. In vielen Lebensaltern kommen z. B. die extremen Grössen 10 bis 44 mal vor. Die Ursache liegt in der von Roberts vorgeschlagenen, und meiner Ueberzeugung nach unzulässigen Umrechnung der Häufigkeitszahlen der beobachteten Werthe auf die Zahl von 1000 Einzelbeobachtungen. Kleinere Beobachtungsreihen fördern nur geringere individuelle Abweichungen zu Tage als grössere; die Ausmultiplication einer kleinen Beobachtungsreihe auf 1000 Fälle ist daher unrichtig, weil die bei 1000 Beobachtungen sich einstellenden grösseren individuellen Abweichungen alsdann in den Tabellen fehlen, während die kleineren Abweichungen entsprechend zu häufig erscheinen. Reducirt man die von Roberts gegebenen Häufigkeitszahlen auf die von ihm angegebene Zahl von Beobachtungen, so tritt die Uebereinstimmung auch dieser Beobachtungen mit der Theorie der individuellen Abweichungen hervor. Kleine noch übrig bleibende Asymmetrieen in den Häufigkeitszahlen erklären sich endlich aus der asymmetrischen Lage der Norm zu den Theilungen des Massstabes, nach denen die Beobachtungen geordnet wurden. Zur Aufsuchung der Werthe von N, W, F und P musste diese Reduction der Häufigkeitszahlen auf die wirkliche Zahl der Beobachtungen vor jeder weiteren Rechnung vorgenommen werden. Sie konnte mit grosser Sicherheit ausgeführt werden. Alsdann wurden die genannten vier Grössen in englischen Zoll, der bei der Beobachtung verwendeten Masseinheit, berechnet und die gefundenen Werthe zuletzt in Millimeter umgesetzt. Die Ergebnisse dieser Berechnung sind in den folgenden Tabellen X, XI und XII enthalten. Bei Ausführung der Correctur der Tabellirungs- und Wachsthumsfehler der Grössen W wurden die im sechsten Kapitel des ersten Theiles gegebenen Formeln vereinfacht und in eine vereinigt. Wenn s gross ist, kann $\frac{s}{s-1}$ gleich der Einheit gesetzt werden und es folgt:

---

[1] H. P. Bowditch, Growth of Children. Eighth Annual Report State Board of Health of Massachusetts. Boston, U. S. A. 1877.

$$W_1 = \sqrt{W^2 - \mu^2 \varphi^2 - \mu^2 \chi^2}.$$

In dieser Form [1]) ist die angeregte Correctur mit verhältnissmässig geringen Umständlichkeiten verknüpft. Von grosser Bedeutung ist dieselbe in diesem Falle nicht, allein da es sich um regelmässig wiederkehrende Fehler handelt, schien es doch angezeigt, dieselben aus dem Resultate zu entfernen.

Tabelle X.

Körperlänge von Knaben und Männern der Cadettenhäuser, Mittel- und Hochschulen Englands.

Alter am letzten Geburts- tage in Jahren	N = Norm Mm.	W = wahrscheinlicher Werth der individuellen Abweichungen		F = wahrschein- licher Fehler bei der Bestimmung von N Mm.	P = wahrschein- licher Fehler bei der Bestimmung von W Mm.	Zahl der Beob- achtungen
		uncorrigirt Mm.	corrigirt Mm.			
10	1356	31,3	30,3	3,6	1,74	74
11	1394	38,1	37,3	6,1	1,49	150
12	1446	43,4	42,3	2,8	1,31	248
13	1493	47,5	46,6	2,2	1,04	473
14	1552	56,4	55,4	2,6	1,23	478
15	1612	54,6	53,5	2,3	1,12	541
16	1686	48,8	47,0	1,9	0,89	686
17	1723	42,8	42,1	1,1	0,51	1602
18	1734	43,1	42,8	1,1	0,53	1522
19	1745	42,7	42,4	1,5	0,72	794
20	1756	41,5	41,2	2,1	1,00	391
21	1756	40,4	40,1	2,2	1,04	340
22	1750	41,3	—	2,9	1,38	205
23	1740	43,0	—	4,5	2,15	91
24	1751	35,7	—	5,3	2,54	45
25—30	1754	38,2	—	4,6	2,18	70

Tabelle XI.

Körperlänge von Knaben und Männern der Handwerkerbevölkerung grosser englischer Städte.

Alter am letzten Geburts- tage in Jahren	N = Norm Mm.	W = wahrscheinlicher Werth der individuellen Abweichungen		F = wahrschein- licher Fehler bei der Bestimmung von N Mm.	P = wahrschein- licher Fehler bei der Bestimmung von W Mm.	Zahl der Beob- achtungen
		uncorrigirt Mm.	corrigirt Mm.			
5	1045	29,7	28,1	2,2	1,07	175
6	1096	32,6	31,3	1,8	0,86	327
7	1143	32,9	31,6	1,2	0,56	781

1) Bezüglich der Bedeutung der Formel vgl. Theil I, Kap. VI. W_1 = corrigirter Werth des aus den Beobachtungen direct berechneten Werthes W. Ferner φ gleich ein Viertel des Tabellenintervalles und χ gleich ein Viertel der jährlichen Wachsthumszunahme der Norm.

Alter am letzten Geburtstage in Jahren	N = Norm Mm.	W = wahrscheinlicher Werth der individuellen Abweichungen		F = wahrscheinlicher Fehler bei der Bestimmung von N Mm.	P = wahrscheinlicher Fehler bei der Bestimmung von W Mm.	Zahl der Beobachtungen
		uncorrigirt Mm.	corrigirt Mm.			
8	1193	36,4	35,2	1,1	0,54	1036
9	1250	39,7	38,3	1,2	0,55	1182
10	1283	40,2	39,7	1,2	0,57	1119
11	1308	42,6	42,0	1,3	0,62	1080
12	1346	42,9	41,6	1,7	0,82	620
13	1420	43,0	41,6	1,4	0,65	991
14	1467	44,8	43,5	0,9	0,45	2247
15	1538	52,7	51,4	1,9	0,92	745
16	1598	48,7	47,8	1,5	0,73	1018
17	1636	40,4	40,0	1,9	0,90	453
18	1663	41,0	40,6	3,3	1,58	153
19	1676	39,4	39,1	4,0	1,91	97
20	1684	36,8	36,5	4,4	2,12	69
22	1691	33,9	33,6	3,6	1,70	91
23—50	1692	38,6	38,4	2,3	1,08	291

Tabelle XII.

Körperlänge von Mädchen der Stadt und der Vorstädte von Boston (Nordamerika).

Alter am letzten Geburtstage in Jahren	N = Norm Mm.	W = wahrscheinlicher Werth der individuellen Abweichungen		F = wahrscheinlicher Fehler bei der Bestimmung von N Mm.	P = wahrscheinlicher Fehler bei der Bestimmung von W Mm.	Zahl der Beobachtungen
		uncorrigirt Mm.	corrigirt Mm.			
5	1046	31,9	30,2	1,30	0,62	605
6	1101	33,1	31,6	1,06	0,50	987
7	1155	34,2	33,0	0,99	0,47	1199
8	1208	38,2	37,3	1,06	0,51	1299
9	1254	39,3	38,2	1,16	0,55	1149
10	1303	41,5	40,4	1,26	0,60	1089
11	1356	45,6	44,3	1,49	0,71	936
12	1419	50,5	49,3	1,65	0,79	935
13	1477	49,0	48,0	1,70	0,81	830
14	1522	41,9	41,2	1,61	0,77	675
15	1552	39,2	38,8	1,83	0,87	459
16	1564	39,4	39,1	2,10	1,00	353
17	1572	39,6	39,4	2,60	1,24	233
18	1573	38,3	38,1	3,08	1,47	155

Die Norm der Körperlänge und der wahrscheinliche Werth ihrer individuellen Abweichungen ist in diesen drei Tabellen erheblich genauer bestimmt als in Tabelle VIII. Es findet dies seine Begründung in der viel grösseren Zahl der zu der Berechnung verwendeten Beobachtungen und ist ausgedrückt in den sehr kleinen Werthen, welche für die wahrscheinlichen Fehler F und P gefunden wurden.

8*

Nicht minder sprechen für diese grössere Genauigkeit der Resultate die sehr gleichmässigen Aenderungen, welche N und W in diesen Tabellen in den verschiedenen Lebensaltern erfahren. So können diese Resultate zunächst verwendet werden zur weiteren Bestätigung der Meinung, welche oben bezüglich eines Theiles der Untersuchungen von Liharžik ausgesprochen wurde; sie dienen aber auch zu einer genaueren Prüfung der übrigen von diesem Schriftsteller aufgestellten Gesetze des Wachsthums der Körperlänge.

Zur Formulirung der letzteren hat Liharžik eine besondere Zeiteintheilung gewählt. Er nimmt an, dass die Wachsthumsvorgänge mit dem vollendeten 25. Lebensjahre abgeschlossen sind, und theilt den Zeitraum von der Geburt bis zu dem vollendeten 25. Lebensjahre in 24 Epochen ungleicher Länge. Die erste Epoche bildet der erste Lebensmonat, jede folgende Epoche ist um einen Monat länger als die vorhergehende, die 24. und letzte Epoche dauert demnach 24 Monate. Diese Epochen werden alsdann in drei Abschnitte gruppirt. Der erste Abschnitt enthält 6 Epochen, der zweite Abschnitt 12 und der dritte wiederum 6 Epochen. Auf Grund dieser Zeiteintheilung kann der genannte Autor sein Wachsthumsgesetz dahin definiren, dass die Wachsthumszunahme der linearen Dimensionen des menschlichen Körpers für jede Epoche eines und desselben Abschnittes gleiche Grösse besitzt. Die Wachsthumszunahmen in den Epochen verschiedener Abschnitte sind aber ungleich; sie fallen in den Epochen des ersten Abschnittes am grössten aus, in den Epochen des zweiten Abschnittes etwas kleiner und endlich in den Epochen des dritten Abschnittes etwas kleiner oder grösser als in denjenigen des zweiten Abschnittes.

Es ist gewiss als ein grosses Verdienst Liharžik's anzusehen, dass er einen ernstlichen Versuch gemacht hat, das menschliche Leben in Epochen ungleicher, wachsender Grösse einzutheilen. Die graphische Darstellung der sehr lebhaften Wachsthumsvorgänge in den ersten Lebensperioden wird dadurch wesentlich erleichtert. Allein der Kern der Liharžik'schen Gesetze liegt in der Behauptung, dass in diesen verschiedenen Epochen die Wachsthumszunahme von Epoche zu Epoche constant bleibe und nur zwischen der 6. und 7. und zwischen der 18. und 19. Epoche eine sprungweise Aenderung erfahre. Diese sprungweise Aenderung macht sich auch noch in Gestalt einer Knickung der Wachsthumscurve geltend, wenn man Liharžik's Mittelzahlen bezogen auf die bürgerliche Zeiteintheilung graphisch zur Darstellung bringt. Allein diese Knickung ist sehr unbedeutend, so dass aus ihr dem Gesetze von Liharžik kein Vorwurf erwachsen dürfte, da es selbstverständlich nur eine annähernde, empirische Wiedergabe der realen Verhältnisse anstrebt. Macht man jedoch den Versuch, die Werthe der Norm aus Tabelle VIII, X, XI und XII nach Liharžik's Zeiteintheilung als Curven zu construiren, so ergeben sich in den verschiedenen Abschnitten keine geraden Linien, wie Liharžik's Gesetz verlangt und sein Diagramm II veranschaulicht. Auch unter Berücksichtigung des fünffachen Werthes der wahrscheinlichen Bestimmungsfehler F lassen sich die beobachteten Werthe nicht in gerade Linien vereinigen. Am leichtesten wäre dies noch durchführbar für den zweiten Abschnitt von Liharžik's Epochen, für den dritten Abschnitt erscheint es durchaus unmöglich, während für den ersten Abschnitt keine neuen Beobachtungen vorliegen.

Wenn somit eine reiche Menge neuer Erfahrungen Liharžik's Gesetz als weniger genau erscheinen lässt, so wird man den Untersuchungen von Liharžik ihren Werth nicht absprechen, da der einzelne Beobachter kaum im Stande ist, ein so grosses Beobachtungsmaterial zu schaffen, als zu einer genaueren Prüfung der einschlägigen Fragen nothwendig ist.

Geht man weiter zu einer Betrachtung des absoluten Werthes der Norm der Körperlänge in den verschiedenen Lebensjahren, so macht sich eine sehr erfreuliche Uebereinstimmung der Beobachtungsergebnisse geltend. Die aus den Untersuchungen von Quetelet, Bowditch, Roberts, Zwez, Kotelmann[1]) und mir sich ergebenden Werthe stehen sich alle sehr nahe und entsprechen auch den von Beneke[2]) an Leichen gefundenen Mittelzahlen. Nur die Mittelwerthe von Liharžik sind bedeutend grösser, sie differiren zwischen dem 4. und 12. Lebensjahre um 12—20 Centimeter von den oben genannten und nähern sich letzteren nur zur Zeit der Geburt und zur Zeit des vollendeten Wachsthumes mehr oder weniger genau. Sieht man von den Zahlen Liharžik's ab, so bleiben auch unter den Ergebnissen der übrigen Beobachter geringere Verschiedenheiten übrig. Diese mussten in Anbetracht der nationalen und socialen Verschiedenheiten mit Sicherheit erwartet werden, und deshalb mag es genügen, auf einige etwas wichtigere allgemeine Eigenschaften der Form der Wachsthumscurven hinzuweisen.

---

1) Zwez, Das Schulhaus und dessen innere Einrichtungen. Weimar 1870. Citirt nach den Angaben von Kotelmann, Die Körperverhältnisse der Gelehrtenschüler in Hamburg. Zeitschr. d. k. preuss. statistischen Bureau, Jahrgang 1879.
2) F. W. Beneke, Die anatomischen Grundlagen der Constitutionsanomalieen des Menschen. Marburg 1878.

In der Zeit zwischen dem 14. und dem 17. Lebensjahre zeigen die auf einer grösseren Zahl von Beobachtungen beruhenden, und daher genaueren Wachsthumstabellen eine etwas raschere Zunahme der Körperlänge, ein schnelleres Wachsthum an als unmittelbar vorher und später. In Tabelle X (bevorzugte Gesellschaftsklassen Englands) trifft diese Erscheinung zwischen die beiden Lebensalter von $15^1/_2$ und $16^1/_2$ Jahren. Tabelle XI (englische Handwerker) ergibt ein rascheres Wachsthum zwischen $12^1/_2$ und $16^1/_2$ Jahren und endlich Tabelle XII (Amerikanerinnen) dasselbe für das 11., 12. und 13. Lebensjahr. Die starke Körperlängenzunahme auf Tabelle VIII zwischen 14jährigen und 15jährigen Knaben kann dagegen in dieser Beziehung nicht verwendet werden, weil hier die Beobachtung von einer Schichte der Gesellschaft auf die andere übergeht. Nicht minder auffallend ist die Erscheinung in den Tabellen von Zeising[1]) und in denen von Kotelmann, in welchen sie zwischen das 15. und 16. Lebensjahr fällt. Zur deutlicheren Veranschaulichung dieser Aenderungen der Wachsthumsgeschwindigkeit habe ich die jährliche Zunahme der Körperlänge aus Tabelle X, XI und XII berechnet und in Tabelle XIII zusammengestellt.

Tabelle XIII.

Jährliches Wachsthum der Norm der Körperlänge.

Alter Jahre	Nach Tabelle X für Knaben Mm.	Nach Tabelle XI für Knaben Mm.	Nach Tabelle XII für Mädchen Mm.
$5^1/_2 — 6^1/_2$	—	51	55
$6^1/_2 — 7^1/_2$	—	47	54
$7^1/_2 — 8^1/_2$	—	50	53
$8^1/_2 — 9^1/_2$	—	57	46
$9^1/_2 — 10^1/_2$	—	33	49
$10^1/_2 — 11^1/_2$	38	25	53
$11^1/_2 — 12^1/_2$	52	38	63
$12^1/_2 — 13^1/_2$	47	74	58
$13^1/_2 — 14^1/_2$	49	47	45
$14^1/_2 — 15^1/_2$	60	71	30
$15^1/_2 — 16^1/_2$	74	60	12
$16^1/_2 — 17^1/_2$	47	38	8
$17/^1_2 — 18^1/_2$	11	27	1
$18^1/_2 — 19^1/_2$	11	13	—
$19^1/_2 — 20^1/_2$	11	8	—

---

1) Zeising, Ueber die Metamorphosen in der menschlichen Gestalt von der Geburt bis zur Vollendung des Wachsthumes. Verhandl. der k. Leopoldin. Carol. Akademie der Naturforscher. 1858. Bd. 26, Abth. 2, S. 806.

In gleicher Weise ergibt Tabelle XIV die jährliche Wachsthums-zunahme, berechnet nach den Beobachtungen von Kotelmann (Hamburger Gelehrtenschüler), Zeising, Schadow[1]) und Quetelet (Physique Sociale 1869. Tome II, p. 26 u. 29. Rubrik: Taille observée). Die Werthe, welche Quetelet durch seine Wachsthumsgleichung gefunden hat, sowie die von diesen offenbar beeinflussten Werthe der Körperlänge in seiner Anthropometrie (S. 418) zeigen die uns interessirende Erscheinung nicht.

Tabelle XIV.

Jährliches Wachsthum der Norm der Körperlänge.

Alter Jahre	Nach Kotelmann's Beobachtungen an Knaben Mm.	Nach Quetelet's Beobachtungen an Knaben Mm.	Nach Quetelet's Beobachtungen an Mädchen Mm.	Nach Zeising's Tabellen Knaben Mm.	Nach Schadow's Tabellen Knaben Mm.
0— 1	—	198	205	272	261
1— 2	—	98	85	106	105
2— 3	—	71	73	87	105
3— 4	—	63	60	75	78
4— 5	—	56	65	59	78
5— 6	—	59	57	66	52
6— 7	—	57	56	64	26
7— 8	—	58	63	40	26
8— 9	—	61	51	6	26
9—10	22	59	51	45	26
10—11	43	54	30	18	52
11—12	49	50	54	37	78
12—13	32	47	77	77	78
13—14	58	58	58	49	78
14—15	53	60	21	54	78
15—16	75	51	22	75	52
16—17	53	40	35	25	0
17—18	15	15	11	32	52
18—19	— 15	10	6	18	52
19—20	3	—	4	25	52
20—21	28	—	—	16	52
21—22	65	—	—	—	—

Es kann kaum einem Zweifel unterliegen, dass das aus diesen Tabellen sich ergebende, in die Zeit der Pubertätsentwickelung fallende, raschere Wachsthum der Norm der Körperlänge auch durch sorgfältigere Beobachtungen an Einzelindividuen Bestätigung finden wird. Dafür spricht wenigstens die tägliche Erfahrung und, mit noch grösserem Nachdrucke, einige einschlägige Beobachtungen von

---

1) Schadow, Polyklet. Berlin 1834.

B e n e k e [1]), über das Längenwachsthum von fünf Geschwistern, vier
Knaben und einem Mädchen. In diesen Beobachtungen beträgt der
jährliche Zuwachs der Körperlänge für das erste Lebensjahr 116 Mm.,
es wird alsdann von Jahr zu Jahr kleiner, um kurz vor der Pubertätsentwickelung auf 27 bis 48 Mm. herunterzugehen. Er nimmt alsdann vorübergehend den Werth von 67 bis 80 Mm. an, um schliesslich in allmählicher Abnahme Null zu werden. Bei den Knaben
fällt das Ansteigen der Wachsthumsgeschwindigkeit zwischen das
13. und 16. Lebensjahr, bei den Mädchen zwischen das 11. und
13. entsprechend den Resultaten der generalisirenden Untersuchungs-
methode.

Die Beziehung zur Pubertätsentwickelung erklärt offenbar das
frühere Eintreffen dieses schnelleren Wachsthumes bei Mädchen.
Ausserdem findet aber in gleicher Weise die bei beiden Geschlechtern gleichzeitig mit dem Ansteigen der Wachsthumszunahme der
Norm eintretende Zunahme des wahrscheinlichen Werthes W der
individuellen Abweichungen ihre Erklärung in dem Umstande, dass
bei verschiedenen Individuen gleichen Geschlechtes die Pubertätsentwickelung und das dieser entsprechende raschere Wachsthum in
verschiedenen Lebensjahren eintrifft. Nach der Pubertätsentwickelung nimmt dem entsprechend der wahrscheinliche Werth der individuellen Abweichungen wieder ab, in gleicher Zeit mit der Abnahme der Grösse des jährlichen Zuwachses der Norm.

In der unmittelbar vorangehenden Zeitperiode, in dem 6. bis
12. Lebensjahr dagegen, beobachtet man ein auffallend langsames
Wachsthum. Dasselbe erreicht ein wohl ausgesprochenes Minimum
am Ende des 9. bis 11. Lebensjahres. Während jedoch zur Zeit
der grössten Wachsthumsgeschwindigkeit auch der wahrscheinliche
Werth der individuellen Abweichungen absolut am grössten war, erleidet derselbe keine regelmässige Verkleinerung zur Zeit des Wachsthumsminimum. Geht man auf relative Werthe über, indem man
sowohl das jährliche Wachsthum, als den wahrscheinlichen Werth
der individuellen Abweichungen in Procenten der Norm ausdrückt,
so findet sich allerdings bei zwei Beobachtungsreihen (Heidelberger
Handwerker und Mädchen aus Boston) eine solche correspondirende
Abnahme beider Grössen. Die anderen beiden Beobachtungsreihen
zeigen indessen keine derartige Erscheinung, so dass ihre Bedeutung
zweifelhaft wird. Sowohl die Bestimmung des jährlichen Wachs-

---

1) F. W. B e n e k e, Die anatomischen Grundlagen der Constitutionsanomalieen.
Marburg 1876. S. 235 u. ff. Beob. 1—5.

Tabelle XV.

Körperlänge.

Jährliches Wachsthum der Norm und wahrscheinlicher Werth der individuellen Abweichungen, ausgedrückt in Procenten der Norm.

Unter Benützung der corrigirten Werthe von W.

Alter (Jahre)	Männliche Bevölkerung Heidelbergs		Alter (Jahre)	Knaben und Männer der bevorzugten Klassen der englischen Bevölkerung		Knaben und Männer des Handwerkerstandes in England		Mädchen der Stadt Boston, Nordamerika	
	Jährliches Wachsthum der Norm. Proc.	Wahrscheinlicher Werth der individuellen Abweichungen. Proc.		Jährliches Wachsthum der Norm. Proc.	Wahrscheinlicher Werth der individuellen Abweichungen. Proc.	Jährliches Wachsthum der Norm. Proc.	Wahrscheinlicher Werth der individuellen Abweichungen. Proc.	Jährliches Wachsthum der Norm. Proc.	Wahrscheinlicher Werth der individuellen Abweichungen. Proc.
5	—	—	5,5	—	—	—	2,68	—	2,88
6	—	—	6,5	—	—	4,88	2,86	5,26	2,87
7	5,79	3,09	7,5	—	—	4,29	2,77	4,90	2,86
8	4,10	2,63	8,5	—	—	4,37	2,95	4,59	3,09
9	2,30	2,89	9,5	—	—	4,78	3,06	3,81	3,05
10	3,45	2,62	10,5	2,80	2,24	2,64	3,09	3,91	3,10
11	4,03	3,10	11,5	3,73	2,68	1,95	3,22	4,07	3,27
12	3,58	3,73	12,5	3,25	2,92	2,95	3,09	4,65	3,47
13	3,17	3,07	13,5	3,92	3,12	5,50	2,93	4,09	3,25
14	—	3,53	14,5	3,87	3,57	3,31	2,96	3,47	2,71
15	2,25	3,21	15,5	4,59	3,32	4,84	3,34	1,97	2,50
16	1,65	3,19	16,5	2,19	2,79	3,90	2,99	0,77	2,50
17	0,36	2,22	17,5	0,64	2,43	2,44	2,45	0,51	2,50
18	0,54	1,64	18,5	0,63	2,47	1,65	2,44	0,06	2,42
19	—	2,26	19,5	0,63	2,43	0,78	2,33	—	—
20,5	0,36	2,28	20,5	—	2,35	0,48	2,17	—	—
21,5	—	2,36	21,5	—	2,28	0,21	—	—	—
—	—	—	22,5	—	2,36	0,21	1,99	—	—
—	—	—	23	—	2,47	—	—	—	—

thums als diejenige des wahrscheinlichen Werthes der individuellen Abweichungen sind so bedeutenden Fehlern unterworfen, dass die Untersuchung der Wechselbeziehungen dieser beiden Grössen auf erhebliche Hindernisse stösst. Als unzweifelhaft feststehend kann nur die Thatsache gelten, dass mit der Zunahme des jährlichen Wachsthumes zur Zeit der Pubertätsentwickelung auch der wahrscheinliche Werth der individuellen Abweichungen absolut und relativ einen höchsten Werth erreicht. Bezüglich der relativen Werthe ergibt die vorstehende Tabelle (S. 121) die nothwendigen Daten.

Zur vollständigen Uebersicht der Wachsthumsverhältnisse der Körperlänge scheint es wünschenswerth, aus den bisher veröffentlichten Beobachtungen über die Körperlänge des Neugeborenen und des Fötus die zuverlässigsten und genauesten zusammen zu stellen und nach der Methode der kleinsten Quadrate zu berechnen. Aus den Beobachtungen von Quetelet, Elsässer, Casper und Liman, Roberts[1] folgt auf diesem Wege:

Tabelle XVI.

Körperlänge der Neugeborenen in Millimetern.

Knaben			Mädchen			Beob-achter	Ort der Beob-achtung
Norm	Wahrschein-licher Werth der individuellen Abweichungen	Zahl der Beob-achtungen	Norm	Wahrschein-licher Werth der individuellen Abweichungon	Zahl der Beob-achtungen		
500	13,0	50	491	16,1	50	Quetelet	Brüssel
498	14,4	100	482	12,6	100	Elsässer	Stuttgart
505	20,2	260	500	20,0	240	Casper u. Liman	Berlin
491	22,0	100	482	18,2	100	Roberts	Edinburg

NB. Der wahrscheinliche Werth der individuellen Abweichungen hat die Kap. VI des ersten Theiles besprochene Correctur des Tabellirungsfehlers erfahren.

Die Resultate, welche sich aus den Beobachtungen der verschiedenen Autoren ergeben, stimmen zwar sehr nahe unter einander überein, es bleiben aber immerhin Verschiedenheiten übrig. Diese liegen, wie es sich aus der Berechnung der wahrscheinlichen Bestimmungsfehler ergibt, zum Theile mindestens ausserhalb der äussersten Fehlergrenzen, so dass man genöthigt ist, einen Theil derselben auf nationale Verschiedenheiten zurückzuführen. Alle Be-

---

[1] Quetelet, Physique Sociale. Tome II. 1869. — Elsässer, Henke's Zeitschrift für Staatsarzneikunde. Bd. 42. 1841. — Casper und Liman, Handbuch der gerichtl. Medicin. Bd. II. Berlin 1870. — Roberts l. c.

obachtungen stammen jedoch in gleicher Weise aus den weniger günstig gestellten Schichten der Bevölkerung; sie sind in den Entbindungsanstalten der genannten Städte gesammelt, so dass Verschiedenheiten der socialen Stellung kaum Berücksichtigung finden können. Zum Vergleiche mit der nächst früheren Tabelle aber sei erwähnt, dass die wahrscheinlichen Werthe der individuellen Abweichungen bei den neugeborenen Knaben zwischen 2,60 und 4,48 Procent der Norm und bei den neugeborenen Mädchen zwischen 2,61 und 4,00 Procent der zugehörigen Werthe der Norm schwanken. Die Grösse dieser Schwankungen findet ihren Grund vorzugsweise in der verhältnissmässig geringen Genauigkeit der Bestimmung des wahrscheinlichen Werthes der individuellen Abweichungen.

Weniger reichlich fliessen die Quellen zur Untersuchung der Körperlänge des Fötus. Auch hier wurden eine grosse Zahl von Messungen angestellt, allein die Resultate derselben finden sich fast ausschliesslich als Mittelzahlen, als Werthe der Norm veröffentlicht, so dass die Bestimmung der wahrscheinlichen Werthe der individuellen Abweichungen unmöglich wird. Ueberdies hat man zu berücksichtigen, dass die Altersbestimmung beim Fötus verschiedenen Schwierigkeiten unterworfen ist. Um indessen einen Anhaltspunkt zu gewähren, mögen die von Hecker[1]) gefundenen Zahlen hier wiedergegeben werden. Nach diesem Autor beträgt

die Körperlänge im 3. Fruchtmonate bis 9 Centimeter,
„ „ „ 4. „ „ 17 „
„ „ „ 5. „ „ 27 „
„ „ „ 6. „ „ 34 „
„ „ „ 7. „ „ 38 „
„ „ „ 8. „ „ 41 „
„ „ „ 9. „ „ 44 „
„ „ „ 10. „ „ 47 „

Das Geschlecht des Fötus ist hierbei nicht weiter berücksichtigt.

Ueberblickt man nun die gewonnenen Ergebnisse, so erkennt man, dass weder die von Quetelet gegebene, und im Anhange dieser Schrift besprochene Gleichung, noch das Diagramm von Liharzik die Wachsthumsvorgänge genau wiedergeben. Die letzteren führen zu ziemlich complicirten Curven, welche ausserdem geringere Verschiedenheiten nicht ihrer allgemeinen Gestalt, aber ihrer absoluten Grösse darbieten, die abhängig sind von zahlreichen, mehr oder minder bedeutsamen Verschiedenheiten der Abstammung und der socialen Stellung. Hält man sich indessen an die regelmässig wiederkehrenden Eigenthümlichkeiten der Wachsthumserscheinungen, so kann man folgende Resultate als feststehend betrachten.

---

1) C. Hecker, Monatschrift f. Geburtskunde. Bd. 27. 1866.

Die Norm der Körperlänge wächst in den ersten Monaten der Fötalperiode nur langsam, allein die Wachsthumsgeschwindigkeit beschleunigt sich rasch, so dass sie in den sechs letzten Monaten den höchsten Werth erreicht, den sie überhaupt annimmt. Der monatliche Längenzuwachs des Körpers ist in dieser Zeit viel beträchtlicher als in den späteren Perioden, die Wachsthumsgeschwindigkeit zeigt hier ihr erstes Maximum. Nach der Geburt verlangsamt sie sich allmählich, um zwischen dem 8. und 12. Lebensjahre ein Minimum zu durchlaufen, von dem aus sie wieder beträchtlich grösser wird. Im 13. bis 15. Lebensjahre erreicht sie, vermuthlich unter dem Einflusse der Pubertätsentwickelung, ihr zweites Maximum, nimmt aber dann zuerst rascher dann langsamer ab, um endlich gegen das 25. Lebensjahr gleich Null zu werden. Im höheren Alter verringert sich endlich, wie bekannt, die Körperlänge wieder um einige Centimeter, hauptsächlich durch die senilen Aenderungen der Krümmung der Wirbelsäule. Von grossem Interesse ist dabei, dass das Körperlängenwachsthum während der extrauterinen Periode sein Minimum und sein Maximum bei beiden Geschlechtern zu ungleichen Zeiten erreicht, so zwar, dass diese beiden ausgezeichneten Werthe beim weiblichen Geschlechte früher erreicht werden als bei Knaben, und dem entspricht die Thatsache, dass das Längenwachsthum bei Mädchen auch früher zur Vollendung gelangt, wenn vielleicht auch in Deutschland etwas später als obige Tabelle für die weibliche Bevölkerung Bostons ergibt.

Der wahrscheinliche Werth der individuellen Abweichungen der Körperlänge nimmt von der Geburt an allmählich an Grösse zu bis zu der Zeit des mit der Pubertätsentwickelung auftretenden Maximum der Wachsthumsgeschwindigkeit der Norm. Hier zeigt derselbe absolut und relativ gleichfalls ein deutliches und sicher nachgewiesenes Maximum, von dem aus er wieder abnimmt, um gegen das Ende des Wachsthumes nicht wesentlich grösser zu erscheinen als im 10. bis 12. Lebensjahre. Diese Thatsachen bezeugen deutlich, dass zwischen der Wachsthumsgeschwindigkeit der Norm einerseits und dem wahrscheinlichen Werthe der individuellen Abweichungen andererseits eine gesetzmässige Beziehung besteht, wenn auch Form und Bedeutung derselben vorläufig nicht erkennbar ist.

Meine eigenen Bestimmungen des Gesammtgewichtes der Leiche sind, obwohl beträchtlich zahlreicher, als die in Tabelle LXVI des Anhanges mitgetheilten, doch durchaus ungenügend, um für die verschiedenen Lebensalter den Werth der Norm und den wahrscheinlichen Werth der individuellen Abweichungen zu berechnen. Die Literatur enthält jedoch eine sehr grosse Zahl von solchen Beobachtungen, an Leichen sowohl als an Lebenden. Somit erscheint es zweckmässiger aus diesen die in Rede stehenden Werthe zu bestimmen. Da die Verschiedenheiten, welche das Körpergewicht der hier in Betracht kommenden Volksstämme darbietet, doch nicht allzu gross sind, dürften auf diesem Wege wenigstens vorläufig für die Bedürfnisse der normalen und pathologischen Anatomie und der klinischen Medicin werthvolle Resultate gewonnen werden, an denen wenigstens die Fragen von mehr allgemeinem Charakter befriedigend erörtert werden können.

Vor Beginn dieser Untersuchung ist jedoch zunächst eine Vorfrage zu erledigen, die nämlich, ob das Körpergewicht der oben aufgestellten Theorie der individuellen Abweichungen Folge leistet. Quetelet[1]) ist zu dem Ergebnisse gelangt, dass für das Körpergewicht die beiden Schenkel der Wahrscheinlichkeitscurve nicht symmetrisch seien. Er findet die Wahrscheinlichkeiten des Eintreffens der verschiedenen Körpergewichte gegeben durch die Entwickelung der Glieder des Binoms:

$$(a + b)^{2m} = (0,25 + 0,75)^{16}$$

wodurch eine Reihe in hohem Grade asymmetrischer Häufigkeitszahlen entsteht. Die Richtigkeit dieser Auffassung sucht Quetelet zu beweisen namentlich, indem er einige Reihen von Wägungen an 18jährigen bis 25jährigen Weibern in eine gemeinsame aus 153 Wägungen zusammengesetzte Beobachtungsreihe vereinigt. Die dabei sich ergebenden Häufigkeitszahlen vergleicht er alsdann mit den auf eine Summe von 153 Beobachtungen bezogenen Gliedern obigen Binoms. Er übersieht jedoch, dass die Norm des Körpergewichtes im Bereiche seiner zusammengesetzten Beobachtungsreihe sich von 46 bis auf 56 Kilo etwa verschiebt, dass die Wägungsintervalle der einzelnen kleineren Beobachtungsreihen, ebenso wie diejenigen der vereinigten Beobachtungsreihe asymmetrisch zur Norm liegen und dass endlich die Summe der Beobachtungen in den einzelnen constituirenden Beobachtungsreihen ungleich gross ist. Diese Umstände machen das Resultat erheblich unsicher und sind geeignet, die Häufigkeitszahlen auf der einen Seite der Norm grösser erscheinen zu lassen, als auf der anderen. Die genauere Untersuchung lehrt jedoch, dass man keine Veranlassung hat, die Symmetrie der Häufigkeitscurve zu bezweifeln. Die von Quetelet behandelten Ungleichheiten

---

1) Quetelet, Anthropometrie. S. 347 ff.

der Häufigkeitszahlen zu beiden Seiten der Norm finden ihre Erklärung bereits darin, dass die Wägungsintervalle der Tabelle nicht
symmetrisch zur Norm gewählt wurden.

Zur Begründung dieser Behauptung sollen die Häufigkeitszahlen,
wie sie sich auf Grund der Theorie der individuellen Abweichungen
ergeben aus der Annahme: Norm $= N = 53{,}5$ Kilo und wahrscheinlicher Werth der individuellen Abweichungen $= W = 4$ Kilo, in Vergleich gebracht werden mit den von Quetelet beobachteten und
berechneten Zahlen. Es mag dabei bemerkt werden, dass diese
Werthe von N und W auch in sehr guter Uebereinstimmung stehen
mit den übrigen Wägungsresultaten von Quetelet. Die Häufigkeitszahlen, welche aus der Theorie der individuellen Abweichungen
folgen, wurden gewonnen mit Hülfe der im Anhange gegebenen ausführlicheren Häufigkeitstabelle.

Tabelle XVII.
Körpergewicht von Weibern, 18 bis 25 Jahre alt.

Körper-gewicht in Kilogramm	Zahl der Beobachtungen					
	Er-fahrung	Nach der Theorie der individuellen Abweichungen	Nach Quetelet's Annahme: $(a+b)^{2m}$ $=(0{,}25+0{,}75)^{16}$	reducirt auf 100 Fälle		
				Er-fahrung	Nach der Theorie der individuellen Abweichungen	Nach Quetelet's Annahme: $(a+b)^{2m}$ $=(0{,}25+0{,}75)^{16}$
32—36	0	0	0	0	0	0
36—40	2	2	2	1	1	1
40—44	5	6	8	3	4	5
44—48	17	19	20	11	12	13
48—52	34	34	32	23	23	21
52—56	40	40	34	27	26	23
56—60	25	30	28	17	20	18
60—64	17	15	17	11	10	11
64—68	5	5	8	3	3	5
68—72	5	2	3	2	1	2
72—76	2	0	1	1	0	1
76—84	1	0	0	1	0	0
Summa	153	153	153	100	100	100

Die Theorie der individuellen Abweichungen liefert somit, wie
eine Durchsicht dieser Tabelle ergibt, Häufigkeitszahlen, welche mit
der Beobachtung entschieden besser in Uebereinstimmung stehen,
als diejenigen, welche Quetelet auf Grund seiner Annahme her-
geleitet hat. Wie bereits im sechsten Kapitel des ersten Theiles
genauer besprochen wurde, findet dabei die Asymmetrie der Zahlenreihen ihren Grund in der asymmetrischen Lage der Norm zu den

Wägungsintervallen der Tabelle. Damit ist der Beweis erbracht, dass die Quetelet zur Verfügung stehenden Thatsachen mindestens nicht nothwendigerweise zu Quetelet's Meinung führen, sondern dass sie mit geringeren Schwierigkeiten sich aus der Annahme symmetrischer Wahrscheinlichkeitscurven erklären. Die früher erwähnten Mängel dieser Beobachtungsreihe machen es jedoch nothwendig, zur endgültigen Entscheidung der in Rede stehenden Frage noch andere grössere und vorwurfsfreie Beobachtungsreihen in den Kreis der Untersuchung zu ziehen.

Als weiteres Argument für die Asymmetrie der Wahrscheinlichkeitscurven erwähnt Quetelet die äussersten Extreme des Körpergewichtes, wie sie unter vielen Millionen von Menschen höchstens einmal zur Beobachtung gelangen. Allein auch damit kann man der aufgestellten Theorie der individuellen Abweichungen keinen Einwand machen. Denn die Thatsache, dass im Laufe von 100 Jahren in ganz Europa als äusserstes Maximum des Körpergewichtes einmal ein Gewicht von 212 Kilogramm und ein nahezu eben so grosses Körpergewicht noch ein zweites Mal beobachtet wurde, während das Minimum des Körpergewichtes niemals kleiner werden kann als Null, steht mit der Theorie der individuellen Abweichungen in keinem Widerspruche. Im ersten Theile dieser Schrift wurde ausführlich erörtert, dass diese Theorie auch dann noch zu einer im Bereiche der regelmässigen Beobachtung vollständig symmetrischen Wahrscheinlichkeitscurve führt, wenn die Norm eine solche asymmetrische Lage zu den Extremen einnimmt, wie sie hier beobachtet wurde. Vorausgesetzt dass diese kolossalen Körpergewichte nicht als pathologische zu betrachten wären, dürfte man aus ihnen nur schliessen, dass die Wahrscheinlichkeiten des Eintreffens eines positiven und eines negativen Ursachenelementes ungleich gross seien, allein es widerspricht den allgemeinen Principien und ist auch durch die von Quetelet mitgetheilten Beobachtungen nicht gerechtfertigt, die Anzahl $2m$ der gleichzeitig wirkenden Ursachenelemente zu beschränken auf 16. Eines aber lässt sich aus diesen von Quetelet gesammelten Extremen des Körpergewichtes erschliessen, nämlich die Nothwendigkeit der oben entwickelten allgemeineren Begründung der Methode der kleinsten Quadrate für ungleich grosse Werthe der Wahrscheinlichkeiten des Eintreffens positiver und negativer Ursachenelemente.

Die Entscheidung der Frage, ob die Beobachtung mit der auf theoretischem Wege gefundenen symmetrischen Wahrscheinlichkeitscurve in Uebereinstimmung stehe, kann somit ohne Rücksicht auf die erwähnten ungewöhnlichen Vorkommnisse, welche nach den früheren Erörterungen als individuelle Abweichungen höheren Grades bezeichnet werden können, durch grössere Beobachtungsreihen definitiv erreicht werden. Zu diesem Zwecke habe ich die sehr zahlreichen Körperwägungen von Elsässer, Casper und Liman, Bowditch und Roberts [1] und andere mit grösster Sorgfalt durchgerechnet. Aus fast allen diesen Beobachtungen liessen sich vollständig symmetrische Häufigkeitscurven ableiten, welche durchaus den Anforderungen der Theorie der individuellen Abweichungen Genüge leisteten. Die Berechnung nach der Methode der kleinsten Quadrate ergab Werthe und Häufigkeitszahlen, die in sehr befriedigender Weise mit der Beobachtung in Uebereinstimmung standen. Die Widersprüche der Beobachtungstabellen der genannten Autoren gegen die Theorie sind nur scheinbare und verschwinden bei genauerer Prüfung. Sie beruhen zum Theil darauf, dass die Häufigkeitszahlen in einer weniger genauen und vielfach zu falschen Resultaten führenden Weise auf 1000 Beobachtungen umgerehnet wurden (Roberts). Diese Störungen sind sehr leicht zu beseitigen, indem man die Häufigkeitszahlen wieder auf die glücklicher Weise angegebene Anzahl der Beobachtungen reducirt. [2] Dies muss natürlicher Weise geschehen, ehe man irgend eine andere Rechnungsoperation vornimmt. Weniger umständlich ist dagegen die Beseitigung einer anderen Störung, welche sich bereits bei der Prüfung von Quetelet's Wägungen geltend gemacht hatte, die asymmetrische Lage der Norm zu den Intervallen der Tabellen.

Von den vielen Beobachtungsreihen, welche mit aller Sorgfalt geprüft wurden, mögen einige wenige, den verschiedenen Altersstufen angehörige, hier etwas ausführlicher mitgetheilt werden, um eine objective Beurtheilung dieser principiell wichtigen Resultate zu ermöglichen. Wo es nothwendig war, beziehungsweise, wo die im Verhältnisse zu dem wahrscheinlichen Werthe der individuellen Abweichungen bedeutende Grösse der Intervalle dies wünschenswerth erscheinen liess, wurde dabei die im sechsten Kapitel des ersten

---

1) Elsässer, Henke's Zeitschrift für die Staatsarzeneikunde. Bd. 42. 1841. Wägungen von 500 reifen neugeborenen Knaben und von 500 reifen neugeborenen Mädchen. — Casper und Liman, Handbuch der gerichtl. Medicin. Bd. II, enthält 60 Wägungen reifer, lebendgeborener Neugeborener. — Bowditch, Eighth annual report of State board of health of Mass. Boston, U. S. A. 1877. Wägungen von 1094 Mädchen. — Roberts, Manual of Anthropometry 1878. Wägungen von 20102 Knaben und Männern.

2) Durch Multiplication der Zahlen von Roberts mit $\frac{s}{1000}$, wobei s gleich der ursprünglichen Zahl der Beobachtungen ist.

Theiles ausführlicher erörterte Correctur der durch die Tabellirung bedingten regelmässigen Bestimmungsfehler von W angebracht, wodurch die Theorie nur zu einem um so schärferen Ausdrucke gelangen musste.

Tabelle XVIII.

Vergleichung der Theorie der individuellen Verschiedenheiten mit der Erfahrung.

N = Norm. W = wahrscheinlicher Werth der individuellen Abweichungen. W corr. = wahrscheinlicher Werth der individuellen Abweichungen nach Correctur des Fehlers, welcher für die Berechnung von W aus der tabellarischen Gruppirung der Einzelbeobachtungen entspringt. F = wahrscheinlicher Fehler bei der Bestimmung von N. P = wahrscheinlicher Fehler bei der Bestimmung von W und W corr.

1. Wägungen von Elsässer.

Körpergewicht reifer neugeborener Knaben ohne Nachgeburt.

$$N \quad = 6,926 \text{ württembergische Pfund} = 3238 \text{ Gramm}$$
$$W \quad = 0,6339 \quad " \quad " = 296,3 \quad "$$
$$W \text{ corr.} = 0,6109 \quad " \quad " = 285,6 \quad "$$
$$F \quad \ldots \ldots \ldots = 13,25 \quad "$$
$$P \quad \ldots \ldots \ldots = 6,32 \quad "$$

Zahl der Beobachtungen = 500.

Dabei folgt:

Körpergewicht in württemberg. Pfund	Zahl der Einzelfälle		
	Beobachtung	Theorie nach der Correctur von W	Theorie vor der Correctur von W
3— 4	0	0	0
4— 5	7	8	10
5— 6	67	68	71
6— 7	195	190	185
7— 8	176	175	170
8— 9	47	53	57
9—10	8	6	7
10—11	0	0	0
Summa	500	500	500

2. Wägungen von Elsässer.

Körpergewicht reifer neugeborener Mädchen ohne Nachgeburt.

$$N \quad = 6,740 \text{ württembergische Pfund} = 3151 \text{ Gramm}$$
$$W \quad = 0,6037 \quad " \quad " = 282,2 \quad "$$
$$W \text{ corr.} = 0,5797 \quad " \quad " = 271,0 \quad "$$
$$F \quad \ldots \ldots \ldots = 12,62 \quad "$$
$$P \quad \ldots \ldots \ldots = 6,02 \quad "$$

Zahl der Beobachtungen = 500.

Bezüglich der Häufigkeit der individuellen Verschiedenheite:
zeigt sich dabei:

Körpergewicht in württemberg. Pfund	Anzahl der Einzelfälle		
	Beobachtung	Theorie nach der Correctur von W	Theorie vor der Correctur von W
3— 4	0	0	0
4— 5	6	10	12
5— 6	91	88	90
6— 7	222	212	206
7— 8	142	154	152
8— 9	36	34	37
9—10	3	2	3
10—11	0	0	0
Summa	500	500	500

3. Wägungen von Roberts.

Körpergewicht von 7—8 Jahre alten Knaben.

Handwerkerbevölkerung grosser englischer Städte.

N　　$= 56,89$ engl. Pfund avoirdupois $= 25800$　Gramm

W　　$= 4,129$　„　　„　　　„　　$= 1873$　　„

W corr. $= 3,958$　„　　„　　　„　　$= 1795$　　„

F . . . . $= 74,56$　„

P . . . . $= 35,56$　„

Zahl der Beobachtungen: 631.

Daraus folgt:

Körpergewicht in englischen Pfund	Zahl der Einzelfälle		
	Beobachtung	Theorie nach der Correctur von W	Theorie vor der Correctur von W
28—35	0	0	0
35—42	1	3	4
42—49	61	54	59
49—56	210	222	216
56—63	264	258	254
63—70	91	87	91
70—77	4	7	7
77—84	0	0	0
Summa	631	631	631

4. Wägungen von Roberts.

Körpergewicht von 10—11 Jahre alten Knaben.

Bevorzugte Klassen der englischen Bevölkerung.

N　　$= 67,44$ engl. Pfund avoirdupois $= 30590$ Gramm

W　　$= 4,511$　„　　„　　　„　　$= 1248$　　„

F　　$= 0,5244$　„　　„　　　„　　$= 238$　　„

P　　$= 0,2501$　„　　„　　　„　　$= 113$　　„

Zahl der Beobachtungen: 74.

Daraus folgt:

Körpergewicht in englischen Pfund	Zahl der Einzelfälle	
	Beobachtung	Theorie
42—49	0	0
49—56	4	3
56—63	12	16
63—70	33	34
70—77	20	17
77—84	5	4
84—91	0	0
Summa	74	74

5. Wägungen von Roberts.

Körpergewicht von 18—19 Jahre alten Männern.

Bevorzugte Klassen der englischen Bevölkerung.

N　　　　= 146,00 engl. Pfund avoirdupois = 66240　Gramm

W　　　= 10,46　　„　　　„　　　„　　= 4742　　„

W corr. = 10,39　　„　　　„　　　„　　= 4710　　„

F　. . . . . = 121,5　　„

P　. . . . . = 57,98　　„

Zahl der Beobachtungen: 1522.

Dabei ergibt sich:

Körpergewicht in englischen Pfund	Zahl der Einzelfälle	
	Beobachtung	Theorie
0— 98	0	0
98—105	2	5
105—112	5	15
112—119	47	41
119—126	94	88
126—133	158	158
133—140	227	227
140—147	297	269
147—154	257	257
154—161	187	208
161—168	123	135
168—175	66	72
175—182	44	32
182—196	12	14
196—210	3	1
Ueber 210	0	0
Summa	1522	1522

9*

6. Wägungen von Roberts.

Körpergewicht von 20—21jährigen Männern.

Handwerkerbevölkerung grosser englischer Städte.

N = 130,6 engl. Pfund avoirdupois = 59230 Gramm,

W = 7,977 „   „   „   = 3618   „

F . . . . = 438,8 „

P . . . . . . , ... = 209,3 „

Zahl der Beobachtungen: 68.

Daraus folgt:

Körpergewicht in englischen Pfund	Zahl der Einzelfälle	
	Beobachtung	Theorie
— 98	0	0
98—105	1	1
105—112	3	3
112—119	8	8
119—126	9	12
126—133	20	16
133—140	12	14
140—147	9	9
147—154	5	4
154—161	1	1
Ueber 161	0	0
Summa	68	68

Diese Beispiele dürften genügen, um den hohen Grad der Uebereinstimmung zwischen der Beobachtung und der Theorie der individuellen Verschiedenheiten zu beweisen. Gleichzeitig zeigen sie auch den Vortheil der Ausrechnung der Beobachtungen nach der Methode der kleinsten Quadrate. Statt ganzer Seiten von Ziffern, welche die Häufigkeit der Einzelbeobachtungen versinnlichen sollen, genügt für die Verwerthung der Beobachtungen die Kenntniss von N und W und der wahrscheinlichen Fehler ihrer Bestimmung F und P, da die Häufigkeit der Einzelbeobachtungen dann mit aller Sicherheit aus der Tabelle V dieser Schrift folgt. Bei der Publication von Specialuntersuchungen dürfte es sich nichtsdestoweniger empfehlen, die tabellarische Mittheilung in Gruppen von Einzelwägungen beizubehalten. Jedoch ist es sicherlich wünschenswerth, dabei die einzelnen Gruppen symmetrisch zur Norm nach Vielfachen des Werthes W zu ordnen.

Nicht alle Beobachtungsreihen zeigen eine so erfreuliche Uebereinstimmung zwischen Theorie und Beobachtung. Unter den zahlreichen, welche ich durchgerechnet habe, finden sich einige von Roberts, welche auch nach Beseitigung der erwähnten Störungen geringe Asymmetrieen erkennen lassen, und die Wägungen, welche Bowditch an Mädchen in Massachusetts ausführte, besitzen solche Asymmetrieen in noch etwas höherem Grade. Wie hat man sich diesen Thatsachen gegenüber zu verhalten? In dieser Beziehung verdient zunächst Erwähnung, dass während der Wachsthumsperiode schon innerhalb des Zeitraumes eines Jahres die Norm eine beträchtliche Aenderung erfährt. Vereinigt man also alle Wägungen eines Lebensjahres in eine Beobachtungsreihe, so darf man zwar einen für die Mitte dieses Lebensjahres gültigen, ziemlich genauen Werth der Norm erwarten, die einzelnen Beobachtungen können jedoch sich etwas asymmetrisch zur Norm stellen. Dieser Grund möchte die geringeren Asymmetrieen, welche sich bei einzelnen Beobachtungsreihen von Roberts finden, hinreichend erklären; allein für Bowditch's Wägungen dürfte er schwerlich genügen. Hier möchte vermuthlich noch ein weiterer Factor mitwirken, der Umstand, dass die Wägung verschiedene Klassen der Bevölkerung und Individuen verschiedener Abstammung umfasst. Die Thatsachen nöthigen unbedingt zu der Annahme unendlich kleiner Ursachenelemente der individuellen Abweichung und diese haben, wie die mathematische Betrachtung gelehrt hat, symmetrische Häufigkeitscurven zur Folge, so lange man nicht Beobachtungsreihen, die verschiedenen Werthen der Norm entsprechen, zusammenzieht in eine gemeinsame Beobachtungsreihe. Wo man demnach solche asymmetrische Beobachtungsreihen erhält, wird es nothwendig, die Ursachen der Asymmetrie aufzusuchen durch Trennung in kleinere homogenere Beobachtungsreihen. Die Theorie der individuellen Abweichungen ist aber durch die viel zahlreicheren Beobachtungsreihen, welche eine so auffallende Uebereinstimmung mit den Consequenzen der Theorie erkennen lassen, auch für das Körpergewicht als zutreffend erwiesen und die praktische Verwendung der Methode der kleinsten Quadrate für diese Untersuchungen gerechtfertigt.

Nach Erledigung dieser wichtigen Vorfrage stellt sich zunächst die Aufgabe dar, das Körpergewicht während der Fötalperiode einer genaueren Prüfung zu unterziehen. Dieselbe kann sich stützen auf die sorgfältigen und verhältnissmässig sehr zahlreichen Wägungen, welche Hecker[1] veröffentlicht hat. Für die verschiedenen Fruchtmonate ergeben sich nach dessen eigenen Berechnungen folgende Annäherungswerthe für die Norm des Körper-

---

1) C. Hecker, Monatschr. f. Geburtskunde u. Frauenkrankheiten Bd. 27 und: Hecker nnd Buhl, Klinik der Geburtskunde Bd. I.

gewichts (exclusive Nachgeburt) für die Norm des Gewichtes der Placenta und der Länge des Nabelstranges. (Todtfaule und lipoide Früchte von der Berechnung ausgeschlossen.)

Tabelle XIX.
Körpergewicht des Fötus in Grammen.
Nach Hecker.

Alter	Körperlänge in Centimeter	Gewicht des Fötus excl. Nachgeburt		Gewicht der Placenta		Länge der Nabelschnur in Centimetern
		Norm	Monatliches Wachsthum der Norm	Norm	Monatliches Wachsthum der Norm	
Mitte des 3. Fruchtmonates	4— 9	11	46	36	44	7
„ „ 4. „	10—17	57	227	80	98	19
„ „ 5. „	18—27	284	350	178	95	31
„ „ 6. „	28—34	634	584	273	101	37
„ „ 7. „	35—38	1218	351	374	77	42
„ „ 8. „	39—41	1569	402	451	10	46
„ „ 9. „	42—44	1971	363	461	20	47
„ „ 10. „	45—47	2334	2×941	481	—	51
Reife Neugeborene	51,2	3275		—	—	—

Fügt man zu den Zahlen dieser Tabelle hinzu, dass für das reife neugeborene Kind das durchschnittliche Gewicht des Fruchtwassers nach den Bestimmungen von Hecker und Gassner 1730 Grm. und das durchschnittliche Gewicht der ganzen Nachgeburt 605 Grm. beträgt, so gewinnt man damit einen befriedigenden Ueberblick über die durchschnittlichen Gewichtsverhältnisse des Fötus und seiner Anhänge. Allein es erscheint unzulässig, bei dieser Gruppirung der einschlägigen Beobachtungen den wahrscheinlichen Werth der individuellen Abweichungen zu bestimmen. Die Werthe der Norm erleiden im Laufe von 4 Wochen eine so erhebliche Aenderung durch das rasche Wachsthum, dass, ganz abgesehen von der Aenderung der Form der Häufigkeitscurven, welche durch das Zusammenfassen so verschiedenartiger Werthe sich einstellen muss, jedenfalls der wahrscheinliche Werth der individuellen Abweichungen nicht einmal grob annähernd aus so geordneten Beobachtungen bestimmt werden kann. Um ihn genau richtig zu finden, müsste man im Stande sein, das Alter des Fötus mit Sicherheit auf wenige Tage genau zu bestimmen, um endlich nur die auf den Tag genau gleichalterigen Früchte in gemeinsame Beobachtungsreihen zu vereinigen. Da dieses vorläufig undurchführbar ist, wird es vorzuziehen sein, die Früchte nach einem anderen Gesichtspunkte, nach der Körperlänge ohne

Rücksicht auf das Alter zu gruppiren. Es ist dieses um so leichter möglich, als Hecker bei der Mittheilung seiner nach dem Alter geordneten Einzelbeobachtungen jeweils die Körperlänge angegeben hat. Es entsteht dadurch die Aufgabe, für jede Körperlänge den Werth der Norm des Körpergewichtes und den zugehörigen wahrscheinlichen Werth der individuellen Abweichungen auszurechnen. Diese Aufgabe ist aber ohne Schwierigkeit und mit hinreichender Genauigkeit lösbar, wenn man für jeden Centimeter Körperlänge die entsprechenden Beobachtungen getrennt bearbeitet.[1]) Aus den Beobachtungen von Hecker berechnen sich sodann folgende Werthe:

Tabelle XX.

Körpergewicht des Fötus, abhängig gedacht von der Körperlänge.

Berechnet nach Beobachtungen von C. Hecker in München.

Anmerkung. N = Norm. W = wahrscheinlicher Werth der individuellen Abweichungen. $\varDelta$N = Zuwachs der Norm. F = wahrscheinlicher Fehler bei der Bestimmung der Norm. P = wahrscheinlicher Fehler bei der Bestimmung von W.

Körperlänge in Centimetern	Körpergewicht in Grammen					Zahl der Beobachtungen
	N	W	$\varDelta$N	F.	P	
4	5	—	—	—	—	1
5	6,6	—	1,6	—	—	3
6	7,5	—	0,9	—	—	2
7	11,2	—	3,7	—	—	4
8	13,8	—	2,7	—	—	4
9	17,5	—	3,7	—	—	2
10	23,7	6,2	6,2	2,1	0,99	9
11	31,2	—	7,5	—	—	4
12	35,0	—	3,8	—	—	3
13	52,0	7,0	17,0	2,7	1,3	7
14	63,8	5,2	11,8	2,1	1,0	6
15	66,2	—	2,4	—	—	4
16	80,2	—	14,0	—	—	4
17	100,7	10,6	20,5	4,0	1,9	7
18	133,5	11,4	32,8	4,0	1,9	8
19	184,2	17,5	50,7	7,2	3,4	6
20	163,3	—	?	—	—	3
21	191,6	—	?	—	—	3
22	305,2	—	6	—	—	4
23	273,1	30,3	113,6	9,6	4,6	10
24	343,0	24,9	69,6	10,2	4,9	6
25	420,5	—	77,5	—	—	2
26	396,5	—	?	—	—	5
27	412,4	28,6	?	9,0	4,3	10
28	493,6	85,1	?	32,2	15,4	7
29	546	—	52,4	—	—	3

[1]) Das Körpergewicht erscheint somit jetzt nicht mehr als Function der Zeit, des Lebensalters, sondern als Function der Körperlänge.

Körperlänge in Centimetern	Körpergewicht in Grammen					Zahl der Beobachtungen
	N	W	⊿N	F	P	
30	593	—	47	—	—	5
31	616	—	23	—	—	2
32	677	—	61	—	—	3
33	717	82,0	40	27,3	13,0	9
34	790	—	73	—	—	4
35	1007	115,8	217	47,3	22,6	6
36	1133	55,6	126	21,0	10,0	7
37	1248	179,9	115	63,6	30,4	8
38	1352	236,9	104	68,4	32,6	12
39	1456	103,0	104	28,6	13,6	13
40	1558	215,9	102	57,7	27,5	14
41	1665	189,8	107	44,7	21,3	18
42	1836	154,2	171	38,6	18,4	16
43	1934	111,5	98	26,3	12,6	18
44	2065	189,9	131	34,7	16,6	30
45	2366	200,9	301	34,5	16,4	34
46	2289	206,1	?	40,4	19,3	26
47	2337	190,9	?	43,8	20,9	19

Der wahrscheinliche Werth W der individuellen Abweichungen sowie die Grössen F und P fehlen bei einem Theile der Beobachtungsreihen, aus dem Grunde, weil letztere zu klein erschienen, um diese Constanten mit einiger Genauigkeit zu bestimmen. Auch die vollständig ausgerechneten Beobachtungsreihen sind zum Theile sehr klein, woraus es sich erklärt, dass die gefundenen Werthe von N und W nicht continuirlich wachsen mit der Körperlänge. Ehe jedoch eine Correctur dieser Resultate versucht wird, erscheint es nothwendig, sich darüber zu vergewissern, dass die individuellen Verschiedenheiten auch unter diesen geänderten Voraussetzungen der allgemeinen Theorie Folge leisten. In dieser Absicht wurden in sämmtlichen Beobachtungsreihen, für welche W bestimmt war, die individuellen Abweichungen in Vielfachen von ± W ausgedrückt. Dadurch wurde es möglich, die genannten Beobachtungsreihen zusammenzufassen und es ergab sich als Gesammtresultat:

Grösse der individuellen Abweichungen	Zahl der individuellen Abweichungen	
	Beobachtung	Theorie
Zwischen — 5 W und — 4 W	0	1
— 4 W „ — 3 W	5	6
— 3 W „ — 2 W	16	20
— 2 W „ — W	56	50
— W „ ± 0	78	76

Grösse der individuellen Abweichungen	Zahl der individuellen Abweichungen	
	Beobachtung	Theorie
Zwischen ± 0 und + W	84	76
+ W „ + 2 W	42	50
+ 2 W „ + 3 W	17	20
+ 3 W „ + 4 W	6	6
+ 4 W „ + 5 W	2	1
Summa	306	306

Die Uebereinstimmung dieser beiden Reihen von Häufigkeitszahlen ist, den Umständen entsprechend, sehr befriedigend. Dieselbe
tritt schon bei den einzelnen Beobachtungsreihen sehr deutlich hervor. Da es jedoch zu weit führen würde, die Häufigkeitszahlen der
individuellen Abweichungen für sämmtliche Beobachtungsreihen wiederzugeben, mag es genügen, wenn nur die beiden grössten Beobachtungsreihen berücksichtigt werden. Bei diesen ergaben sich:

Individuelle Abweichungen ±	I		II	
	Beobachtung	Theorie	Beobachtung	Theorie
Zwischen 0 und W	15	15	18	17
„ W „ 2 W	11	10	10	11
„ 2 W „ 3 W	3	4	4	5
„ 3 W „ 4 W	0	1	2	1
„ 4 W „ 5 W	1	0	0	0
Summa	30	30	34	34

Die mit I bezeichnete Beobachtungsreihe entspricht einer Körperlänge von 44 Centimeter, und die mit II bezeichnete einer Körperlänge von 45 Centimeter. Die zugehörigen Werthe von N und W
dagegen finden sich in obiger Tabelle XX verzeichnet.

Nachdem auf diesem Wege der Beweis geführt ist, dass die
Theorie der individuellen Abweichungen auch Anwendung findet auf
das Körpergewicht des Fötus, wenn man dieses als abhängig von
der Körperlänge betrachtet, erübrigt es, die Correctionen zu betrachten, welche an der Tabelle XX vorgenommen wurden.

Diese Correctionen begründen sich auf die Voraussetzung, dass mit
zunehmender Körperlänge der Werth der Norm und der wahrscheinliche Werth der individuellen Abweichungen eine stetige Aenderung
erfahre, und dass sprungweise Aenderungen ausgeschlossen werden
können. Diese Voraussetzung ist offenbar eine solche, die den
Wachsthumsverhältnissen durchaus entspricht und als unabweisbar

betrachtet werden darf. Indem man nun die gefundenen Werthe der Norm des Körpergewichtes in grossem Massstabe aufzeichnet als rechtwinklige Ordinaten von Abscissen, deren Länge der Körperlänge entspricht, erhält man ein übersichtliches Bild des Wachsthumes der Norm, in welches man, unter genauer Berücksichtigung der Fehler F eine Curve eintragen kann, welche als endgültiges Resultat der Beobachtung betrachtet werden darf. Auf diesem Wege sind die Werthe entstanden, welche unten in Tabelle XXII als corrigirte Werthe der Norm verzeichnet sind. In ähnlicher Weise könnte man auch bezüglich der wahrscheinlichen Werthe der individuellen Abweichungen verfahren. Diese sind aber durch die Beobachtung viel weniger genau bestimmt als die Norm, so dass es vorzuziehen ist einen anderen Weg einzuschlagen.

Die späteren Betrachtungen werden lehren, dass in der Zeit von der Geburt bis zum vollendeten Wachsthume das Verhältniss des wahrscheinlichen Werthes W der individuellen Abweichungen zur Norm N des Körpergewichtes nahezu constant bleibt, so dass man annäherungsweise setzen kann:

$$\frac{W}{N} = a,$$

wobei a eine Constante und zwar einen ächten Bruch bezeichnet. Die vorliegenden Beobachtungen ergeben nun folgende Werthe für a.

Tabelle XXI.

Körpergewicht des Fötus, abhängig gedacht von der Körperlänge.

Verhältnisszahl: $\frac{W}{N} = a$.

Körperlänge in Centimetern	a	Körperlänge in Centimetern	a
13	0,135	37	0,144
14	0,082	38	0,175
17	0,105	39	0,071
18	0,085	40	0,139
19	0,095	41	0,114
23	0,111	42	0,084
24	0,073	43	0,058
27	0,069	44	0,092
28	0,173	45	0,085
33	0,114	46	0,090
35	0,115	47	0,082
36	0,049		

Die für die Constante a gefundenen Werthe schwanken offenbar während der ganzen hier berücksichtigten Wachsthumsperiode um

einen Mittelwerth. Berücksichtigt man die Zahl der Einzelbeobachtungen, welche zu den verschiedenen Bestimmungen von a verwendet
wurden, so ergibt sich der genannte Mittelwerth

$$a = 0{,}095.$$

Dieser gilt zunächst nur für Früchte von 13—47 Centimeter Körperlänge. Für das Körpergewicht von Früchten geringerer Körperlänge
scheint nämlich a etwas grösser zu sein, was seinen Grund wohl
darin findet, dass für diese die Eintheilung nach Intervallen von
einem ganzen Centimeter Körperlänge unzureichend ist. Das Körpergewicht erfährt bei diesen, wenn die Körperlänge um einen Centimeter zunimmt, verhältnissmässig eine so erhebliche Aenderung, dass
es wohl nothwendig wird, diese kleineren Früchte in Zukunft mit
dem Millimeterstabe zu messen und genauer zu wägen als dieses
bis jetzt geschah.

Berechnet man nun aus dem gefundenen Werthe von a den
wahrscheinlichen Werth der individuellen Abweichungen mit Hülfe
der Gleichung $\quad W = aN = 0{,}095 N,$
so ergeben sich die Zahlen, welche in der folgenden Tabelle als
corrigirte Werthe von W enthalten sind. Vergleicht man diese mit
den direct aus der Beobachtung gezogenen Werthen von W der Tabelle XX, so erkennt man, dass die Differenzen in der Hälfte der
Fälle kleiner sind, als die zugehörigen Werthe der wahrscheinlichen
Fehler P, und dass diese Differenzen den Werth von 5 P niemals
überschreiten.

Tabelle XXII.

Körpergewicht des Fötus, abhängig gedacht von der Körperlänge.

Corrigirte Werthe.

N = Norm des Körpergewichtes. W = wahrscheinlicher Werth der individuellen
Abweichungen desselben. ΔN = Zuwachs der Norm des Körpergewichtes von
Centimeter zu Centimeter Körperlänge.

Körperlänge in Centimetern	N Gramme	W Gramme	ΔN Gramme
4	5	—	—
5	6	—	1
6	8	—	2
7	11	—	3
8	14	—	3
9	18	—	4
10	23	—	5
11	30	—	7
12	38	—	8
13	48	4,6	10
14	60	5,7	12
15	72	6,8	12

Körperlänge in Centimeter	N Gramme	W Gramme	ΔN Gramme
16	85	8,1	13
17	103	9,8	18
18	127	12,1	24
19	152	14,4	25
20	182	17,3	30
21	214	20,3	32
22	248	23,6	34
23	284	27,0	36
24	322	30,6	38
25	360	34,2	38
26	399	37,9	39
27	438	41,6	39
28	480	45,6	42
29	528	50,2	48
30	580	55,1	52
31	635	60,3	55
32	693	65,8	58
33	755	71,7	62
34	850	80,8	105
35	1000	95,0	150
36	1135	108	135
37	1260	120	125
38	1375	131	115
39	1480	141	105
40	1580	150	100
41	1690	161	110
42	1810	172	120
43	1930	183	120
44	2060	196	130
45	2195	209	135
46	2315	220	120
47	2425	230	110

Diese Tabelle enthält das Resultat der gesammten Untersuchung über die Abhängigkeit des Körpergewichtes des Fötus von der Körperlänge. Es mag daher als eine Probe zu der Rechnung erscheinen, wenn man noch prüft, ob die in ihr enthaltenen Werthe von N und W wirklich alle Beobachtungen wiedergeben. In dieser Absicht wurden für sämmtliche Beobachtungsreihen die individuellen Abweichungen von Neuem als Vielfache von W bestimmt, unter Zugrundelegung der Werthe von N und W der Tabelle XXII. Indem nun sämmtliche Beobachtungen von 13 Centimeter Körperlänge an Berücksichtigung finden konnten, gelangte man zu folgenden Ergebnissen (s. S. 141):

Dieses Resultat setzt wohl die Brauchbarkeit der Tabelle XXII ausser allen Zweifel, obwohl die Uebereinstimmung zwischen Theorie und Erfahrung nicht ganz tadellos ist. Namentlich unbequem sind die drei Abweichungen, welche + 5 W allerdings nur um ein Geringes überschreiten. Indessen gelang es nicht, dieselben zu besei-

Grösse der individuellen Abweichungen	Zahl der individuellen Abweichungen	
	Beobachtung	Theorie
Ueber — 5 W	0	0
— 5 W bis — 4 W	0	0
— 4 W „ — 3 W	6	6
— 3 W „ — 2 W	27	23
— 2 W „ — W	44	55
— W „ ± 0	90	86
± 0 „ + W	88	85
+ W „ + 2 W	51	55
+ 2 W „ + 3 W	17	22
+ 3 W „ + 4 W	9	6
+ 4 W „ + 5 W	4	1
Ueber 5 W	3	0
Summa	339	339

tigen, ohne die gemachte Voraussetzung, dass $\frac{W}{N} = a$ constant sei, fallen zu lassen. Spätere Untersuchungen werden jedenfalls eine genauere Bestimmung von a ermöglichen. Soweit sich dies bis jetzt vermuthen lässt, dürfte sich dabei wiederum eine ähnliche Beziehung zwischen N und W ergeben, wie sie oben für die Körperlänge gefunden wurde. Die Grössen W und a würden verhältnissmässig etwas grösser werden, wenn der Werth der Norm des Körpergewichtes von Centimeter zu Centimeter der Körperlänge eine raschere Zunahme zeigt.

Aus den sehr zahlreichen Messungen und Wägungen von Hecker ergibt sich ferner:

Reife Neugeborene, beider Geschlechter.

Norm der Körperlänge   512 Millimeter im Mittel aus 985 Beobachtungen,
„   des Körpergewichtes 3275 Gramm   „   „   „ 1096   „

Es wäre von grossem Interesse zu erfahren, ob zwischen diesen beiden Werthen der Norm auch eine Beziehung in dem Sinne besteht, dass die Norm des Körpergewichtes für Individuen von 512 Millimeter Körperlänge den Werth von 3275 Gramm besitzt und umgekehrt, ob die Norm der Körperlänge für Individuen von 3275 Grm. Körpergewicht ebenso 512 Millimeter beträgt. An sich ist dies wahrscheinlich, aber durch die gegebenen Beobachtungen noch nicht erwiesen. Allein die Kenntniss dieser und analoger Beziehungen würde gestatten, die bisher nur an den Gewichten genauer studirte Bedeutung des Begriffes der Norm des Gesammtorganismus auch an den linearen Dimensionen des menschlichen Körpers zu prüfen.

Die soeben erläuterten Beziehungen zwischen der Körperlänge und dem Körpergewichte des Fötus gewinnen noch ein grösseres Interesse, indem sie zeigen, in welcher Weise man im Allgemeinen die Beziehungen zwischen dem Gewicht des Gesammtkörpers oder seiner Organe und der Körperlänge auffassen kann. Indem man die Norm und den wahrscheinlichen Werth der individuellen Abweichungen des Gewichtes eines Organes für jede Körperlänge bestimmt, gewinnt man an der durch Krankheiten wenig beeinflussten Körperlänge einen Massstab zur Beurtheilung des individuellen Gewichtes dieses Organes. Und dieser Massstab dürfte noch viel genauer werden, wenn man zugleich die verschiedenen Lebensalter trennt und für jedes Lebensalter obige Beziehungen gesondert prüft.

Für die weitere Betrachtung ist man genöthigt zurückzukehren zu der früheren Auffassung des Körpergewichtes in seiner Abhängigkeit vom Lebensalter. Zunächst findet sich eine sehr grosse Anzahl einschlägiger Beobachtungen über das Körpergewicht von reifen Neugeborenen. Die wichtigsten derselben wurden sorgfältig ausgerechnet und in der folgenden Tabelle (s. S. 143) zusammengestellt.

Die Verschiedenheiten zwischen den Werthen der Norm, welche aus den Beobachtungen der verschiedenen Autoren sich ergeben, liegen unzweifelhaft, zum Theile wenigstens, ausserhalb der Grenzen der Bestimmungsfehler. Ob man indessen berechtigt ist, diese auf Stammesverschiedenheiten zwischen den Bevölkerungen der verschiedenen Länder zurückzuführen, erscheint zweifelhaft, sie könnten auch auf Ungleichmässigkeiten in der Bestimmung der Reife der Frucht beruhen. In anderer Weise gestalten sich die Verhältnisse für die wahrscheinlichen Werthe der individuellen Abweichungen. Obwohl man annehmen muss, dass auch diese Stammesverschiedenheiten darbieten, so haben doch sicherlich die Bestimmungsfehler einen grösseren Einfluss auf die Differenzen der einschlägigen Zahlen in vorstehender Tabelle ausgeübt. Diese Differenzen machen sich nothwendiger Weise auch bemerklich in den Bestimmungen der Werthe a, welche ausdrücken, einen wie grossen Bruchtheil der Norm die wahrscheinlichen Werthe der individuellen Abweichungen darstellen. Will man annehmen, dass allen diesen Beobachtungsreihen der gleiche Werth von a zu Grunde liegt, und dass die einzelnen Bestimmungen von a nur die wahrscheinlichsten Werthe darstellen, welche sich aus den einzelnen Beobachtungsreihen statt des wirklichen Werthes von a ergeben, so kann man den letzteren genauer finden als die Mittelzahl aus den einzelnen Bestimmungen dieser Tabelle. Unter Berücksichtigung der verschieden grossen Genauigkeit der letzteren ergibt sich sodann für

Tabelle XXIII.

Körpergewicht von neugeborenen reifen Kindern.

Ohne Nachgeburt, in Grammen.

N = Norm	W = wahrscheinlicher Werth der individuellen Abweichungen	F = wahrscheinlicher Fehler bei der Bestimmung von N	P = wahrscheinlicher Fehler bei der Bestimmung von W	$a = \frac{W}{N}$	Zahl der Beobachtungen	Beobachter	Ort der Beobachtung	Bemerkungen
Knaben								
3200	333	42,0	20,0	0,104	63	Quetelet	Brüssel	
3238	286	13,2	6,3	0,088	500	Elsässer	Stuttgart	W corrigirt.
3316	—	—	—	—	1312	Veit	Rostock	
3259	—	—	—	—	100	Haake	Leipzig	
3310	—	—	—	—	573	Hecker	München	
3199	379	24,0	11,5	0,118	260	Casper u. Liman	Berlin	
3425	354	36,2	17,3	0,103	100	Roberts	Edinburg	W corrigirt.
3408	310	58,6	27,9	0,091	28	Casper u. Liman	Berlin	Wägungen von Leichen.
Mädchen								
2910	412	55,0	26,2	0,142	56	Quetelet	Brüssel	
3151	271	12,6	6,0	0,086	500	Elsässer	Stuttgart	W corrigirt.
3217	—	—	—	—	1238	Veit	Rostock	
3183	—	—	—	—	100	Haake	Leipzig	
3230	—	—	—	—	523	Hecker	München	
3072	332	22,0	10,5	0,108	240	Casper u. Liman	Berlin	
3279	316	32,5	15,5	0,096	100	Roberts	Edinburg	W corrigirt.
3205	252	44,5	21,2	0,079	32	Casper u. Liman	Berlin	Wägungen von Leichen.

NB. Die Correcturen von W beziehen sich auf die Tabellirungsfehler. Bezüglich der Wägungen von Casper und Liman ist zu bemerken, dass diese Beobachter fast immer nur ganze preussische Civilpfunde gleich 467,71 Gramm ausgewogen haben. Deshalb gruppirt man ihre Beobachtungen zweckmässiger Weise von 2½—3½, ferner 3½—4½ Pfunden u. s. w. Als Beobachtungswerthe kommen dann für die verschiedenen Intervalle 3, 4 u. s. w. Pfund in Rechnung. Der Werth der Norm aus einer solchen Tabelle stimmt ziemlich genau mit dem Werthe der Norm, den man aus der Summe der einzelnen Wägungen bestimmt und beide Beobachtungsreihen stehen in bester Uebereinstimmung mit der Theorie der individuellen Verschiedenheiten, vorausgesetzt, dass man die grossen Beobachtungsfehler oder bei der Rechnung nach der, in der soeben erwähnten Weise construirten Tabelle die Tabellirungsfehler berücksichtigt.

neugeborene Knaben die Grösse $a = \dfrac{W}{N} = 0,0992$ und für neugeborene Mädchen a = 0,0959, und als Gesammtmittel ohne Berücksichtigung des Geschlechtes a = 0,0975. Diese drei Zahlen stimmen so nahe mit einander überein, dass jene Voraussetzung, welche zu ihrer Berechnung führte, dadurch eine weitere Stütze empfängt und sicherlich annähernd wenigstens richtig erscheint.

Die Untersuchungen von Chaussier[1], Hofmann, Bartsch, Breslau, v. Siebold und Haake haben in übereinstimmender Weise ergeben, dass das Körpergewicht in den ersten Tagen nach der Geburt eine nicht unbeträchtliche Abnahme erfährt. Haake, welcher die zahlreichsten nnd zugleich sehr sorgfältigen Wägungen betreffs dieser Thatsache publicirte, hat seine Beweisführung an die Betrachtung der Zu- und Abnahme des individuellen Gewichtes jedes einzelnen Kindes geknüpft. Seine Wägungen gestatten jedoch ausserdem die Anwendung der generalisirenden Methode. Ich habe daher Haake's Wägungen der Berechnung nach der Methode der kleinsten Quadrate unterzogen; die Ergebnisse sind in folgender Tabelle zusammengestellt.

Tabelle XXIV.

Körpergewicht von Knaben

in den ersten Tagen nach der Geburt.

Nach Beobachtungen von Haake, Monatschr. f. Geburtskunde Bd. 19, berechnet.

Zahl der Beobachtungen: für jeden Tag 59.

Alter	N = Norm	W = wahrscheinlicher Werth der individuellen Abweichungen	F = wahrscheinlicher Fehler bei der Bestimmung von N	P = wahrscheinlicher Fehler bei der Bestimmung von W
	Gramm	Gramm	Gramm	Gramm
Gleich nach der Geburt	3262	269	35,0	16,7
1. Tag	3128	255	33,1	15,8
2. „	3078	258	33,6	16,0
3. „	3122	267	34,7	16,6
4. „	3171	277	36,1	17.2
5. „	3210	279	36,3	17,3
6. „	3253	282	36,7	17,5
7. „	3293	288	37,6	17,9
8. „	3316	284	37,0	17,6
9. „	3345	284	37,0	17,6

---

[1] Chaussier, s. Quetelet, sur l'homme et le développement de ses facultés. Livre II. p. 38. Paris 1835.

Körpergewicht von Mädchen
in den ersten Tagen nach der Geburt.

Nach Beobachtungen von Haake, Monatschr. f. Geburtskunde Bd. 19 berechnet.

Zahl der Beobachtungen: für jeden Tag 41.

Alter	N = Norm Gramm	W = wahrschein- licher Werth der individuellen Abweichungen Gramm	F = wahrschein- licher Fehler bei der Bestimmung von N Gramm	P = wahrschein- licher Fehler bei der Bestimmung von W Gramm
Gleich nach der Geburt	3184	208	32,5	15,5
1. Tag	3042	199	31,0	14,8
2. „	2990	191	29,9	14,2
3. „	3021	192	30,0	14,3
4. „	3055	193	30,2	14,4
5. „	3093	193	30,1	14,3
6. „	3120	193	30,1	14,4
7. „	3131	194	30,4	14,5
8. „	3154	195	30,4	14,5
9. „	3178	189	29,5	14,1

An den täglichen Aenderungen des Werthes der Norm lässt sich die in Rede stehende Gewichtsabnahme in sehr bequemer Weise verfolgen. Die Berücksichtigung der wahrscheinlichen Fehler, F, denen die Bestimmungen der Norm unterworfen sind, lehrt zugleich, dass die Gewichtsabnahme endlich so beträchtlich wird, dass sie unmöglich Bestimmungsfehlern zur Last gelegt werden kann. Sie überschreitet den fünffachen Werth von F ziemlich weit, so dass sie bereits durch diese geringe Zahl von Beobachtungen als vollständig feststehend betrachtet werden darf. Der Vortheil des hier eingeschlagenen Weges der Beweisführung gegenüber dem von Haake betretenen ist gewiss auffällig, indem nach Beendigung der Rechnung sich ein so übersichtliches und vollständig zuverlässiges Resultat ergibt. Nichtsdestoweniger muss indessen die Betrachtungsweise von Haake als ebenso zuverlässig gelten, da er bei allen einzelnen Kindern ohne Ausnahme am ersten Tage eine Gewichtsverminderung fand. Der von Haake betretene Weg hat ausserdem andere Vortheile vor dem hier eingeschlagenen voraus und namentlich den, dass man im Stande ist, sich eine Vorstellung über die Gewichtsveränderungen der einzelnen Fälle zu machen. Unter diesen Gesichtspunkten erscheinen beide Methoden gleichberechtigt, sie ergänzen sich. Aus den Tabellen von Haake kann man ohne Weiteres ersehen, dass die Durchschnittsänderung, welche an der Norm des Körpergewichtes sich vollzieht, nahezu in paralleler Weise an allen

Einzelindividuen vor sich geht. Die unmittelbar nach der Geburt leichteren Kinder bleiben auch in den folgenden Tagen leichter als die übrigen; diejenigen Kinder, welche unmittelbar nach der Geburt sich als verhältnissmässig schwer ergaben, bleiben dieses während der ganzen neuntägigen Periode. Kleinere Differenzen werden hierbei allerdings nicht berücksichtigt, doch möchten diese sich zum Theil durch die wechselnde Füllung des Darmkanales und durch andere kleine, unvermeidliche Fehlerursachen erklären.

Ueber die Veränderungen des Körpergewichtes in den folgenden und späteren Lebensperioden liegen sehr sorgfältige Beobachtungsreihen von Roberts vor. Dieselben beziehen sich zum Theil auf die bevorzugten Klassen der englischen Bevölkerung, zum anderen Theil auf die Handwerkerbevölkerung grosser englischer Städte. Aus denselben geht von Neuem der günstige Einfluss hervor, welchen vortheilhafte Aussenbedingungen auf die Entwickelung des menschlichen Körpers ausüben. Die Norm des Körpergewichtes für die bevorzugten Bevölkerungsklassen liegt überall höher als die Norm des Körpergewichtes der Handwerker. Diese Differenz beträgt:

für 10jährige	600	Gramm,
„ 15 „	5984	„
„ 20 „	9392	„
„ 23—30jährige	7161	„

zu Gunsten der bevorzugten Klassen. Die grosse Wichtigkeit dieses Resultates liegt auf der Hand und bedarf kaum einer Erläuterung.

Es ist zu bedauern, dass die von Roberts gewogenen Individuen nicht zu diesem Zwecke entkleidet wurden. Eine viel geringere Zahl von Einzelwägungen hätte in diesem Falle dennoch ein viel zuverlässigeres Resultat ergeben. Unter den gegebenen Verhältnissen ist man darauf angewiesen, die Correcturen vorzunehmen, welche bereits Quetelet bei seinen Wägungen einführte, nämlich jeweils einen bestimmten Bruchtheil des Werthes der Norm als Gewicht der Kleider in Abzug zu bringen. Quetelet betrachtete den 18. Theil des Körpergewichtes als das Gewicht der Kleidung. Nach einer Bemerkung von Roberts, die Kleidung (des Erwachsenen) wiege 9 Pfund avoirdupois gleich 4083 Gramm, wird es vorzuziehen sein, für die Handwerkerbevölkerung den 16. Theil des direct gefundenen Körpergewichtes in Rechnung zu setzen. Indem man aber diesen Abzug auf einen constanten Fehler zurückführt, der in gleicher Weise jedes einzelne Wägungsresultat um ein Sechzehntel des aus der Beobachtung unmittelbar berechneten Werthes der Norm zu gross werden liess, bleibt der wahrscheinliche Werth der individuellen Abweichungen, sowie die Grössen F und P von dieser Correctur unbeeinflusst. Die Rechnung ergibt sodann nach der Umsetzung in metrisches Gewicht für die Handwerkerbevölkerung grosser englischer Städte folgendes Resultat.

Tabelle XXV.

Körpergewicht der Handwerkerbevölkerung grosser englischer Städte, nach Abzug des Gewichtes der Kleidung.

Alter am letzten Geburtstage Jahre	N = Norm Gramm	W = wahrscheinlicher Werth der individuellen Abweichungen		F = wahrscheinlicher Fehler bei der Bestimmung von N Gramm	P = wahrscheinlicher Fehler bei der Bestimmung von W Gramm	Zahl der Beobachtungen
		uncorrigirt Gramm	corrigirt Gramm			
4	17503	1723	1507	376	179	21
5	21262	1942	1805	146	70	176
6	23044	1652	1542	91	44	327
7	24188	1873	1783	75	36	631
8	25097	1971	1885	61	29	1038
9[1])	26606	2203	2117	64	30	1203
10	28200	2278	2202	68	32	1126
11	29550	2683	2613	86	41	979
12	31341	2622	2545	106	50	615
13	33281	3030	2956	93	45	1054
14	35991	3369	3260	74	35	2094
15	41156	4224	4210	140	67	910
16	46238	4400	4310	137	65	1038
17	49509	4103	4031	183	87	504
18	52434	4582	4528	378	180	147
19	54609	4251	4208	415	198	105
20	55528	3618	3571	439	209	68
21—22	57581	4417	4365	458	218	93
23—30	59109	4852	4809	441	210	121
23—50	60037	5147	5111	432	206	142

NB. Die Correcturen des Werthes W beziehen sich sowohl auf die Fehler, welche durch die Tabellirung als auf diejenigen, welche durch das Wachsthum bedingt sind.

Aehnliche Wachsthumsverhältnisse ergeben sich aus den Wägungen, welche Roberts anstellte an Knaben und Männern der bevorzugten Klassen der Bevölkerung Englands. Die folgende Tabelle enthält die aus seinen Beobachtungen berechneten Werthe. Bezüglich derselben ist zu bemerken, dass für das Gewicht der Kleidung an den direct aus der Beobachtung sich ergebenden Werthen der Norm der siebzehnte Theil in Abzug gebracht wurde. Ferner wurden die Tabellirungs- und Wachsthumscorrecturen der Werthe von W vollständig durchgeführt.

---

1) Corrigirbarer Druckfehler in Roberts' Tabelle: Zwischen 63 und 70 engl. Pfund wogen 353 statt 253 Knaben.

Tabelle XXVI.

Körpergewicht der bevorzugten Klassen der Bevölkerung Englands.

Alter	Norm	Wahrscheinlicher Werth der individuellen Abweichungen	Zahl der Beobachtungen
	Gramm	Gramm	
10½	28800	1941	74
11½	31140	2282	150
12½	34300	2962	248
13½	37830	3469	473
14½	42360	—[1]	477
15½	47140	5141	541
16½	54780	5053	686
17½	60220	4689	1602
18½	62340	4697	1522
19½	63280	4380	794
20½	64920	4139	391
21½	65030	4317	340
27½	66270	3280	70

Bezüglich des Körpergewichtes beim weiblichen Geschlechte liegen weit weniger Daten vor. Die grossen Wägungstabellen von Bowditch erscheinen mit den Wägungen von Quetelet als die bedeutendste Leistung. Leider sind die Wägungen von Bowditch, wie oben ausführlicher besprochen wurden, nicht geeignet zur Berechnung der wahrscheinlichen Werthe der individuellen Abweichungen. Der aus ihnen sich ergebende Werth der Norm dürfte dagegen grösseres Vertrauen verdienen und eine hinreichend sichere Grundlage gewähren zur Untersuchung der Wachsthumsverhältnisse des Körpergewichtes beim weiblichen Geschlechte. Die folgende Tabelle enthält diese Werthe nach der Umrechnung in metrisches Gewicht. Für das Gewicht der Kleidung wurde nach Quetelet's Vorgang jeweils ein Vierundzwanzigstel des Gesammtgewichtes in Abzug gebracht.

Tabelle XXVII.

Körpergewicht junger Amerikanerinnen aus dem Staate Massachusetts, U. S. A.

Alter am letzten Geburtstage	Norm	Jährlicher Zuwachs der Norm		Zahl der Beobachtungen
Jahre	Gramm	Gramm	Procent[2]	
5	17240	—	—	605
6	18810	1570	9,10	987
7	20630	1820	9,67	1199
8	22620	1990	9,65	1299

[1] Nicht zu bestimmen, wegen eines Druckfehlers in den Tabellen von Roberts.

[2] Gleich $\frac{\Delta N}{N} \times 100$, wenn ΔN den jährlichen Zuwachs der Norm N bezeichnet.

Alter am letzten Geburtstage	Norm	Jährlicher Zuwachs der Norm		Zahl der Beobachtungen
Jahre	Gramm	Gramm	Procent	
9	24800	2180	9,64	1149
10	27100	2300	9,27	1089
11	29930	2830	10,44	936
12	34050	4120	13,77	935
13	38530	4480	13,16	830
14	42790	4260	11,06	675
15	46120	3330	7,78	459
16	48680	2560	5,55	353
17	50210	1530	3,14	233

Für die später folgenden Untersuchungen über das relative Gewicht der einzelnen Organe wird es sich als wünschenswerth herausstellen, die Norm des Körpergewichtes kennen zu lernen ohne Rücksicht auf das Geschlecht. Zu diesem Zwecke wurden aus den gegebenen Tabellen, unter Berücksichtigung der von Quetelet gefundenen Werthe, die Mittelzahlen aus dem Gewichte der männlichen und weiblichen Individuen gesucht. Auf graphischem Wege, durch Aufzeichnen der Resultate in grossem Massstabe wurden endlich aus den gewonnenen Zahlen die Werthe der Norm für das Ende jedes Lebensjahres bestimmt.

Tabelle XXVIII.
Körpergewicht des Menschen,
unter Vernachlässigung der Geschlechtsdifferenz.

Alter	Norm	Jährliche Zunahme der Norm
	Kilogramm	Kilogramm
Reife Neugeborene, vor der Abnabelung, exclusive Fruchtwasser	3,96	—
Reife Neugeborene nach der Abnabelung	3,35	—
Ende des 6. Monats	6,75	—
„ „ 1. Jahres	9,00	5,65
„ „ 2. „	11,85	2,85
„ „ 3. „	14,40	2,55
„ „ 4. „	16,50	2,10
„ „ 5. „	18,35	1,85
„ „ 6. „	20,10	1,75
„ „ 7. „	21,65	1,55
„ „ 8. „	23,20	1,55
„ „ 9. „	24,77	1,57
„ „ 10. „	26,65	1,88
„ „ 11. „	28,70	2,05
„ „ 12. „	31,02	2,32
„ „ 13. „	34,25	3,23
„ „ 14. „	37,62	3,37
„ „ 15. „	41,10	3,48

A l t e r	Norm Kilogramm	Jährliche Zunahme der Norm Kilogramm
Ende des 16. Jahres	45,37	4,27
„ „ 17. „	48,70	3,33
„ „ 18. „	50,65	1,95
„ „ 19. „	52,25	1,60
„ „ 20. „	53,27	1,02
„ „ 21. „	54,10	0,83
„ „ 22. „	54,74	0,64
„ „ 23. „	54,99	0,25
„ „ 24. „	55,23	0,24
„ „ 25. „	55,45	0,22

Aus diesen Tabellen ergibt sich bereits, dass das Wachsthum des Körpergewichtes ähnliche Ungleichmässigkeiten zeigt wie dasjenige der Körperlänge. Etwa am Ende des 8. Lebensjahres lässt die Wachsthumsgeschwindigkeit ein Minimum erkennen, während sie etwa am Ende des 16. Lebensjahres ein Maximum durchläuft. Bequemer gelangt man durch die folgende Tabelle XXIX zu diesem Resultate und diese Tabelle gestattet zugleich die Beziehungen des wahrscheinlichen Werthes der individuellen Abweichungen zu der Wachsthumsgeschwindigkeit in übersichtlicher Weise zu verfolgen. Die Verhältnisszahl a gleich wahrscheinlicher Werth der individuellen Abweichungen getheilt durch den Werth der Norm ist, wie sich aus der Tabelle XXIII ergab, für neugeborene Knaben gleich 0,099 und für die neugeborenen Knaben der arbeitenden Klassen Edinburgs gleich 0,103 zu setzen. Sie nimmt alsdann bis zur Mitte des 7. Lebensjahres ab, um in der Mitte des 16. Lebensjahres einen grössten Werth zu durchlaufen, worauf sie wieder beträchtlich kleiner wird.

Tabelle XXIX.

Körpergewicht, jährliches Wachsthum der Norm und jährliche Aenderungen des wahrscheinlichen Werthes der individuellen Abweichungen im Verhältnisse zu dem Werthe der Norm.

Alter Jahre	Handwerker grosser englischer Städte			Bevorzugte Gesellschaftsklassen Englands		
	Jährliches Wachsthum der Norm		a	Jährliches Wachsthum der Norm		a
	Gramm	Procent		Gramm	Procent	
4½—5½	3759	21,5	0,086	—	—	—
5½—6½	1982	9,3	0,085	—	—	—
6½—7½	1144	5,0	0,067	—	—	—
7½—8½	909	3,3	0,074	—	—	—
8½—9½	1509	6,0	0,075	—	—	—

Alter	Handwerker grosser englischer Städte			Bevorzugte Gesellschaftsklassen Englands		
	Jährliches Wachsthum der Norm		a	Jährliches Wachsthum der Norm		a
Jahre	Gramm	Procent		Gramm	Procent	
$9^{1}/_{2}$—$10^{1}/_{2}$	1594	6,0	0,080	—	—	—
$10^{1}/_{2}$—$11^{1}/_{2}$	1350	4,8	0,078	2349	8,2	0,067
$11^{1}/_{2}$—$12^{1}/_{2}$	1791	6,1	0,088	3160	10,2	0,073
$12^{1}/_{2}$—$13^{1}/_{2}$	1940	6,2	0,081	3530	10,3	0,086
$13^{1}/_{2}$—$14^{1}/_{2}$	2710	8,1	0,089	4530	12,0	0,092
$14^{1}/_{2}$—$15^{1}/_{2}$	5165	14,4	0,091	4780	11,3	—
$15^{1}/_{2}$—$16^{1}/_{2}$	5082	12,4	0,102	7640	16,2	0,109
$16^{1}/_{2}$—$17^{1}/_{2}$	3271	7,1	0,093	5440	9,9	0,092
$17^{1}/_{2}$—$18^{1}/_{2}$	2925	5,9	0,081	2120	3,5	0,078
$18^{1}/_{2}$—$19^{1}/_{2}$	2175	4,2	0,086	940	1,5	0,075
$19^{1}/_{2}$—$20^{1}/_{2}$	919	1,7	0,077	1640	2,5	0,069
$20^{1}/_{2}$—$21^{1}/_{2}$	1027	1,9	0,064	110	0.2	0,064
$21^{1}/_{2}$—$22^{1}/_{2}$	1026	1,8	0,076	207	0,3	0,066
$21^{1}/_{2}$—$27^{1}/_{2}$	—	—	—	206	0,3	0,049

NB. Das jährliche Wachsthum der Norm in Procenten ist gleich $\dfrac{\varDelta N}{N} \times 100$, wenn $\varDelta N$ das jährliche Wachsthum der Norm in Grammen bezeichnet. Die Grösse a ist gleich $\dfrac{W}{N}$ und bezieht sich, genau genommen, auf den Anfangspunkt der gewählten Altersstufen.

Damit sind die hauptsächlichsten Anhaltspunkte über die Wachsthumsverhältnisse der Körperlänge und des Körpergewichtes gegeben. Nur die Periode zwischen der Geburt und dem fünften Lebensjahre konnte verhältnissmässig wenig berücksichtigt werden. Doch bieten die verschiedenen Tabellen die nöthigen Daten, um, im Anschlusse an die Erfahrungen von Quetelet, auf dem Wege der Interpolation die genannte Lücke zu füllen. Die Ergebnisse dieser Operation sind in Tabelle XXX enthalten, sie bilden eine unmittelbare Fortsetzung der Tabelle XIX.

Tabelle XXX.
Wachsthum des Menschen in den ersten Lebensjahren.

Alter	Knaben				Mädchen			
	Körperlänge Centimeter		Körpergewicht Kilogramm		Körperlänge Centimeter		Körpergewicht Kilogramm	
	Norm	$\varDelta N$	Norm	$\varDelta N$	Norm	$\varDelta N$	Norm	$\varDelta N$
Reife Neugeborene .	49	—	3,4	—	49	—	3,3	—
Ende des 1. Jahres .	70	21	9,3	5,9	70	21	8,7	5,4
„ „ 2. „ .	81	11	12,5	3,2	81	11	11,2	2,5
„ „ 3. „ .	90	9	15,5	3,0	90	9	13,3	2,1
„ „ 4. „ .	97	7	18,0	2,5	97	7	15,0	1,7
„ „ 5. „ .	102	5	20,2	2,2	102	5	16,5	1,5
„ „ 6. „ .	107	5	22,2	2,0	107	5	18,0	1,5

$\varDelta N$ bezeichnet die jährliche Zunahme der Norm.

Aus dem umfangreichen Materiale von Beobachtungen, welches in den zahlreichen Tabellen niedergelegt ist, lassen sich, abgesehen von den absoluten Werthen von N und W, eine Reihe allgemeinerer Gesichtspunkte gewinnen. Diese erweitern die analogen Ergebnisse Quetelet's namentlich durch die in der Zwischenzeit gewonnenen Erfahrungen über das fötale Wachsthum, sowie durch alle die Beziehungen, welche die hier zum ersten Male bestimmten wahrscheinlichen Werthe der individuellen Abweichungen zu der Wachsthumsgeschwindigkeit aufweisen. In Kürze können dieselben in folgende Sätze zusammengefasst werden.

1. Die Körperlänge und das Körpergewicht ist für das männliche Geschlecht im Allgemeinen grösser als für das weibliche. Nur zwischen dem 12. und 15. Lebensjahre nach der Geburt erreicht oder übersteigt die Norm der Körperlänge und des Körpergewichtes der Mädchen die Norm des männlichen Geschlechtes. Diese Erscheinung hängt zweifelsohne mit der frühzeitigeren Entwickelung der Pubertät bei Mädchen zusammen.

2. Das Wachsthum der Norm ist kein gleichmässiges, es erleidet in den verschiedenen Lebensjahren mehrfache Beschleunigungen und Verzögerungen.

Die Wachsthumsgeschwindigkeit der Norm der Körperlänge und des Körpergewichtes ist am grössten in den letzten Monaten der Fötalperiode. Nach der Geburt verlangsamt sich dieselbe mehr und mehr bis etwa zum 6. bis 9. Lebensjahre. Von da an wird sie wieder rascher, um etwa im 13. bis 16. Lebensjahre einen grössten Werth zu erreichen. Nach dieser Zeit wird die Wachsthumsgeschwindigkeit allmählich kleiner. Während aber die Körperlänge spätestens mit dem 30. Lebensjahre vollständig entwickelt ist, nimmt die Norm des Körpergewichtes auch nach dieser Zeit noch etwas zu. Im höheren Alter verringert sich sowohl die Norm der Körperlänge als die Norm des Körpergewichtes.

3. Der wahrscheinliche Werth der individuellen Abweichungen der Körperlänge und des Körpergewichtes wird beeinflusst durch die Wachsthumsgeschwindigkeit. Er erscheint verhältnissmässig grösser in den Zeiten rascheren Wachsthumes und kleiner in den Zeiten langsameren Wachsthumes. Nur in der Zeit des Minimum der Wachsthumsgeschwindigkeit der Körperlänge ist die Verkleinerung des wahrscheinlichen Werthes der individuellen Abweichungen nicht sicher beobachtet.

4. Die Wachsthumsgeschwindigkeit und der wahrscheinliche Werth der individuellen Abweichungen erreichen ihre Maxima und

Minima bei Mädchen etwas früher als bei Knaben. Dem entsprechend fällt auch das Ende des Wachsthumes bei Mädchen in eine etwas frühere Zeitperiode.

ZWEITES KAPITEL.

Das Gewicht des Herzmuskels und des Herzens.

Die Arbeitsleistung des gesunden Herzens schwankt unter wechselnden äusseren und inneren Bedingungen innerhalb ziemlich weiter Grenzen. Die Erfahrungen der Physiologie und Pathologie berechtigen jedoch zu dem Schlusse, dass das Gewicht und das Volum des Herzmuskels in einer fest bestimmten Beziehung stehe zu der Grösse seiner durchschnittlichen Arbeitsleistung. Am auffälligsten tritt diese Beziehung hervor bei zahlreichen krankhaften Processen, welche eine dauernde Vermehrung der durchschnittlichen Arbeitsleistung des Herzmuskels bedingen. In solchen Fällen erfolgt regelmässig mit der Zeit, wenn die allgemeinen Ernährungsverhältnisse dieses gestatten, eine Vermehrung der Muskelmasse des Centralorganes des Kreislaufes. Es liesse sich nun die Arbeitsleistung des Herzens in befriedigender Weise bestimmen aus der Stromgeschwindigkeit des Blutes, dem Blutdrucke und dem Querschnitte der Aortenwurzel. Allein namentlich beim Menschen sind diese Factoren kaum mit genügender Schärfe festzustellen, so dass man für die Zwecke der pathologischen Forschung vorläufig darauf angewiesen ist, auf anderem Wege ein Mass für die Arbeit des Herzens zu suchen.

Ein solches Mass für die vom Herzmuskel geleistete Arbeit kann bei gesunden Individuen gefunden werden in dem Gesammtgewichte der von dem Herzen mit Blut versorgten Gewebe, in dem Gewichte des ganzen Organismus. Der anatomische Bau und die physiologischen Leistungen des Gesammtorganismus bieten bei verschiedenen Individuen so viel Uebereinstimmendes, dass man annähernd wenigstens die zur Blutversorgung sämmtlicher Gewebe nothwendige Arbeitsleistung des Herzens dem Körpergewichte proportional setzen kann. In diesem Falle muss aber das Körpergewicht bei allen Individuen in einem annähernd gleichen Verhältnisse zum Gewichte der Herzmuskulatur stehen, da, wie soeben erwähnt wurde, auch das letztere

der durchschnittlichen Arbeitsleistung des Herzens proportional ist.
Eine vollständige Uebereinstimmung dieser Verhältnisszahl bei verschiedenen Individuen kann jedoch nicht erwartet werden. Der anatomische Bau, wie die inneren und äusseren Lebensbedingungen bieten
in diesem Sinne doch zu grosse Abweichungen dar, so dass die gemachten Annahmen sich in den Einzelfällen nur als annähernd richtig
erweisen. Die relativen Grössen und Gewichte der anatomischen
Bestandtheile des menschlichen Körpers sind individuellen Verschiedenheiten unterworfen, die es unzweifelhaft erscheinen lassen, dass
auch die Grösse der hämodynamischen Arbeit, welche zur Versorgung
der Gewichtseinheit des menschlichen Körpers mit Blut nothwendig
ist, in den einzelnen Fällen Verschiedenheiten darbietet. In gleicher
Weise ist es auch, strenge genommen, unzulässig, a priori anzunehmen,
dass die Gewichtseinheit Herzmuskel bei verschiedenen Individuen
gleiche Triebkräfte erzeuge. Dies gilt nicht einmal für die einzelnen
Theile des gleichen Herzens. Ludwig [1] hat nachgewiesen, dass
beträchtliche Differenzen in dem Wassergehalte der Muskulatur des
rechten und des linken Herzens bestehen. Allein eine annähernde
Richtigkeit wird man der gemachten Annahme immerhin zuschreiben
dürfen, wenn man den Herzmuskel als ein Ganzes betrachtet.

Somit erscheint es gerechtfertigt zu untersuchen, wie viele Ge-
wichtseinheiten des menschlichen Körpers durchschnittlich durch die
Gewichtseinheit Herzmuskel mit circulirendem Blute versorgt werden.
Da dieses Verhältniss in sehr vielen Einzelfällen genau beobachtet
werden kann, ergibt sich endlich ein Mass für die Genauigkeit der
aus den obigen Annahmen gezogenen Schlussfolgerung, dass das
Gewicht des Herzens im Verhältnisse zum Körpergewichte in allen
Fällen gleich gross sei. Es zeigt sich, dass das genannte relative
Herzgewicht individuellen Abweichungen unterworfen ist, deren
wahrscheinlicher Werth zugleich den wahrscheinlichen Fehler darstellt, dem die gezogene Schlussfolgerung unterliegt. Und endlich
wird es sich herausstellen, dass dieser Fehler viel geringer ist, wenn
man die Betrachtungen beschränkt auf gleichalterige Individuen.

Es ist demnach die Aufgabe gestellt, das Verhältniss des Körpergewichtes zum Herzmuskelgewichte einer näheren Prüfung zu unterziehen. In Tabelle LXVI des Anhanges sind eine Reihe eigener
Beobachtungen zusammengestellt, welche sich sämmtlich auf Leichen
beziehen, in denen keine pathologischen Veränderungen nachgewiesen

---

1) C. Ludwig, Einige Bemerkungen zu Valentin's Lehren vom Athmen und
vom Blutkreislaufe. Zeitschr. f. rat. Medicin. Bd. 3. 1845.

werden konnten, die geeignet gewesen wären, erhebliche Aenderungen des Körpergewichtes und des Herzmuskelgewichtes herbeizuführen. Allerdings ist anzunehmen, dass mindestens das Körpergewicht vielleicht auch das Herzgewicht bei vielen Leichen um einen geringen Bruchtheil zu klein gefunden wurde, da die in Betracht kommenden Individuen der Mehrzahl nach einige Tage vor dem Tode erkrankt waren. Der dadurch bedingte Fehler scheint indessen gering zu sein, und vorläufig kann er aus Mangel an vollständig tadellosem Beobachtungsmaterial nicht vermieden werden. Bei der Bestimmung des Gewichtes der Herzmuskulatur wurde letztere mit äusserster Sorgfalt von den anhängenden Theilen der grossen Gefässstämme, der Herzklappen, der Fett- und Bindegewebsmassen reinpräparirt, die Blutgerinnsel sorgfältig entfernt und der Herzmuskel vor der Wägung mit einem reinen Tuche unter leichtem Drucke abgetrocknet. Zur Erleichterung der Präparation wurde vorher das Herz mit den üblichen Schnitten eröffnet, und die Vorhöfe von den Ventrikeln getrennt. Nach der Präparation schien es zweckmässig, Vorhöfe und Ventrikel getrennt zu wägen, die Summe dieser beiden Wägungsresultate bildet alsdann das Herzmuskelgewicht. Berechnet man aus diesen Beobachtungen, mit Ausschluss der wenigen Fälle, in welchen Spuren von chronischer käsiger Pneumonie vorlagen, die Verhältnisszahl: Körpergewicht getheilt durch das Gewicht der Herzmuskulatur, so erhält man folgende Zahlen (s. S. 156).

Bei der Betrachtung dieser Zahlenreihe fällt zunächst auf, *dass das Verhältniss des Körpergewichtes zum Herzmuskelgewichte in den verschiedenen Altersperioden keinen sehr erheblichen Aenderungen unterliegt.* Man kann daher annehmen, die mechanische Arbeit, beziehungsweise die Gewichtsmenge Herzmuskel, welche durchschnittlich erforderlich ist, um die Gewichtseinheit des Körpers mit Blut zu versorgen, bleibe annähernd für alle Lebensalter, innerhalb der Grenzen der Beobachtung vom 7. Fruchtmonat bis zum 46. Lebensjahre, constant.

Auf Grund dieser Annahme folgt aber aus den vorliegenden Beobachtungen die Norm des relativen Gewichtes: Körpergewicht getheilt durch das Gewicht der Herzmuskulatur gleich 216 und der wahrscheinliche Werth der individuellen Abweichungen gleich $W = 16,9$. Durchschnittlich ist demnach 1 Gramm Herzmuskulatur erforderlich, um den Blutumlauf in 216 Gramm Körpersubstanz in normaler Weise aufrecht zu erhalten. Wenn dieses Resultat für den Durchschnitt des Gesammtkörpers zutrifft, so hat es doch für die Blutcirculation in den einzelnen Gefässprovinzen geringe Bedeutung. Diese bieten

Tabelle XXXI.
Körpergewicht getheilt durch Herzmuskelgewicht.

Laufende Nummer der Beobachtung	Körpergewicht getheilt durch Herzmuskelgewicht	Alter	Geschlecht
2	251	7. Fruchtmonat	w
3	229	7. „	w
4	192	Reife Neugeborene	m
5	220	„ „	w
7	193	„ „	w
8	185	2 Monate	m
9	240	9 „	w
10	198	14 „	m
12	225	18 „	w
13	256	18 „	w
14	235	21 „	m
15	236	23 „	w
16	207	30 „	w
17	206	30 „	m
18	214	33 „	m
19	195	36 „	w
20	174	36 „	w
22	216	39 „	m
24	205	42 „	w
25	207	45 „	m
26	180	47 „	m
28	189	4 Jahre	m
29	181	4 „	m
30	215	$4^{1}/_3$ „	w
31	195	$4^{1}/_2$ „	w
32	202	$4^{1}/_2$ „	w
33	192	5 „	w
36	196	$6^{1}/_2$ „	w
38	207	16 „	w
39	249	18 „	m
40	219	$18^{1}/_2$ „	m
42	213	19 „	w
43	253	22 „	w
45	244	25 „	m
47	246	28 „	m
48	247	36 „	w
49	276	45 „	w
50	230	46 „	m

NB. Bei dem Körpergewichte der reifen und unreifen Neugeborenen wurde jeweils das Gewicht der Nachgeburt mit inbegriffen nicht aber das Fruchtwasser.

bezüglich der Menge des sie durchströmenden Blutes unzweifelhaft die allergrössten Verschiedenheiten dar. Der wahrscheinliche Werth der individuellen Abweichungen des relativen Herzgewichtes entspricht aber, wie bereits erwähnt, dem wahrscheinlichen Werthe der Fehler, welchen man bei obigen Betrachtungen des Gesammtkreislaufes ausgesetzt ist.

Es ergibt sich auf diesem Wege die physiologische Bedeutung des relativen Gewichtes: Körpergewicht getheilt durch Herzmuskelgewicht sowie diejenige der individuellen Abweichungen desselben in einfacher und sachgemässer Weise. Indessen erübrigt noch, vom rein anatomischen Standpunkte aus .dieses relative Gewicht und namentlich die Beziehungen der Grösse und Häufigkeit seiner individuellen Abweichungen an der Hand der Theorie der relativen Gewichte etwas näher zu prüfen. Die Beobachtungen enthalten nämlich folgendes Resultat.

Grösse der individuellen Abweichungen ±	Zahl der individuellen Abweichungen	
	Beobachtung	Theorie
0 bis W	15	19
W „ 2 W	16	12
2 W „ 3 W	6	6
3 W „ 4 W	1	1
4 W „ 5 W	0	0
Summa	38	38

Ungeachtet einiger Unvollkommenheiten in der Uebereinstimmung der beobachteten und berechneten Häufigkeitszahlen lehrt doch der Vergleich dieser Zusammenstellung, dass auch das relative Herzmuskelgewicht der Theorie der individuellen Abweichungen Folge leistet. Aber ausser diesen Unvollkommenheiten der Häufigkeitszahlen ist noch eine andere Erscheinung etwas auffällig. Beobachtung Nr. 16 bis Nr. 39 zeigen ausschliesslich negative individuelle Abweichungen; Beobachtung Nr. 39 bis Nr. 50 mit einer Ausnahme (Nr. 42) ausschliesslich positive Abweichungen. Da die Beobachtungen einfach nach dem Lebensalter geordnet sind, hätte man dieses nicht erwarten dürfen, wenn die Norm der in Rede stehenden Verhältnisszahl wirklich für alle Lebensjahre dieselbe bleibt. Es erscheint demnach, dass sie im Laufe des Wachsthumes einige, wenn auch nicht erhebliche Veränderungen erleidet. In diesem Falle ist es aber vorzuziehen, das relative Herzmuskelgewicht für die verschiedenen Lebensjahre getrennt zu bestimmen. Bei der physiologischen Erklärung der anatomischen Befunde ist man damit auch in die Lage versetzt, die beiden Annahmen:

dass gleiche Gewichtsmengen Herzmuskel bei gesunden Individuen gleich grosse Triebkräfte erzeugten und

dass bei gesunden Individuen die durchschnittliche Arbeitsleistung des Herzmuskels proportional sei dem Körpergewichte, zu beschränken auf gleiche Lebensalter, wodurch man der Wahrheit jedenfalls näher kommt. Die Berechnung nach der Methode der kleinsten Quadrate ergibt alsdann folgende Werthe für das relative Herzgewicht.

Tabelle XXXII.

Körpergewicht getheilt durch das Gewicht der Herzmuskulatur.

Alter	N = Norm	W = wahrscheinlicher Werth der individuellen Abweichungen	F = wahrscheinlicher Fehler bei der Bestimmung von N	P = wahrscheinlicher Fehler bei der Bestimmung von W	Zahl der Beobachtungen
Reife Neugeborene[1]	202	—	—	—	3
Erstes und zweites Lebensjahr	225	16,8	6,36	3,04	7
Drittes bis inclusive sechstes Lebensjahr	198	8,69	2,17	1,04	16
Sechzehntes bis inclusive neunzehntes Lebensjahr . . .	222	—	—	—	4
Zweiundzwanzigstes bis inclus. sechsundvierzigstes Lebensj.	249	10,2	4,17	1,99	6

Die grössere Correctheit, welche durch die Berücksichtigung der Altersdifferenzen erzielt wird, macht sich in sehr auffallender Weise in den Häufigkeitszahlen der individuellen Abweichungen geltend. Die Zusammenstellung derselben führt zu folgenden Ergebnissen.

Grösse der individuellen Abweichungen ±	Anzahl der individuellen Abweichungen					
	1. und 2. Lebensjahr		3. bis 6. Lebensjahr		22. bis 46. Lebensjahr	
	Beobachtung	Theorie	Beobachtung	Theorie	Beobachtung	Theorie
0 bis W	4	4	7	8	4	3
W „ 2 W	2	2	6	5	1	2
2 W „ 3 W	1	1	3	2	1	1
3 W „ 4 W	0	0	0	1	0	0
4 W „ 5 W	0	0	0	0	0	0
Summa	7	7	16	16	6	6

Die Verhältnisszahl: Körpergewicht getheilt durch das Gewicht der Herzmuskulatur scheint somit in den verschiedenen Lebensjahren einigen Aenderungen zu unterliegen. Doch wird man auf vorstehende Bestimmungen derselben, in Anbetracht der geringen Zahl der Beobachtungen keinen grossen Werth legen dürfen. Interessanter dagegen ist die gute Uebereinstimmung der beobachteten und der aus der Theorie berechneten Häufigkeitszahlen. Nicht ohne

---

1) Gewicht der Nachgeburt ist im Körpergewichte inbegriffen.

Bedeutung für die Beurtheilung der obigen Betrachtungen ist auch der Umstand, dass die wahrscheinlichen Werthe der individuellen Abweichungen des relativen Herzmuskelgewichtes verhältnissmässig klein sind, und zwar sowohl wenn man alle Beobachtungen vereinigt, als auch wenn man sie nach dem Lebensalter in einzelne Gruppen zerlegt. Sie schwanken zwischen 4,4 und 7,8 Procent des Werthes der Norm, während alle übrigen absoluten und relativen Gewichte des menschlichen Körpers, soweit sie bisher untersucht sind, für den wahrscheinlichen Werth der individuellen Abweichungen 8,5—11 Procent der Norm ergeben. Es müssen somit verhältnissmässig genaue Beziehungen zwischen dem Körpergewichte und dem Herzmuskelgewichte bestehen.

Auf Grund der Ausführungen des vierten Kapitels des ersten Theiles ist man im Stande, mit Hülfe des relativen Herzmuskelgewichtes das individuelle Herzmuskelgewicht zu berechnen, wenn das Körpergewicht einer Leiche bekannt ist. Bezeichnet man mit c den Werth der Norm des relativen Herzmuskelgewichtes für ein bestimmtes Lebensalter und ferner mit K das Körpergewicht einer gegebenen Leiche, so wird das individuelle Herzmuskelgewicht h derselben mit grösster Wahrscheinlichkeit gefunden gleich

$$h = \frac{K}{c}$$

Der wahrscheinliche Fehler einer solchen Bestimmung würde nach dem oben Gesagten 4 bis 8 Procente betragen, also viel kleiner sein, als er für die Berechnung des Gewichtes des ganzen Herzens im vierten Kapitel des ersten Theiles bestimmt wurde. Zur Veranschaulichung der Genauigkeit dieser Berechnungsmethode mögen folgende Beispiele dienen, welche sich auf Individuen zwischen dem 22. und 46. Lebensjahre beziehen. In diesem Falle ist c = 249 und das individuelle Gewicht des Herzmuskels berechnet sich aus dem Körpergewichte K nach der Formel $h = \frac{K}{249}$.

Laufende Nummer der Beobachtung	H = beobachtetes Gewicht der Herzmuskulatur Gramm	h = berechnetes Gewicht der Herzmuskulatur Gramm	Fehler = h − H Gramm
43	163	166	+ 3
45	229	225	− 4
47	232	229	− 3
48	160	159	− 1
49	213	236	+ 23
50	200	184	− 16
Summa	1197	1199	+ 26 − 24

Berechnet man den wahrscheinlichen Fehler dieser Bestimmungen, so ergibt sich dieser gleich 8,6 Gramm oder 4,3 Procent. Ausgedehntere Beobachtungsreihen werden sicherlich im Stande sein, die hier gewonnenen Resultate zuverlässiger und genauer zu begründen.

Für die individualisirende Methode der pathologisch-anatomischen Untersuchung gewinnt diese Bestimmung des individuellen Herzgewichtes aus dem Körpergewichte grosse Bedeutung, wenn es sich darum handelt, Vergrösserungen oder Verkleinerungen des Herzmuskels nachzuweisen. Bequemer ist aber zu diesem Zwecke die directe Prüfung der Verhältnisszahl: Körpergewicht getheilt durch Herzmuskelgewicht. Um eine Vorstellung zu gewähren über die Zuverlässigkeit der dabei zu erwartenden Resultate, folgen hier zwei Einzelfälle von Herzhypertrophie, ein geringgradiger Fall, welcher ohne Gewichtsbestimmung nicht wohl zu diagnosticiren gewesen wäre, und ein zweiter, in welchem die Herzhypertrophie auch durch die einfache Inspection mit aller wünschenswerthen Sicherheit hervortrat.

Erster Fall.

Wilhelm Fries, 20 Jahre alt. Anatomische Diagnose: Chronische interstitielle Nephritis, Hypertrophie des linken Ventrikels des Herzens. Fibrinöse Pericarditis. Chronische fibröse Endarteritis. Hyaline Degeneration der Hirnarterien. Hydrothorax der rechten Seite, geringeren Grades. Bronchiectasie, hypostatische Pneumonie, Lungenödem. Darmkatarrh.

Unterhautfett ziemlich reichlich, nicht ödematös, Muskulatur des Skelettes von mittlerer Entwickelung. Skelett gracil.

Körpergewicht der Leiche 44310 Gramm.

> Gewicht beider Nieren . . . . 214 Gramm,
> „   der Herzmuskulatur . . 282   „
> Durchmesser der Arteria pulmonalis . .' 19,1 Millimeter,
> „   „   „   Aorta adscendens 21,4   „
> „   „   „   Renalis dextra . 4,1   „
> „   „   „   „   sinistra . 4,5   „

Körpergewicht getheilt durch Herzmuskelgewicht = 157.

Die letztere Zahl setzt die scheinbar geringe Herzhypertrophie ausser allen Zweifel. Die Norm der Verhältnisszahl: Körpergewicht getheilt durch Herzmuskelgewicht wird nach obiger Tabelle XXXII für das 20. Lebensjahr gleich 230 gesetzt werden müssen und der wahrscheinliche Werth ihrer individuellen Abweichungen gleich 10. Unter 1000 Beobachtungen an gesunden Menschen wird man demnach höchstens einmal diese Verhältnisszahl gleich 180 und niemals kleiner antreffen; der beobachtete Werth 157 ist unzweifelhaft auf Rechnung der Erkrankung zu setzen.

Zweiter Fall.

Wilhelm Schmidt, 56 Jahre alt. Anatomische Diagnose: Allgemeine fibröse und atheromatöse Arteriitis, chronische interstitielle Nephritis mit Schrumpfung. Hypertrophie und Dilatation des linken Ventrikels des Herzens. Alte, central erweichte Thromben im r. Ventrikel und im r. Vorhofe. Hämoptoische Infarcte in beiden Lungen. Alter Infarct der Milz. Embolischer Pfropf in einem Zweige der r. Nierenarterie. Alter Erweichungsherd im l. Streifenhügel. Venöse Hyperämie der Leber.

Unterhautzellgewebe fettarm, Muskulatur des Skelettes von mittlerer Entwickelung. Skelett kräftig, Thorax lang und breit.

Körperlänge . . . . 155 Centimeter
Körpergewicht der Leiche . . . 575,00 Gramm.
Gewicht beider Nieren . . . . . 228 Gramm
„ der Herzmuskulatur . . . 568 „
Durchmesser der Arteria pulmonalis . . 32,5 Millimeter
„ „ „ Aorta adscendens 32,8 „
„ „ „ Renalis dextra . 5,7 „
„ „ „ „ sinistra . 6,0 „
Körpergewicht getheilt durch Herzmuskelgewicht = 101.

Wenn die Herzhypertrophie in diesem Falle bereits ohne Wägung ausser Zweifel war, so tritt doch ihre ganze Bedeutung durch letztere erst in ihr volles Licht. In Ermangelung von Bestimmungen, welche sich genauer auf die Lebensperiode beziehen, der dieser Fall angehört, mögen die Ergebnisse der fünften Beobachtungsreihe der Tabelle XXXII der weiteren Betrachtung zu Grunde gelegt werden. Die Norm des relativen Herzmuskelgewichtes betrug daselbst 249 und der wahrscheinliche Werth seiner individuellen Abweichungen 10,2. Als äusserste untere Grenze dieses relativen Gewichtes folgt somit N — 5 W = 198. Es empfiehlt sich aber die Annahme, dass möglicherweise vor der Erkrankung die in Rede stehende Verhältnisszahl einen sehr geringen Werth gehabt habe, weil die Leiche im Ganzen fettarm, aber ziemlich muskulös erscheint und weil bei solchen fettarmen und muskulösen Individuen häufiger ein relativ grosses Herzmuskelgewicht gefunden wurde. Der beobachtete Werth 101 ist indessen kaum grösser als die Hälfte dieser Zahl und somit folgt mindestens, dass als Folge der Erkrankung das Herzmuskelgewicht im Verhältnisse zum Körpergewichte nahezu verdoppelt ist. Die chronische Erkrankung der Nieren, beziehungsweise die durch diese bedingte Circulationsstörung in den Nierenarterien kann für eine so erhebliche Herzhypertrophie nicht wohl direct und allein verantwortlich gemacht werden. Die Thatsachen nöthigen zu der

Annahme, dass die Veränderungen der Wandungen des gesammten
Arterienbaumes und vielleicht eine abnorme Beschaffenheit des Blutes
den grösseren Theil der Herzhypertrophie bedingt haben. Namentlich hat man dabei zu berücksichtigen, dass nicht nur die Innenfläche
der Arterien erheblich uneben, sondern auch ihre elastische Nachgiebigkeit bedeutend vermindert gefunden wurde. So gestaltet sich
die Deutung für den speciellen vorliegenden Fall. Im Allgemeinen
aber erkennt man, dass durch die genaue Wägung des reinpräparirten
Herzmuskels und des Gesammtkörpers erst eine genauere Prüfung
der Grösse und der Bedeutung der Herzhypertrophie ermöglicht wird.
Nach den Resultaten der Wägung wird man nimmermehr die Herzhypertrophie bei chronischer Nephritis ableiten von einer Behinderung
des Blutstromes in den Nierenarterien, obgleich letztere durch meine
früheren Untersuchungen in bestimmtester Weise nachgewiesen ist.
Sie würde sich aber erklären, wenn in allen Zweigen der Arteria
Aorta eine Circulationsstörung besteht, ähnlich derjenigen, welche
ich damals in den Nierenarterien gefunden habe.

Eine grosse Schwierigkeit darf indessen nicht übersehen werden.
Man wird kaum mit Sicherheit und Genauigkeit annehmen dürfen,
dass die Gewichtseinheit des hypertrophischen, nicht degenerirten
Herzmuskels gleiche Arbeit leiste, wie die Gewichtseinheit normalen
Muskels. Es wäre denkbar, dass der hypertrophische Muskel einer
grösseren Arbeitsleistung fähig wäre als ein gleich grosser Theil
eines normalen Muskels. Ebensowohl könnte man auch den hypertrophischen Muskel als verhältnissmässig schwächer betrachten. Die
grosse Bedeutung dieser Frage für die gesammte Untersuchungs-
methode ist nicht zu verkennen und ihre baldige Lösung dringend
erwünscht. Vorläufig aber muss man auf eine sichere Beantwortung
derselben verzichten, und man wird für die in ihr enthaltene Lücke
des Wissens und den durch diese bedingten Fehler der Schlussfolgerung einen nicht allzugeringen Spielraum lassen müssen.

Die in Tabelle LXVI des Anhanges niedergelegten Beobachtungen sind nicht zahlreich genug, um aus ihnen für das absolute
Gewicht der Herzmuskulatur den Werth der Norm und den wahrscheinlichen Werth der individuellen Abweichungen für die verschiedenen Lebensalter zu bestimmen. Somit muss diese wichtige Aufgabe weiteren Bemühungen überlassen bleiben. Dagegen erscheint
es gerechtfertigt und für die Zwecke der normalen und pathologischen Anatomie wünschenswerth, das Gesammtgewicht des
Herzens zu untersuchen in dem Zustande, wie es durch den gewöhnlichen Verlauf der Section geliefert wird. Es ergeben sich auf

diesem Wege Resultate, welche namentlich bei der vorläufigen Prüfung des Obductionsbefundes am Secirtische vielfache Dienste leisten werden für die Beurtheilung einzelner Fälle von krankhaften Veränderungen.

Die folgenden Betrachtungen beziehen sich somit auf das Gesammtgewicht des von Blut und Gerinnseln befreiten Herzens: Herzmuskel, Pericardium viscerale und epicardiales Fett, Endocard, Klappen und die Wurzeln der grossen Gefässstämme, soweit letztere von dem Pericard überzogen sind. Sehr viele und sorgfältige Beobachter haben sich bereits mit diesem Gewichte des ganzen Herzens beschäftigt, unter welchen vorzugsweise genannt werden mögen: Lobstein, Bouillaud, Bizot, Clendinning, Krause, Casper und Liman, Reid und Peacock, Boyd, Gluge, Wulff, Blosfeld und Dieberg, Liebig, Bischoff, Lorey. Die von diesen und vielen Anderen veröffentlichten Wägungen des ganzen Herzens bieten ein ungemein reichhaltiges Material und bezüglich des Volums dieses Organes liegen die zahlreichen Bestimmungen von Beneke vor. Allein dieses Material ist so verschiedengestaltig, dass es kaum möglich erscheint, dasselbe in eine einheitliche, grosse Beobachtungsreihe zu vereinigen. Unter diesen Verhältnissen empfiehlt es sich, unter den zuverlässigsten Resultaten der einzelnen Beobachter Auswahl zu halten, und die wichtigsten derselben in aller Kürze zusammen zu stellen. So gewinnt man wenigstens eine annähernde Anschauung über die hier interessirenden Gewichtsverhältnisse.

Zunächst verdienen die Mittelzahlen von R. Boyd Berücksichtigung. Dieselben ergaben sich aus 2086 Sectionen (1025 Männer und 1061 Weiber), welche in den Jahren 1839 bis 1847 in der St. Marylebone Infirmary (London) vorgenommen wurden. Da sie jedoch in englischem Avoirdupois-Gewicht veröffentlicht sind, erschien es nothwendig, dieselben auf metrisches Gewicht umzurechnen. Dabei wurden die von Boyd beobachteten Maximal- und Minimalgewichte vernachlässigt, weil durch sie doch kein richtiges und übersichtliches Bild über die Grenzen der individuellen Gewichte erzielt wird. Bei der Umrechnung würde 1 Pfund avoirdupois gleich 453,59 Gramm und 1 Unze avoirdupois = 28,35 Gramm gesetzt und endlich das genaue Resultat auf Gramme, beziehungsweise Decigramme abgerundet. Neu hinzugefügt wurde die aus den Mittelzahlen von Boyd berechnete Norm des Verhältnisses: Körpergewicht getheilt durch das Gewicht des Herzens (s. S. 164).

Diese Mittelzahlen von Boyd haben nur die Bedeutung von groben Annäherungswerthen, da bei der Aufstellung derselben alle

11*

Tabelle XXXIII.

Norm des Körpergewichtes, Herzgewichtes und der Verhältnisszahl: Körpergewicht getheilt durch Herzgewicht.

Nach R. Boyd, Tables of the weights of the human body and internal organs. Philosophical Transactions of the royal Society of London for the Year 1861. Vol. 151. London 1862.

Umgerechnet in metrisches Gewicht.

Alter	Männlich			Weiblich		
	Körpergewicht Gramm	Herzgewicht Gramm	Körpergewicht getheilt durch Herzgewicht	Körpergewicht Gramm	Herzgewicht Gramm	Körpergewicht getheilt durch Herzgewicht
Todtgeborene Frühgeburten . . .	1290	8,79	147	1177	7,37	160
Reife Todtgeborene	2997	20,4	147	2792	18,4	152
Reife lebend Neugeborene . . .	2296	15,3	150	1919	16,7	115
0— 3 Monate	3260	19,3	169	2778	18,1	153
3— 6 „	3770	24,9	151	3175	22,9	139
6—12 „	5486	33,5	163	4862	30,6	159
1— 2 Jahre	6520	47,1	138	5953	41,7	143
2— 4 „	9072	60,7	149	8377	59,8	140
4— 7 „	11567	78,5	147	11141	65,2	171
7—14 „	19221	120,5	160	17236	124,2	139
14—20 „	30844	216	142	28576	240	119
20—30 „	42141	285	148	39377	257	153
30—40 „	44551	322	138	39462	268	147
40—50 „	46266	327	141	38370	272	141
50—60 „	46270	335	138	39434	296	133
60—70 „	47088	367	128	39406	302	130
70—80 „	48449	373	130	36401	286	127
Ueber 80 „	44905	343	131	35975	291	124

zur Verfügung stehende Leichen, ohne Rücksicht auf Todesursache und pathologische Veränderungen verwendet wurden. Sehr deutlich treten die Mängel dieses Verfahrens hervor an den Verhältnisszahlen: Körpergewicht getheilt durch Herzgewicht. Diese zeigen so starke, unregelmässige Schwankungen, wie sie bei einigermassen richtig gewonnenen Mittelzahlen aus einer so grossen Anzahl von Beobachtungen nicht erwartet werden können. Unter diesen Verhältnissen wird man auch den absoluten Herzgewichten von Boyd keine grössere Genauigkeit zuschreiben dürfen. Will man indessen ein übersichtliches Bild der vorstehend gegebenen Zahlen gewinnen, so empfiehlt es sich, hierzu die graphische Methode in Anwendung zu bringen, indem man die absoluten Herzgewichte construirt als Ordinaten über einer Abscisse, welche das Lebensalter angibt. In diesem Falle erkennt man ziemlich deutlich, dass die Wachsthumscurve des Herzgewichtes annähernd die gleiche Form besitzt, wie die Wachsthumscurve des Körpergewichtes. Die jährliche Wachsthumszunahme der Norm des Herzgewichtes ist am grössten in den ersten Lebensjahren, sie nimmt alsdann etwas ab, um zur Zeit der Pubertätsentwickelung von Neuem etwas grösser auszufallen. Nach dieser Zeit wird das jährliche Wachsthum kleiner und kleiner; es dauert jedoch fort bis in das Greisenalter, zu welcher Zeit das Herzgewicht wieder abzunehmen beginnt. Zwei von diesen Eigenthümlichkeiten der Wachsthumscurve des Herzens verdienen eine etwas sorgfältigere Besprechung.

Das absolute Herzgewicht nimmt während des ganzen Lebens bis zum 70.—80. Jahre zu, um jenseits dieser Grenze wieder etwas geringer zu werden. Clendinning[1]) hat bereits im Jahre 1837 auf diese Erscheinung aufmerksam gemacht und dieselbe durch eine sehr beträchtliche Reihe von Wägungen bewiesen. Sie wurde später in gleicher Weise von Reid[2]) und Peacock[3]) und allen Anderen, welche sich mit dem Gewichte des Herzens älterer Individuen beschäftigten, beobachtet. Auch Beneke[4]) fand in Uebereinstimmung mit jenen früheren Autoren, dass das Volum des Herzens bis zum 50. Lebensjahre wächst.

Eine Erklärung für diese unzweifelhaft festgestellten Thatsachen ist von keiner Seite versucht worden. Und doch ist es sehr auffällig, dass das Gewicht des Herzens bis in das spätere Alter zunimmt, während das Wachsthum aller anderen Organe nach dem 30. bis 36. Lebensjahre verschwindend klein wird. Nur das Gesammtkörpergewicht pflegt nach dieser Zeit, namentlich bei Frauen, noch etwas zuzunehmen, und zwar, wie es scheint, hauptsächlich durch eine Vermehrung des Fettgewebes. Berücksichtigt man den Umstand, dass die genannten Autoren die grosse Mehrzahl aller Leichen, die ihnen zur Verfügung standen, zu ihren Wägungen verwendet haben, so kann es keinem Zweifel unterliegen, dass mindestens ein sehr grosser Bruchtheil ihrer Beobachtungen sich auf

---

1) Clendinning, Facts and Inferences relative to the condition of the vital Organs. Read April 11. 1837. Medico - chirurgical Transactions. London. Second Series. Vol. III. 1838.

2) J. Reid, Tables of the weights of some of the most important organs of the body at different periods of life. London and Edinburgh monthly Journal of medical Science. Vol. III. 1843.

3) Peacock, Ebenda. Vol. VII. New Series. Vol. I. 1846—1847.

4) Beneke, Ueber das Volum des Herzens und die Weite der Art. pulmonalis und Aorta adscendens. Schriften der Gesellsch. zur Beförderung der ges. Naturw. zu Marburg. Bd. 11. Supplementheft 2.

Individuen bezieht, deren Gefässsystem an einer der verschiedenen Formen der chronischen Arteriitis erkrankt war. Diese Erkrankung ist bekanntlich im höheren Alter eine so häufige, dass man geneigt sein könnte, die geringeren Grade derselben als normale senile Veränderungen aufzufassen. Es scheint dies nun allerdings nicht zulässig zu sein, allein die enorme Häufigkeit der Erkrankung wird durch solche Meinungen doch deutlich veranschaulicht. Wenn man daher auch annehmen will, dass die sehr hochgradigen Fälle von Atheromatose, von Endarteriitis, Mesarteriitis, Periarteriitis, von Verfettungen und Verkalkungen der Gefässwände, ebenso wie die sehr auffälligen circumscripten und diffusen Erweiterungen und Verengerungen des Gefässlumen nicht in die Statistiken aufgenommen wurden, so bleiben doch noch hinreichend viele Fälle von weniger auffälliger Erkrankung des Arteriensystemes übrig. Damit ist aber die Vermuthung gerechtfertigt, dass das weitere Wachsthum des Herzgewichtes im späteren Mannes- und im Greisenalter mindestens zum grössten Theile abhängig sei von den genannten Erkrankungen der Wandungen der grösseren, kleineren und kleinsten Arterien. Diese haben eine sehr beträchtliche Verminderung der elastischen Nachgiebigkeit des Gefässrohres zur Folge, und dadurch bedingen sie eine sehr bedeutende Erschwerung der pulsatorischen Blutbewegung und eine erhebliche Vergrösserung der Arbeitsleistung des Herzens. Unter solchen Verhältnissen ist das anhaltende Wachsthum des Herzens in der zweiten Lebenshälfte begreiflich und nothwendig, allein dieses Wachsthum wird als eine pathologische Hypertrophie des Herzens betrachtet werden müssen. Ein endgültiger Beweis für die Richtigkeit dieser Erklärung ist allerdings mit dem gegenwärtigen Materiale von Beobachtungen nicht zu führen. Diese hat indessen unzweifelhaft eine sehr grosse Wahrscheinlichkeit für sich.

Eine zweite interessante Erscheinung ist die Zunahme der Wachsthumsgeschwindigkeit des Herzgewichtes zur Zeit der Pubertätsentwickelung. Beneke, welcher dieselbe bezüglich des Herzvolums bemerkt hatte, legt auf sie ganz besonderes Gewicht. Da die weiterhin mitzutheilenden Beobachtungen die Beurtheilung dieser Thatsache wesentlich erleichtern, wird es zweckmässig sein, die ausführliche Besprechung derselben zu verschieben.

Aus den Tabellen von Boyd ist man leider nicht im Stande, zuverlässige Anschauungen über die Grösse der individuellen Abweichungen des Herzgewichtes zu gewinnen, da die Tabellen keine Einzelbeobachtungen, sondern nur die Mittelzahlen, die extremen Werthe und die Zahl der angestellten Wägungen enthalten. Um diese Lücke einigermassen zu ergänzen, liegt aber weiteres, sehr reichliches Material vor in den Untersuchungen von Clendinning, Casper und Liman, Reid und Peacock, Blosfeld[1]) und vielen Anderen. Aus diesen wurden die grössten und zuverlässigsten Beobachtungsreihen herausgegriffen und nach der Methode der kleinsten Quadrate berechnet. Dabei schien es jedoch angezeigt, wenigstens alle diejenigen Einzelfälle auszuschliessen, in welchen die anatomische Diagnose gestellt war auf: Chronische Pneumonie, Morbus Brightii, Herzfehler und Erkrankungen der Arterienwand. Auf diesem Wege wurde allerdings die Zahl der Beobachtungen erheblich eingeschränkt, allein unzweifelhaft durfte trotzdem ein genaueres Resultat erwartet werden, wie aus dem ersten Theile dieser Schrift hervorgeht. Die Ergebnisse der Rechnung sowie die Einzelbeobachtungen, gruppirt nach Vielfachen des wahrscheinlichen Werthes der individuellen Abweichungen, sind in folgender Tabelle zusammengestellt.

Tabelle XXXIV.
Norm und wahrscheinlicher Werth der individuellen Abweichungen des Herzgewichtes,
in Grammen.

1. Lebend-Neugeborene Knaben nach Casper's und Liman's Beobachtungen.

$N = 25,6.$ $W = 4,02.$ Zahl der Beobachtungen: 28.

Es finden sich:

Individuelle Abweichungen ±	Bei der Beobachtung	Nach der Theorie
Zwischen 0 und W	17	14
„ W „ 2 W	8	9
„ 2 W „ 3 W	3	4
„ 3 W „ 4 W	0	1
„ 4 W „ 5 W	0	0
Summa zwischen 0 und 5 W	28	28

---

1) Clendinning, Reid und Peacock l. c. Casper und Liman, Handbuch der gerichtl. Medicin. 5. Aufl. 1871. Bd. II. — Blosfeld, Organostathmologie. Henke's Zeitschr. f. Staatsarzneikunde. Bd. 88. 1864.

2. Lebend-Neugeborene Mädchen nach Casper's und Liman's Beobachtungen.

N = 24,9. W = 4,08. Zahl der Beobachtungen: 32.

Es finden sich:

Individuelle Abweichungen ±	Bei der Beobachtung	Nach der Theorie
Zwischen 0 und W	17	16
„ W „ 2 W	10	11
„ 2 W „ 3 W	4	4
„ 3 W „ 4 W	1	1
„ 4 W „ 5 W	0	0
Summa zwischen 0 und 5 W	32	32

3. 10 und 11jährige Knaben nach Reid und Peacock's Beobachtungen.

N = 125,0. W = 12,7. Zahl der Beobachtungen: 8.

Es finden sich:

Individuelle Abweichungen ±	Bei der Beobachtung	Nach der Theorie
Zwischen 0 und W	5	4
„ W „ 2 W	2	3
„ 2 W „ 3 W	1	1
„ 3 W „ 4 W	0	0
Summa zwischen 0 und 5 W	8	8

4. 16 bis (inclus.) 19jährige männliche und weibliche Leichen, nach Reid und Peacock's Beobachtungen.

N = 244. W = 26,7. Zahl der Beobachtungen: 18.

Es finden sich:

Individuelle Abweichungen ±	Bei der Beobachtung	Nach der Theorie
Zwischen 0 und W	11	9
„ W „ 2 W	4	6
„ 2 W „ 3 W	2	2
„ 3 W „ 4 W	1	1
„ 4 W „ 5 W	0	0
Summa zwischen 0 und 5 W	18	18

5. 20 bis (inclus.) 25jährige männliche und weibliche
Leichen, nach Beobachtungen von Reid und Peacock.
N = 276. W = 32,7. Zahl der Beobachtungen: 32.
Es finden sich:

Individuelle Abweichungen ±	Bei der Beobachtung	Nach der Theorie
Zwischen 0 und W	16	16
„ W „ 2 W	12	11
„ 2 W „ 3 W	2	4
„ 3 W „ 4 W	1	1
„ 4 W „ 5 W	1	0
Summa zwischen 0 und 5 W	32	32

6. 30 bis (incl.) 38jährige Männer, nach Beobachtungen
von Reid und Peacock.
N = 298. W = 35,5. Zahl der Beobachtungen: 29.
Es finden sich:

Individuelle Abweichungen ±	Bei der Beobachtung	Nach der Theorie
Zwischen 0 und W	14	15
„ W „ 2 W	9	9
„ 2 W „ 3 W	5	4
„ 3 W „ 4 W	1	1
„ 4 W „ 5 W	0	0
Summa zwischen 0 und 5 W	29	29

7. 30 bis (incl.) 39jährige Weiber, nach Beobachtungen
von Reid und Peacock.
N = 273. W = 23,9. Zahl der Beobachtungen: 22.
Es finden sich:

Individuelle Abweichungen ±	Bei der Beobachtung	Nach der Theorie
Zwischen 0 und W	11	11
„ W „ 2 W	8	7
„ 2 W „ 3 W	1	3
„ 3 W „ 4 W	2	1
„ 4 W „ 5 W	0	0
Summa zwischen 0 und 5 W	22	22

8. 25 bis 50jährige Männer, nach Beobachtungen von
Blosfeld.

$N = 345$. $W = 22,3$.   Zahl der Beobachtungen: 36.

Es finden sich:

Individuelle Abweichungen ±	Bei der Beobachtung	Nach der Theorie
Zwischen 0 und W	15	18
„ W „ 2 W	16	12
„ 2 W „ 3 W	5	5
„ 3 W „ 4 W	0	1
„ 4 W „ 5 W	0	0
Summa zwischen 0 nnd 5 W	36	36

9. 25 bis 50jährige Weiber, nach Beobachtungen von
Blosfeld.

$N = 310$. $W = 32,9$.   Zahl der Beobachtungen: 8.

Es finden sich:

Individuelle Abweichungen ±	Bei der Beobachtung	Nach der Theorie
Zwischen 0 und W	2	4
„ W „ 2 W	5	3
„ 2 W „ 3 W	1	1
„ 3 W „ 4 W	0	0
Summa zwischen 0 und 4 W	8	8

Prüft man zunächst die Uebereinstimmung der Beobachtung mit
der Theorie der individuellen Verschiedenheiten, so erweist sie sich
offenbar am vollkommensten für die Ergebnisse aus den Beobachtungen von Reid und Peacock. Es ist dies zunächst sicherlich
die Folge der sehr sorgfältigen Ausführung der Einzelbeobachtungen,
weiterhin dürfte aber auch dazu beigetragen haben der Umstand,
dass es möglich war, die vier genannten wichtigen Erkrankungsformen aus dem Beobachtungsmateriale auszuschliessen. Es mag
nicht unerwähnt bleiben, dass dabei keine Willkür geübt wurde,
sondern dass alle Beobachtungen berücksichtigt wurden, welche nicht
die Diagnose dieser vier Erkrankungen trugen. Annähernd ebenso
vollkommen ist die Uebereinstimmung zwischen Erfahrung und Theorie
bei den Wägungen von Casper und Liman. Bei diesen fand jedoch keine weitere Auswahl statt; es wurde vielmehr angenommen,
dass unter den Beobachtungen dieser Autoren keine auffällig er-

krankten Kinder enthalten waren. Viel unvollkommener sind dagegen die Ergebnisse der letzten Beobachtungsreihe, welche von B l o s f e l d herrührt. Bereits im vierten Kapitel des ersten Theiles dieser Schrift wurde darauf aufmerksam gemacht, dass diese mangelhafte Uebereinstimmung möglicher Weise von dem Umstande abhängig ist, dass Wägungen der Organe von Repräsentanten sehr verschiedener Volksstämme hier vereinigt wurden. Ausserdem aber muss darauf hingewiesen werden, dass diese Beobachtungsreihe sehr weit aus einander liegende Altersstufen umfasst, wodurch eine weitere Fehlerquelle gegeben ist.

Die Werthe der Norm des Herzgewichtes in dieser Tabelle stehen in ziemlich guter Uebereinstimmung mit den Werthen, welche sich aus B o y d's Tabellen ergeben hatten. Die Differenzen fallen nämlich zum grossen Theile in die Grenzen der Bestimmungsfehler. An anderen Stellen finden sich weniger sicher erklärliche Unterschiede und für diese muss wohl die Hereinbeziehung von Organen erkrankter Individuen verantwortlich gemacht werden. Dieser Vorwurf haftet indessen, wegen der getroffenen Auswahl, den berücksichtigten Beobachtungen von R e i d und P e a c o c k nur in sehr geringem Masse an. Wenn daher auch im Allgemeinen in Beziehung auf die Genauigkeit des Werthes der Norm keiner der beiden Tabellen XXXIII und XXXIV mit Sicherheit ein Vorzug eingeräumt werden kann, so verdienen doch wahrscheinlicher Weise die aus R e i d's und P e a c o c k's Wägungen gezogenen Resultate vorläufig grösseres Vertrauen als die entsprechenden Ergebnisse der Untersuchungen von B o y d. Ebenso scheinen die Beobachtungen von C a s p e r und L i - m a n in Bezug auf die Auswahl des Materiales sehr zuverlässig zu sein. Dagegen ist die von diesen Autoren gebrauchte kleinste Gewichtsabstufung (1 Quentchen = 3,654 Gramme) etwas gross im Verhältnisse zu dem wahrscheinlichen Werthe der individuellen Abweichungen des Herzgewichtes von Neugeborenen. Dieser wahrscheinliche Werth dürfte demnach, wie aus dem sechsten Kapitel des ersten Theiles hervorgeht, etwas zu gross ausgefallen sein. Er beträgt etwa 4 Gramm, also ungefähr den sechsten Theil des Werthes der Norm, während in den späteren Lebensjahren der wahrscheinliche Werth der individuellen Abweichungen etwa ein Zehntel bis ein Neuntel des Werthes der Norm ausmacht.

Für den praktischen Gebrauch eignen sich indessen die bisher bezüglich des Herzgewichtes gegebenen Zahlen nur wenig, weil in ihnen die Bestimmungsfehler sich unvermittelt gegenüber stehen. Dieser Mangel lässt sich indessen leicht beseitigen und aus den

Beobachtungen von Casper und Liman, Reid, Peacock, Blosfeld und Boyd ein ganz befriedigendes und zuverlässiges Gesammtresultat erzielen. Bei der Ausrechnung des letzteren wurde von
Geschlechtsverschiedenheiten abgesehen; vielmehr die für männliche
und weibliche Individuen gewonnenen Zahlen jedes Autors in eine
gemeinsame Beobachtungsreihe zusammengezogen. So ergaben sich
zunächst eine Reihe Bestimmungen der Norm. Ein Theil dieser
bezog sich auf gleiche Lebensjahre; aus diesen wurden unter Berücksichtigung der Zahl der Einzelbeobachtungen Mittelwerthe gezogen und schliesslich das gesammte Resultat in grossem Massstabe
graphisch dargestellt, um einige geringere, noch übrig bleibende Ungenauigkeiten der Bestimmung erkennen und entfernen zu können.
Die Correctur der gefundenen Werthe von W wurde in ähnlicher
Weise bewirkt, wie oben für das Körpergewicht des Fötus. Auf
diesem Wege entstand die folgende Tabelle XXXV, in welcher allerdings die Bestimmungen der wahrscheinlichen Werthe der individuellen Abweichungen nur den Anspruch auf geringe Genauigkeit
machen können. Die Tabelle dürfte aber nichtsdestoweniger für
viele praktische Zwecke ausreichen und deshalb als erster Versuch
einer solchen Zusammenstellung einigen Werth besitzen, um so mehr,
da dieselbe immerhin als viel zuverlässiger und genauer betrachtet
werden muss als die früher gegebenen, aus deren Durcharbeitung
die gegenwärtige hervorging. Die Einzelheiten der Ausrechnung
sind im Anhange enthalten.

Tabelle XXXV.
Das Gewicht des ganzen Herzens,
berechnet nach den Wägungen von Casper-Liman, Blosfeld,
Reid, Peacock und Boyd in Grammen.

Alter	Norm	Jährlicher Zuwachs der Norm	Wahrschein- licher Werth der individuellen Abweichungen
Neugeborene . . .	21	—	3,2
Ende des 6. Monates	30	—	4,7
Ende des 1. Jahres	37	16	5,8
„ „ 2. „	50	13	7,6
„ „ 3. „	60	10	8,8
„ „ 4. „	66	6	9,3
„ „ 5. „	70	4	9,5
„ „ 6. „	77	7	10,1
„ „ 7. „	85	8	10,7
„ „ 8. „	93	8	11.3
„ „ 9. „	103	10	11,9
„ „ 10. „	115	12	12,8

Alter	Norm	Jährlicher Zuwachs der Norm	Wahrscheinlicher Werth der individuellen Abweichungen
Ende des 11. Jahres	130	15	14,4
„ „ 12. „	147	17	16,3
„ „ 13. „	165	18	18,3
„ „ 14. „	184	19	20,4
„ „ 15. „	205	21	22,8
„ „ 16. „	218	13	24,2
„ „ 17. „	230	12	25,5
„ „ 18. „	240	10	26,6
„ „ 19. „	248	8	27,5
„ „ 20. „	254	6	28,2
„ „ 21. „	260	6	28,9
„ „ 22. „	265	5	29,4
„ „ 23. „	270	5	30,0
„ „ 24. „	274	4	30,4
„ „ 25. „	278	4	30,9
„ „ 26. „	282	4	31,3
„ „ 27. „	285	3	31,6
„ „ 28. „	288	3	32,0
„ „ 29. „	291	3	32,3
„ „ 30. „	294	3	32,6
„ „ 31. „	297	3	33,0
„ „ 32. „	299	2	33,2
„ „ 33. „	301	2	33,4
„ „ 34. „	302	1	33,5
„ „ 35. „	303	1	33,6
„ „ 40. „	303	0	—
„ „ 45. „	303	0	—
„ „ 50. „	308	5	—
„ „ 55. „	317	9	—
„ „ 60. „	326	9	—
„ „ 65. „	332	6	—
„ „ 70. „	327	— 5	—
„ „ 75. „	320	— 7	—
„ „ 80. „	313	— 7	—
„ „ 85. „	303	— 10	—

Nicht ohne Interesse verfolgt man die Wachsthumsgeschichte des Herzgewichtes in dieser Tabelle. Bemerkbar ist namentlich die Thatsache, dass nach dem 35. Lebensjahre das Wachsthum der Norm einen Stillstand erfährt, um erst wieder nach dem 45. Lebensjahre aber dann verhältnissmässig rasch zu wachsen. Die Meinung, welche oben über dieses spätere Wachsthum der Norm ausgesprochen wurde, wonach dieses durch die im hohen Alter so häufigen Blutgefässerkrankungen bedingt sei, gewinnt durch diese Formeigenthümlichkeit der Wachsthumscurve eine neue Bestätigung. Es nimmt den Anschein, als ob mit dem 35. Lebensjahre das normale Wachsthum des Herzens im Wesentlichen abgeschlossen sei, während nach dem 45. Lebensjahre bei einer grossen Anzahl von Individuen eine pathologische Herzhypertrophie allerdings nur mässigen Grades beginnt.

Die Abnahme derselben im hohen Alter ist wohl analog der senilen Gewichtsabnahme der übrigen Körperorgane und des Gesammtkörpers.

Fast genau wie die Körperlänge und das Körpergewicht zeigt die Norm des Herzgewichtes am Ende des 5. Lebensjahres ein Minimum der Wachsthumsgeschwindigkeit und am Ende des 15. Lebensjahres ein Maximum. Diese Erscheinung wird vermuthlich bei einer grossen Anzahl anderer Organe in gleicher Weise hervortreten, wie aus der Untersuchung des Gesammtgewichtes dieser, des Körpergewichtes hervorgeht. Sie steht, wie bereits mehrfach erwähnt, in näherer Beziehung zu der Pubertätsentwickelung. Ob ähnlich, wie bei der Körperlänge und bei dem Körpergewichte, der wahrscheinliche Werth der individuellen Abweichungen durch dieses Wachsthumsminimum und -Maximum beeinflusst wird, geht aus den vorliegenden Beobachtungen nicht mit der gehörigen Sicherheit hervor, obwohl diese eine Aenderung in dem angedeuteten Sinne erkennen lassen. Die Zahl der verwendbaren Beobachtungen ist zur Entscheidung dieser Frage viel zu klein und deshalb wurde auch bei der Berechnung der Tabelle XXXV hierauf keine Rücksicht genommen. Dagegen kann als vollständig sicher betrachtet werden die Thatsache, dass der wahrscheinliche Werth der individuellen Abweichungen des Herzgewichtes im Verhältniss zur Norm am grössten ist zur Zeit der Geburt, in welcher gleichzeitig die Wachsthumsgeschwindigkeit der Norm ihren absolut höchsten Werth erreicht. Für das Herzgewicht Neugeborener ergibt sich nämlich direct aus der Beobachtung

$$\frac{W}{N} = 0,161 ,$$

während diese Grösse nach dem 10. Lebensjahre zwischen 0,102 und 0,118 sich bewegt.

Wie bereits erwähnt, hat Beneke[1] auch ein stärkeres Wachsthum des Volums des Gesammtherzens zur Zeit der Pubertätsentwickelung beobachtet und besonders betont. Namentlich zog er aus diesem Thatbestand verschiedene Schlüsse auf die Höhe des Blutdruckes vor und nach der Pubertätsentwickelung. Gegen dieselben ist nun zunächst einzuwenden, dass man aus dem Volum oder Gewicht des Herzens oder des Herzmuskels niemals einen directen Schluss auf den Blutdruck machen kann. Wie Eingangs dieses Kapitels ausführlicher besprochen wurde, kann man unter gewissen Voraussetzungen Gewicht oder Volum des Herzmuskels und mit viel geringerer Genauigkeit Gewicht und Volum des ganzen Herzens der

---

1) Beneke, Die anatomischen Grundlagen der Constitutionsanomalieen des Menschen. Marburg 1878. — Derselbe, Ueber das Volum des Herzens l. c.

der Arbeitsleistung des letzteren proportional setzen. Es ist das eine Annahme, welche stillschweigend jeder Anatom bei der Beurtheilung der Grösse des Herzens macht. Diese Arbeitsleistung ist aber eine nicht ganz einfache Function von Blutdruck, Stromgeschwindigkeit des Blutes und Querschnitt der Blutbahn, also dreier Factoren, von denen nur der dritte etwas genauer bekannt ist. Es wird daher nothwendig sein, in den Ausführungen von Beneke statt des Blutdruckes den Begriff der hämodynamischen Arbeitsleistung des Herzens zu setzen. Allein auch diese zeigt vor und nach der Pubertät nicht solche Verschiedenheiten, wie Beneke zu finden glaubt.

Beneke hat, um die Vergleichung der Herzvolumina in verschiedenen Altersperioden zu erleichtern, dieselbe auf gleiche Körperlänge von je 100 Centimeter reducirt, d. h. er hat das Volum des Herzens jeder Leiche mit 100 multiplicirt und das Product durch die zugehörige Körperlänge dividirt. Bei dieser Massnahme ging er vermuthlich von der an sich richtigen und praktisch sehr bedeutungsvollen Thatsache aus, dass die Körperlänge namentlich bei Erwachsenen nur sehr wenig durch Erkrankungen verändert wird. Sie kann daher bei der anatomischen Untersuchung hochgradig pathologisch veränderter Leichen in vielen Fällen als ein Massstab für die körperliche Entwickelung des Individuum zur Zeit vor der Erkrankung betrachtet werden. Allein es ist nicht zulässig, die Körperlänge proportional zu setzen dem Gewichte oder Volum des ganzen Körpers oder einzelner seiner anatomischen Bestandtheile. Das Volum geometrisch ähnlicher Körper ist nicht proportional ihren homologen Durchmessern, sondern der dritten Potenz ihrer homologen Durchmesser. Will man daher die Körperlänge zur Vergleichung der Organe benützen, so wird man sie zuerst in die dritte Potenz erheben müssen. Bei dieser Potenzerhebung macht sich jedoch ein weiteres Bedenken geltend, das nämlich, dass der menschliche Körper in den verschiedenen Altersperioden sich nicht genau genug geometrisch ähnlich bleibt, wie ausführlicher im ersten Kapitel des zweiten Theiles dieser Schrift besprochen wurde. Unter diesen Verhältnissen wird man genöthigt sein, zum Vergleiche der Herzvolumina verschiedener Altersperioden, dieselben mit dem Volum des Gesammtkörpers, oder das Gewicht des Herzens mit dem Gesammtgewicht des Körpers zu vergleichen, mit anderen Worten, man wird das relative Volum oder Gewicht des Herzens in Beziehung zum Volum oder Gewicht des Gesammtkörpers in den Kreis der Betrachtung zu ziehen haben.

Die Behauptung von Beneke, dass der reife Mann auf die gleiche Körperlänge eine 3—4 mal so grosse Muskelmasse des Herzens

besitze als das neugeborene Kind, und seine weiteren Schlussfolgerungen bezüglich des Blutdruckes erklären sich auf diesem
Wege und verlieren zugleich jede Bedeutung. Fragt man nun aber,
wie sich in der That die Verhältnisse gestalten, so lässt sich aus
Beneke's Beobachtungen allein eine volle Antwort nicht erzielen,
da derselbe das Volum des Gesammtkörpers nicht in den Kreis seiner
Untersuchung gezogen hat. In Anbetracht dieses Umstandes, sowie
des Mangels hinreichend zahlreicher Volumsbestimmungen des Gesammtkörpers überhaupt, kann man mit einem gewissen Vorbehalte
die in den verschiedenen Lebensaltern beobachteten, geringen Aenderungen des specifischen Gewichtes des menschlichen Körpers vernachlässigen und statt des Körpervolums das Körpergewicht in Rechnung ziehen. Es soll dieses allerdings nur geschehen um nachzuweisen,
dass Beneke's Beobachtungen keineswegs mit den vorstehenden
Erfahrungen in grellem Widerspruche stehen. In tabellarischer Zusammenstellung ergibt sich alsdann:

Tabelle XXXVI.

Alter Jahre	Herzvolum nach Beneke's Constitutions- anomalieen 1878	Körpergewicht nach Quetelet's Anthropometrie. Mittel für Mann und Weib	Körpergewicht getheilt durch Herzvolum
0 = Neugeborene	22,5 Ccm.	3050 Gramm + 700 Gramm Nach- geburt	167
1	42,5 „	8800 Gramm	207
2	51,0 „	11000 „	216
3	59 „	12450 „	211
4	69 „	13950 „	202
6	81 „	17250 „	213
7	90 „	18750 „	208
13—14	130 „	34750 „	267
Nach vollendeter Ent- wickelung	252,5 „	54350 „	215
Reifes Alter	285 „	60700 „	213

Das Volum des Herzens erleidet demnach im Verhältniss zum
Gesammtkörper in den verschiedenen Lebensjahren keine so erheblichen Veränderungen als Beneke findet. Die berechnete Verhältnisszahl nimmt nach der Geburt etwas zu, und das Herzvolum erscheint demnach im Verhältnisse zum Gesammtkörper bei älteren
Individuen eher etwas kleiner. Doch möchte diesen Differenzen ein
geringer Werth beizulegen sein, da unzweifelhaft die hier gewonnenen
Resultate ungenau sind. Vergleicht man oben in Tabelle XXXIII die
Verhältnisszahlen, welche aus Boyd's Wägungen gefunden wurden,

so gelangt man zu einem ähnlichen Resultate, obwohl bei diesen im Laufe der Jahre das relative Gewicht des Herzens im Verhältniss zum Körpergewicht etwas zuzunehmen scheint. Beide Zusammenstellungen, sowohl die aus Beneke und Quetelet's als die aus Boyd's Mittelzahlen erhaltene lassen sich jedoch kaum genauer beurtheilen, weil kein objectiver Massstab für die Genauigkeit und Zuverlässigkeit der Mittelzahlen geboten ist. Um daher die Frage nach dem relativen Gewichte des ganzen Herzens etwas weiter zu bringen, mussten aus den in der Literatur niedergelegten Einzelwägungen diese Zahlen neu berechnet werden.

Tabelle XXXVII.

Norm und wahrscheinlicher Werth der individuellen Abweichungen des relativen Herzgewichtes: Körpergewicht getheilt durch Herzgewicht.

1. Lebend-Neugeborene Knaben nach Casper's und Liman's Beobachtungen.

$N = 141$. $W = 22,4$. Zahl der Beobachtungen: 28.

Es finden sich:

Individuelle Abweichungen ±	Bei der Beobachtung	Nach der Theorie
Zwischen 0 und W	14	14
„ W „ 2 W	11	9
„ 2 W „ 3 W	2	4
„ 3 W „ 4 W	1	1
„ 4 W „ 5 W	0	0
Summa zwischen 0 und 5 W	28	28

2. Lebend-Neugeborene Mädchen nach Casper's und Liman's Beobachtungen.

$N = 135$. $W = 22,2$. Zahl der Beobachtungen: 32.

Es finden sich:

Individuelle Abweichungen ±	Bei der Beobachtung	Nach der Theorie
Zwischen 0 und W	17	16
„ W „ 2 W	12	11
„ 2 W „ 3 W	1	4
„ 3 W „ 4 W	1	1
„ 4 W „ 5 W	1	0
Summa zwischen 0 und 5 W	32	32

3. 20 bis (inclus.) 26jährige männliche und weibliche
Leichen, nach Beobachtungen von Reid und Peacock.
N — 181. W = 20,7. Zahl der Beobachtungen: 10.

Es finden sich:

Individuelle Abweichungen ±	Bei der Beobachtung	Nach der Theorie
Zwischen 0 und W	4	5
„ W „ 2 W	4	3
„ 2 W „ 3 W	2	2
„ 3 W „ 4 W	0	0
Summa zwischen 0 und 5 W	10	10

4. 30 bis 40jährige männliche und weibliche Leichen,
nach Beobachtungen von Reid und Peacock.
N — 174. W = 14,6. Zahl der Beobachtungen: 17.

Es finden sich:

Individuelle Abweichungen ±	Bei der Beobachtung	Nach der Theorie
Zwischen 0 und W	8	8
„ W „ 2 W	8	6
„ 2 W „ 3 W	0	2
„ 3 W „ 4 W	1	1
„ 4 W „ 5 W	0	0
Summa zwischen 0 und 5 W	17	17

5. 25 bis 50jährige männliche Leichen, nach Blosfeld's
physiologischen Normalgewichten berechnet.
N = 176. W = 15,3. Zahl der Beobachtungen: 36.

Es finden sich:

Individuelle Abweichungen ±	Bei der Beobachtung	Nach der Theorie
Zwischen 0 und W	16	18
„ W „ 2 W	14	12
„ 2 W „ 3 W	4	5
„ 3 W „ 4 W	2	1
„ 4 W „ 5 W	0	0
Summa zwischen 0 und 5 W	36	36

6. **25 bis 50jährige weibliche Leichen, nach Blosfeld's physiologischen Normalgewichten berechnet.**
N = 171. W = 22,3. Zahl der Beobachtungen: 8.
Es finden sich:

Individuelle Abweichungen ±	Bei der Beobachtung	Nach der Theorie
Zwischen 0 und W	4	4
„ W „ 2 W	3	3
„ 2 W „ 3 W	1	1
„ 3 W „ 4 W	0	0
Summa zwischen 0 und 5 W	8	8

Bei der Prüfung der in dieser Tabelle enthaltenen Zahlen ist jedoch zu berücksichtigen, dass bei den Neugeborenen das Gewicht der Nachgeburt nicht in Rechnung gebracht wurde. Setzt man dieses durchschnittlich gleich 700 Gramm, so folgt die Norm der Verhältnisszahl: Körpergewicht getheilt durch das Herzgewicht für neugeborene Knaben gleich 160 und für neugeborene Mädchen gleich 157. In übersichtlicher Zusammenstellung erhält man alsdann die Werthe:

Norm des relativen Gewichtes
Körpergewicht getheilt durch Herzgewicht.

Alter	Männliches Geschlecht	Weibliches Geschlecht	Unter Vernachlässigung der Geschlechtsdifferenz
Neugeborene . . .	160	157	—
20—26 Jahre . . .	—	—	181
30—40 „ . . .	—	—	174
25—50 „ . . .	176	171	—

Berücksichtigt man weiterhin, dass die Werthe der Norm für Neugeborene sehr nahe zusammenfallen, und dass das Gleiche gilt für die bei Erwachsenen gefundenen Werthe, so kann man behaupten:

1. Die Norm der Verhältnisszahl: Körpergewicht getheilt durch Herzgewicht ist für Neugeborene etwas kleiner als für Erwachsene.

2. Die Verschiedenheiten, welche sich für die Werthe der Norm für beide Geschlechter ergeben haben, liegen innerhalb der Grenzen der Bestimmungsfehler dieser Werthe.

3. Die Werthe der Norm für Erwachsene, welche sich aus den Beobachtungen verschiedener Autoren ergaben, stimmen so nahe

überein, dass die Differenzen möglicher Weise ebenfalls den Bestimmungsfehlern zur Last gelegt werden müssen. Doch ist es auf Grund
dieser Beobachtungen nicht von der Hand zu weisen, dass diese
Werthe der Norm zwischen dem 20. und 50. Lebensjahre eine geringe Abnahme erfahren.

Nur der erste dieser drei Punkte enthält ein sicheres Resultat,
welches sich auch dahin formuliren lässt:

*Das Gewicht des Herzens ist bei Neugeborenen im Verhältnisse
zum Gewichte des Gesammtkörpers grösser als bei Erwachsenen.*

Die gute Uebereinstimmung dieses Resultates mit den Zahlen
der Tabelle XXXVI möchte ebensowenig grössere Bedeutung besitzen,
als die mangelhafte Uebereinstimmung mit den aus Boyd's Mittelzahlen gewonnenen, in Tabelle XXXIII zusammengestellten Gewichten. Die Zahlen dieser beiden Tabellen sind zu wenig genau, um
mehr zu beweisen, als dass die Altersverschiedenheiten des relativen
Herzgewichtes überhaupt nicht sehr gross sind. Mehr Interesse und
grössere Genauigkeit bietet jedenfalls folgende Tabelle XXXVIII (s.
S. 181). Dieselbe ist berechnet aus dem in Tabelle XXVIII mitgetheilten Körpergewichte einerseits und dem absoluten Herzgewichte der
Tabelle XXXV andererseits. Die Werthe des relativen Herzgewichtes
stimmen für Neugeborene ziemlich gut mit den bisher erhaltenen
überein. Nach dieser Zeit jedoch erscheinen sie grösser als auf den
früheren Tabellen. Der Grund dafür ist zu suchen in dem Umstande,
dass das Körpergewicht bei gesunden lebenden Personen bestimmt
wurde und nicht an Leichen, die so häufig pathologische Verkleinerungen des Körpergewichtes aufweisen. Bei der Benützung der
Tabelle wird man diesen an sich günstigen Umstand sorgfältig zu
berücksichtigen haben.

Diese Zahlen bieten eine weitere interessante Erscheinung. Es
geht aus denselben hervor, dass das Herzgewicht im Verhältnisse
zum Körpergewichte am grössten ist zur Zeit des raschesten Wachsthumes unmittelbar nach der Geburt. Sodann nimmt es allmählich
ab, um zur Zeit des Minimum der Wachsthumsgeschwindigkeit des
Körpergewichtes und des absoluten Herzgewichtes oder etwas früher
am Ende des 5. Lebensjahres ein Minimum zu erreichen. Nach
dieser Zeit wächst das relative Herzgewicht — d. h. die reciproken
Werthe der Tabelle XXXVIII — wieder und es erreicht ein Maximum zur Zeit der grössten Wachsthumsgeschwindigkeit des absoluten
Körper- und Herzgewichtes etwa am Ende des 15. Lebensjahres.
Nach der Pubertätsentwickelung wird das relative Herzgewicht wieder
etwas kleiner. Es ist zu bedauern, dass keine grössere Zahl von

Tabelle XXXVIII.
Körpergewicht getheilt durch das Gewicht des Herzens.
Nach den Werthen der Norm von Tabelle XXVIII und XXXV
berechnet.

Alter	Norm	Alter	Norm
Reife Neugeborene, vor der Abnabelung . .	188	Ende des 11. Jahres . .	221
		„ „ 12. „ . .	211
Reife Neugeborene nach der Abnabelung . .	160	„ „ 13. „ . .	208
Ende des 6. Monats .	225	„ „ 14. „ . .	204
„ „ 1. Jahres . .	243	„ „ 15. „ . .	200
„ „ 2. „ . . .	237	„ „ 16. „ . .	208
„ „ 3. „ . . .	240	„ „ 17. „ . .	212
„ „ 4. „ . .	250	„ „ 18. „ . .	211
„ „ 5. „ . .	262	„ „ 19. „ . .	211
„ „ 6. „ . .	261	„ „ 20. „ . .	210
„ „ 7. „ . .	255	„ „ 21. „ . .	208
„ „ 8. „ . .	249	„ „ 22. „ . .	207
„ „ 9. „ . .	240	„ „ 23. „ . .	204
„ „ 10. „ . .	231	„ „ 24. „ . .	202
		„ „ 25. „ . .	199

NB. Bringt man, um das Gewicht des ganzen Eies zu gewinnen, für das Fruchtwasser noch 1730 Gramm in Rechnung, so wird das Verhältniss: Körpergewicht der reifen Frucht getheilt durch das Gewicht des Herzens gleich 271.

directeren Beobachtungen dieses relativen Herzgewichtes vorliegt, um die gewonnenen Resultate sicherer zu begründen. Die Bedeutung derselben ist offenbar sehr gross, da sie zu der Frage führen, ob nicht das relative Herzgewicht einen bestimmenden Einfluss auf die Wachsthumsgeschwindigkeit des absoluten Körpergewichtes und des absoluten Gewichtes seiner Organe ausübe. Die Entscheidung dieser Frage liegt aber noch in weiter Ferne.

Fasst man die wichtigeren Ergebnisse der Untersuchung des Herzgewichtes und des Herzmuskelgewichtes zusammen, so ergibt sich:

1. Die Norm des absoluten Gewichtes des ganzen Herzens zeigt unmittelbar nach der Geburt die grösste Wachsthumsgeschwindigkeit, die später allmählich abnimmt, um zur Zeit der Pubertätsentwickelung vorübergehend wieder etwas grösser zu werden. Auch nach dem 45. Lebensjahre beobachtet man noch ein geringes Wachsthum des absoluten Herzgewichtes. Es ist jedoch wahrscheinlich, dass dieses seine Ursache finde in anscheinend unbedeutenden pathologischen Veränderungen der Arterienwandungen, welche nach dieser Zeit bei einem sehr grossen Bruchtheile aller Leichen beobachtet werden. Dieses spätere Wachsthum wäre demgemäss als eine patho-

logische Hypertrophie zu deuten, welche von den normalen Wachsthumsverhältnissen in Zukunft zu trennen wäre.

2. Die soeben beschriebene Wachsthumscurve stimmt — abgesehen von der genannten Störung — ihrer allgemeinen Form nach
überein mit der Wachsthumscurve des Körpergewichtes. Wie bei
diesem und bei der Körperlänge bemerkt man auch bei dem absoluten Herzgewichte, dass der wahrscheinliche Werth der individuellen
Abweichungen am grössten ist im Verhältnisse zur Norm in der Zeit
des raschesten Wachsthumes unmittelbar nach der Geburt. Dagegen
gestattet die geringe Zahl hierzu verwendbarer Beobachtungen nicht,
die Beziehungen des wahrscheinlichen Werthes der individuellen
Abweichungen zu dem späteren Minimum und Maximum der Wachsthumsgeschwindigkeit zu prüfen.

3. Die Norm sowohl der Verhältnisszahl: Körpergewicht getheilt
durch Herzgewicht als der Verhältnisszahl: Körpergewicht getheilt
durch das Gewicht der Herzmuskulatur durchläuft in der Zeit des
Wachsthumes nur mässige und langsam sich vollziehende Aenderungen.
Diese haben zur Folge, dass das relative Herzgewicht, also der
reciproke Werth obiger Verhältnisszahlen, zunimmt und abnimmt im
gleichen Sinne, wie die Wachsthumsgeschwindigkeit des absoluten
Gewichtes des ganzen Körpers und des ganzen Herzens.

4. Mit Hülfe der Wage gelingt es, Hypertrophieen der Herzmuskulatur auch dann noch mit Sicherheit zu diagnosticiren, wenn
dieselben so gering sind, dass sie der einfachen Schätzung ent-
gehen. Diese geringeren Grade der Herzhypertrophie erweisen sich
auf diesem Wege bereits als sehr bedeutungsvoll, die stärkeren aber
führen nicht selten zu einer Verdoppelung des Herzmuskelgewichtes.

DRITTES KAPITEL.

Das Gewicht der Nieren.

Die Bestimmung des Gewichtes der Nieren ist verhältnissmässig
geringen Beobachtungsfehlern ausgesetzt, weil die Reinpräparirung
des Organes durch Abziehen der Kapsel mit sehr geringer Mühe
ausgeführt werden kann und doch das secernirende Gewebe sehr

genau von den anhängenden Fett- und Bindegewebsmassen trennt. Die von verschiedenen Autoren herrührenden Wägungen sind deshalb ziemlich gut vergleichbar. Sie sollen zunächst verwendet werden, um die Summe des absoluten Gewichtes der rechten und der linken Niere einer etwas genaueren Prüfung zu unterziehen. Zunächst verdienen die Mittelzahlen, welche R. Boyd aus einer grossen Zahl von Beobachtungen abgeleitet hat, eine sorgfältige Berücksichtigung. Wie bereits im vorhergehenden Kapitel erwähnt wurde, stammen diese Wägungen aus dem Leichenhause der St. Marylebone Infirmary in London. Sie wurden in englischem Avoirdupois-Gewicht ausgeführt und für die folgende Tabelle von mir in metrisches Gewicht umgerechnet.

Tabelle XXXIX.

Die Summe des Gewichtes beider Nieren.

Werthe der Norm nach den Wägungen von R. Boyd, im Anschlusse an Tabelle XXXIII auf S. 164 umgerechnet in Grammgewicht.

Alter	Männliches Geschlecht		Weibliches Geschlecht	
	Norm Gramm	Zahl der Beobachtungen	Norm Gramm	Zahl der Beobachtungen
Todtgeborene Frühgeburten	12,5	24	9,1	19
Reife Todtgeborene . .	25,2	48	23,2	31
Reife, lebend Neugeborene	24,7	28	19,3	38
0— 3 Monate	28,1	14	26,6	22
3— 6 „	36,8	14	30,9	23
6—12 „	68,9	45	52,4	39
1— 2 Jahre	72,3	33	68,0	29
2— 4 „	94,4	29	89,0	28
4— 7 „	114,8	24	120,7	21
7—14 „	186,5	20	163,0	17
14—20 „	265	18	258	14
20—30 „	328	57	288	73
30—40 „	322	108	293	80
40—50 „	309	140	249	106
50—60 „	258	116	242	108
60—70 „	250	123	235	148
70—80 „	303	92	216	149
Ueber 80 „	234	22	194	77

Weiteres sehr brauchbares Maierial ergibt sich aus den Wägungen von Clendinning, Reid, Peacock und Blosfeld, sowie aus denen von Bischoff und Freudenstein.[1] An diese schliessen

---

[1] E. Bischoff, Zeitschr. f. rat. Med. III. Reihe. Bd. 20. 1863. — Freudenstein, Untersuchungen über die makrometrischen Grössen der Harnwerkzeuge neugeborener Kinder. Diss. inaug. Marburg 1861.

sich die in Tabelle LXVI des Anhanges enthaltenen eigenen Beobachtungen und die früher von mir [1]) zusammengestellten Wägungen
an. Letztere enthalten zum Theil gleichfalls eigene Beobachtungen,
zum Theil sind sie den Arbeiten von Krause, Rayer und Vogel
entnommen. Wie bei der Untersuchung des Herzgewichtes, so wurden auch hier aus den Wägungstabellen diejenigen Beobachtungen
von Clendinning, Reid und Peacock ausgeschlossen, bei welchen die anatomische Diagnose gestellt war auf: Chronische Pneumonie, Morbus Brightii, Herzfehler und Erkrankungen der Arterienwand. Die Resultate der Ausrechnung dieser Beobachtungen nach
der Methode der kleinsten Quadrate finden sich in folgender Tabelle.

Tabelle XL.
Die Summe des Gewichtes beider Nieren in Grammen.
Directe Rechnungsergebnisse.

Alter	N = Norm	W = wahrscheinlicher Werth der individuellen Abweichungen	Zahl der Beobachtungen	$\dfrac{W}{N}$	Beobachter
Neugeborene .	20,0	3,01	16	0,151	Freudenstein, Bischoff, Thoma.
1— 6 Monate	30,2	5,57	7	0,184	Bischoff, Rayer, Thoma.
6—12 „	46,8	6,70	8	0,143	
1— 2 Jahre	75,5	8,19	12	0,109	
2— 4 „	92,8	10,29	24	0,111	
4— 7 „	105,1	17,9	15	0,171	Peacock, Rayer, Reid, Thoma.
7—10 „	144,7	20,2	9	0,140	
10—14 „	186,5	21,0	8	0,112	
14—17 „	234	27,7	9	0,118	
17—20 „	267	32,2	15	0,121	
20—26 „	338	46,7	19	0,138	Reid, Peacock.
20—30 „	263	29,1	19	0,111	Clendinning.
30—40 „	255	30,3	14	0,119	
30—40 „	316	34,4	28	0,109	Reid, „Peacock.
25—50 „	305	36,8	44	0,121	Blosfeld.
25—50 „	291	30,1	13	0,103	Thoma.

Die wahrscheinlichen Werthe der individuellen Abweichungen
des Nierengewichtes, welche in dieser Tabelle enthalten sind, haben
sämmtlich die Correctur erfahren, welche sich, nach dem Inhalte
des sechsten Kapitels des ersten Theiles, als nothwendig erweist,
wenn man Beobachtungen an nicht genau gleichalterigen Individuen
zusammenstellt. Weiterhin ergibt sich nun die Aufgabe, den Nachweis zu führen, dass die Einzelbeobachtungen wirklich der Theorie

---

1) Thoma, Virchow's Archiv Bd. 71. 1877.

der individuellen Abweichungen Folge leisten. Es wurden deshalb die beobachteten individuellen Abweichungen nach Vielfachen des wahrscheinlichen Werthes der letzteren geordnet und in folgender Tabelle vereinigt. Dabei haben die einzelnen Beobachtungsreihen genau die gleiche Reihenfolge beibehalten wie in Tabelle XL, welche die zugehörigen Werthe von N und W enthält.

Tabelle XLI.
Individuelle Abweichungen von der Norm des Gewichtes beider Nieren.

Alter	Beobachtet					Von der Theorie verlangt				
	0 bis W	W bis 2 W	2 W bis 3 W	3 W bis 4 W	4 W bis 5 W	0 bis W	W bis 2 W	2 W bis 3 W	3 W bis 4 W	4 W bis 5 W
Neugeborene . .	8	6	2	0	0	8	5	2	1	0
1— 6 Monate	4	1	2	0	0	4	2	1	0	0
6—12 „	2	3	3	0	0	4	3	1	0	0
1— 2 Jahre	7	2	1	2	0	6	4	2	0	0
2— 4 „	12	6	2	3	1	12	8	3	1	0
4— 7 „	6	7	2	0	0	7	5	2	1	0
7—10 „	4	3	2	0	0	4	3	2	0	0
10—14 „	3	2	3	0	0	4	3	1	0	0
14—17 „	5	2	2	0	0	5	3	1	0	0
17—20 „	6	6	3	0	0	7	5	2	1	0
20—26 „	9	8	1	1	0	9	6	3	1	0
20—30 „	10	6	3	0	0	10	6	3	0	0
30—40 „	8	3	2	1	0	7	5	2	0	0
30—40 „	18	5	3	1	1	14	9	4	1	0
25—50 „	22	13	5	4	0	22	14	6	2	0
25—50 „	9	2	1	1	0	7	4	2	0	0
Summa	133	75	37	13	2	130	85	37	8	0
Neu berechnet für die Summe von 260 Beob.:						130	84	35	9	2

Aus dieser Zusammenstellung kann man mit genügender Sicherheit den Schluss ziehen, dass die individuellen Abweichungen der Summe des Gewichtes beider Nieren der Theorie Folge leisten. Die beobachteten und die berechneten Häufigkeitszahlen stimmen zum kleineren Theile vollständig mit einander überein, zum anderen, grösseren Theile findet sich zwischen ihnen nur eine mehr oder weniger deutlich hervortretende Annäherung, wie dies bei so kleinen Beobachtungsreihen mit Sicherheit erwartet werden musste. Von grosser Bedeutung sind unter diesen Verhältnissen die Summen der beobachteten und der berechneten Häufigkeitszahlen. Ihre Ueber-einstimmung ist so deutlich und genau, dass man obigen Schluss als gerechtfertigt ansehen kann.

Vergleicht man nun die Werthe der Norm in den beiden Tabellen XXXIX und XL, so bemerkt man, dass dieselben einander ziemlich nahe stehen. Die Norm, welche B o y d für das männliche Geschlecht findet, ist meist etwas grösser, seine Werthe der Norm für das weibliche Geschlecht sind meist etwas kleiner als die Mittelzahlen, welche sich unter Vernachlässigung der Geschlechtsdifferenz aus den Wägungen der übrigen Autoren ergeben. Und ausserdem liegen die Abweichungen dieser Werthe der Norm innerhalb des fünffachen Werthes des wahrscheinlichen Bestimmungsfehlers dieser Grössen. Dieses Ergebniss fordert dazu auf, aus den gegebenen Bestimmungen — unter Berücksichtigung der Zahl der Einzelbeobachtungen, also der verschiedenen Genauigkeit der einzelnen Bestimmungen — Mittelzahlen zu bilden. Für den Werth der Norm berechnen sich auf diesem Wege die Zahlen der folgenden Tabelle.

Tabelle XLII.

Die Summe des Gewichtes beider Nieren.

Directe Rechnungsergebnisse aus den Wägungen von:. B i s c h o f f, B l o s f e l d, B o y d, C l e n d i n n i n g, F r e u d e n s t e i n, P e a c o c k, R a y e r, R e i d, T h o m a, in Grammen.

Alter		Norm des Gewichtes beider Nieren	Zahl der Beobachtungen
Grenzen	Mittel		
Neugeborene	Neugeborene	22,8	161
1— 6 Monate	3 Monate	30,2	80
6—12 „	9 „	60,0	92
1— 2 Jahre	1½ Jahre	71,1	74
2— 4 „	3 „	92,1	81
4— 7 „	5½ „	114,4	60
7—14 „	10½ „	172,1	54
14—20 „	17 „	259	56
20—30 „	25 „	304	168
30—40 „	35 „	306	287

Macht man den Versuch, diese Werthe der Norm als Punkte einer Curve in grösserem Massstabe graphisch darzustellen, so bemerkt man, dass sie alle durch eine krumme Linie vereinigt werden können, welche grosse Aehnlichkeit besitzt mit der Wachsthumscurve des Körpergewichtes und des Herzgewichtes. Aus dieser krummen Linie folgen alsdann, also durch graphische Interpolation, die Werthe der Norm für die einzelnen Lebensjahre, wie sie weiter unten tabellarisch zusammengestellt sind. Die Curve selbst ist in Figur 3 Curve I (S. 187) in kleinerem Massstabe ausgezeichnet, um ihre allgemeine Gestalt anzudeuten.

Auf diesem Holzschnitte finden sich noch vier weitere Curven. Die Curven II und III sollen den wahrscheinlichen Werth der individuellen Abweichungen in positiver und in negativer Richtung anzeigen. Ihr Abstand von der Curve I, in der Richtung der senkrechten Ordinate gemessen, stellt den wahrscheinlichen Werth der individuellen Abweichungen dar, so dass man behaupten darf: In der Hälfte der Fälle liegt das Gewicht beider Nieren zwischen diesen Curven II und III eingeschlossen. Der Abstand der Curven IV und V von der Curve I ist dagegen, in der Richtung der senkrechten Ordinate gemessen, gleich dem Fünffachen des wahrscheinlichen Werthes der individuellen Abweichungen. Das Gewicht beider Nieren liegt somit unter normalen Verhältnissen beinahe immer zwischen den Curven IV und V.

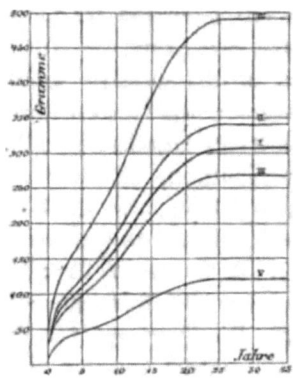

Figur 3.

Erst unter 1000 Beobachtungen hat man Aussicht, einmal das Gewicht normaler Nieren grösser oder kleiner zu finden, und nur als pathologische Erscheinung beobachtet man häufiger solche ungewöhnliche Nierengewichte.

Es erübrigt noch, die Gesichtspunkte zu betrachten, welche bei der Festlegung der Curven II und III, und in Folge dessen auch der Curven IV und V massgebend waren. Betrachtet man die in Tabelle XL niedergelegten Bestimmungen des wahrscheinlichen Werthes der individuellen Abweichungen, so fällt sofort auf, dass diese auch für das Nierengewicht immer einen nahezu gleich grossen Bruchtheil des Werthes der Norm darstellen. Wie bei der Prüfung des Herzgewichtes wurde demnach eine Correctur der gefundenen wahrscheinlichen Werthe der individuellen Abweichungen versucht auf Grund der Annahme einer annähernden Constanz der Grösse a in der Gleichung $W = a N.$

Die Ergebnisse der Untersuchung sowohl des Körpergewichtes, als des Herzgewichtes haben es jedoch wahrscheinlich gemacht, dass diese Grösse a streng genommen nicht constant sei, sondern dass sie nur sehr geringe Aenderungen im Laufe des Lebens erleide. In der letzten Spalte der Tabelle XL sind die direct gefundenen Werthe von $a = \dfrac{W}{N}$ eingetragen. Im ersten Lebensjahre liegen alle

Bestimmungen ziemlich hoch; es wurde daher aus den drei Bestimmungen von a, welche sich auf das erste Lebensjahr beziehen, der
Mittelwerth gesucht, und dabei die Zahl der Beobachtungen, welche
zu jeder Bestimmung von a verwendet wurden, als Gewicht dieser
Bestimmung in Rechnung gebracht. So fand sich a = 0,156 und
diese Grösse wurde für Neugeborene benützt, um durch sie aus dem
Werthe der Norm die Grösse W zu berechnen. Die Bestimmungen
von a in den späteren Lebensjahren zeigen nur geringe und unregelmässige Schwankungen dieser Grösse. Sie wurden daher zusammengefasst und ergaben, gleichfalls unter Berücksichtigung der Zahl der
Beobachtungen, welche zu jeder Bestimmung von a Verwendung gefunden hatten, a = 0,121. Dieser Werth von a wurde als der allgemein gültige angesehen und mit seiner Hülfe aus den Werthen
von N die Grösse W für alle Lebensalter vom 1. Jahre ab rückwärts
berechnet. Für 6 Monate alte Kinder endlich wurde a = 0,138 interpolirt. Die Correctur von W erweist sich auch dadurch als zulässig,
dass die direct aus den einzelnen Beobachtungsreihen sich ergebenden Werthe von W im Allgemeinen von diesen corrigirten nur wenig
sich unterscheiden, und dass diese Differenzen innerhalb der Bestimmungsfehler liegen. Um dieses Gesammtresultat, welches den
heutigen Standpunkt der Beobachtung ziemlich genau wiedergibt,
praktisch verwerthbar zu machen, wurde es ausserdem in die Form
der folgenden Tabelle gebracht (s. S. 189).

Die Zahlen dieser Tabelle beziehen sich auf das rein präparirte
Drüsengewebe der Niere, nach Entfernung der Kapsel, sowie des
Nierenbeckens und der übrigen im Nierenhilus gelegenen Gewebe,
Fett, Arterien, Zellgewebe u. a. Ich selbst bin vielleicht bei meinen
Wägungen in der Reinpräparation des Drüsengewebes noch scrupu-
löser gewesen, als manche dieser Autoren, indem meiner Ueberzeugung nach solche Untersuchungen um so werthvoller sind und
um so bedeutungsvollere Resultate versprechen, je mehr es gelingt,
die Gewebe verschiedener physiologischer Function von einander zu
trennen. Um jedoch auch Anderen die Prüfung dieses Verfahrens
zu ermöglichen, und es wäre gewiss sehr wünschenswerth, sich über
ein solches zu einigen, will ich in aller Kürze den von mir eingeschlagenen, übrigens einfachen Weg beschreiben. Nach dem Abziehen der Nierenkapsel zerlegte ich die Niere durch den üblichen
bis auf den Hilus geführten Längsschnitt in zwei völlig getrennte
Hälften, um mit aller Vollständigkeit das Nierenbecken und die Kelche,
die Gefässstämme, Fett und Bindegewebe aus dem Nierenhilus entfernen zu können. Die reinpräparirten Stücke wurden endlich unter

Tabelle XLIII.
Die Summe des Gewichtes beider Nieren.
Endresultat, in Grammen.

Alter	Norm des Gewichtes beider Nieren	Jährliche Zunahme der Norm	Wahrschein-licher Werth der individuellen Abweichungen des Gewichtes beider Nieren	Körpergewicht getheilt durch das Gewicht beider Nieren Norm	Gewicht beider Nieren getheilt durch das Gewicht des Herzens Norm
Neugeborene, excl. Nachgeburt	23	—	3,59	145	1,095
6 Monate	44	—	6,07	153	1,466
Ende des 1. Jahres	62	39	7,50	145	1,676
„ „ 2. „	78	16	9,44	152	1,560
„ „ 3. „	90	12	10,9	160	1,500
„ „ 4. „	100	10	12,1	165	1,515
„ „ 5. „	109	9	13,2	168	1,557
„ „ 6. „	118	9	14,3	170	1,532
„ „ 7. „	128	10	15,5	169	1,506
„ „ 8. „	139	11	16,8	167	1,495
„ „ 9. „	151	12	18,3	164	1,466
„ „ 10. „	165	14	20,0	162	1,435
„ „ 11. „	179	14	21,7	160	1,377
„ „ 12. „	193	14	23,4	161	1,313
„ „ 13. „	207	14	25,0	165	1,255
„ „ 14. „	222	15	26,9	169	1,207
„ „ 15. „	236	14	28,6	174	1,151
„ „ 16. „	248	12	30,0	183	1,138
„ „ 17. „	259	11	31,3	188	1,126
„ „ 18. „	269	10	32,6	188	1,121
„ „ 19. „	278	9	33,6	188	1,121
„ „ 20. „	285	7	34,5	187	1,122
„ „ 21. „	292	7	35,3	185	1,123
„ „ 22. „	297	5	35,9	184	1,121
„ „ 23. „	301	4	36,4	183	1,115
„ „ 24. „	303	2	36,7	182	1,106
„ „ 25. „	304	1	36,8	183	1,094
„ „ 35. „	306	0,2	37,0	—	1,010

leichtem Fingerdrucke mit Handtüchern abgetrocknet, bis aus den durchschnittenen Nierengefässen keine grösseren Mengen von Blut mehr vorquollen.

Betrachtet man nun die Zahlen dieser Tabelle XLIII etwas näher, so tritt zunächst eine erfreuliche Uebereinstimmung bezüglich des Werthes der Norm erwachsener Nieren mit den Resultaten meiner früheren Untersuchungen[1] hervor. Damals fand sich derselbe aus den Mittelzahlen von Krause, Rayer, Reid und Vogel sowie aus meinen eigenen Wägungen gleich 299 Gramm. Hier ergab sich 306 Gramm. Auch die übrigen Zahlen dieser Tabelle ergeben eine

---

1) Virchow's Archiv Bd. 71, S. 60 ff. sowie Tafel daselbst.

annähernde Uebereinstimmung mit den damals gefundenen Resultaten. Die Wachsthumscurve der Norm zeigt jedoch hier noch einige weitere Eigenthümlichkeiten, welche damals nicht aufgefallen waren, obwohl sie in der graphischen Wiedergabe der Beobachtungen angedeutet sind. Es unterliegt nämlich das jährliche Wachsthum der Norm des Gewichtes beider Nieren ganz ähnlichen Schwankungen wie dasjenige der Norm des Körpergewichtes und des Herzgewichtes. Der jährliche Zuwachs der Norm ist unmittelbar nach der Geburt am grössten, nimmt dann rasch aber continuirlich ab, um im 5. oder 6. Lebensjahre ein Minimum zu erreichen. Von diesem aus wird der jährliche Zuwachs, wie die zweite Spalte der Tabelle XLIII ergibt, wieder grösser und durchläuft im 14. Lebensjahre ein Maximum, um dann endgültig kleiner und kleiner zu werden.

Aus diesen Ergebnissen wird man bereits den Schluss ziehen können, dass die Norm des relativen Herzgewichtes, beziehungsweise seines reciproken Werthes, der Verhältnisszahl: Körpergewicht getheilt durch das Gewicht beider Nieren, im Laufe des Lebens nahezu constant bleibt. Die weitere Untersuchung bestätigt dies. In der vierten Spalte der Tabelle XLIII finden sich die Werthe der Norm der Verhältnisszahl: Körpergewicht getheilt durch das Gewicht beider Nieren. Dieselben sind berechnet aus den Körpergewichten der Tabelle XXVIII und den soeben gegebenen Werthen der Norm des Nierengewichtes. Die nähere Prüfung der Zahlen dieser Spalte führt indessen weiterhin zu dem Ergebnisse, dass, unbeschadet der eben erwähnten annähernden Constanz dieser Verhältnisszahl, die geringen Aenderungen, welche sie im Laufe des Lebens eingeht, im Wesentlichen übereinstimmen mit den analogen Aenderungen der Verhältnisszahl: Körpergewicht getheilt durch Herzgewicht. Das relative Nierengewicht, d. h. der reciproke Werth der genannten Verhältnisszahl ist absolut am grössten zur Zeit des raschesten Wachsthumes des Körpergewichtes, und des Gewichtes von Herz und Nieren, also bei Neugeborenen. Das relative Nierengewicht nimmt sodann ab, um Ende des 6. Lebensjahres ein Minimum zu durchlaufen, ebenso wie die Wachsthumsgeschwindigkeit von Körpergewicht und Herzgewicht. Nach dieser Zeit nimmt das relative Nierengewicht wieder zu und erreicht am Ende des 11. Lebensjahres ein Maximum, um dann wieder etwas abzunehmen. Seine spätere erneute Zunahme nach dem 20. Jahre ist dagegen nicht sehr zuverlässig constatirt, da, wie seinerzeit erwähnt wurde, die Bestimmung des Körpergewichtes in dieser Zeit weniger genau sich darstellt.

Es ist von grossem Interesse zu erfahren, dass sowohl Herz als

Nieren verhältnissmässig schwerer sind zur Zeit des raschesten Wachsthumes des Körpergewichtes. Es steht dieses Ergebniss ganz in Uebereinstimmung mit der an sich berechtigten Annahme, dass ein rascheres Körperwachsthum mit einer Erhöhung der Stoffwechsel- vorgänge verknüpft sein müsse. Von rein anatomischem Standpunkte aus interessirt jedoch vorzugsweise die Frage, ob auch die indivi- duellen Abweichungen von der Norm des relativen Nierengewichtes der allgemeinen Theorie Folge leisten. Um dieselbe zu prüfen, habe ich für alle einschlägigen Einzelbeobachtungen die Verhältnisszahl: Körpergewicht getheilt durch das Gewicht beider Nieren ausgerech- net, und die erhaltenen Zahlen als directe Beobachtungsergebnisse nach der Methode der kleinsten Quadrate behandelt. Daraus folgten zunächst die Werthe der folgenden Tabelle.

Tabelle XLIV.
Verhältnisszahl: Körpergewicht getheilt durch das Gewicht beider Nieren.
Directe Rechnungsergebnisse.

Alter	N = Norm	W = wahr- scheinlicher Werth der indivi- duellen Ab- weichungen	Wahr- scheinlicher Fehler bei der Bestimmung der Norm	Zahl der Beob- achtungen	Beobachter
Reife Neugeborene	161	25,9	6,93	14	Bischoff, Freuden- stein, Thoma.
1. und 2. Lebensjahr	136	13,6	4,80	8	Thoma.
3. „ 4. „	129	7,5	2,48	9	„
5. bis 10. „	125	10,9	3,64	9	„
17. „ 20. „	172	21,4	10,69	4	„
21. „ 27. „	161	24,9	8,29	9	Reid, Peacock.
30. „ 40. „	168	23,5	6,27	14	„
25. „ 50. „	200	31,2	4,70	44	Blosfeld.
23. „ 58. „	192	16,8	5,95	8	Thoma.

Die einzelnen Beobachtungsreihen dieser Tabelle sind so klein, dass die für die Norm und für die wahrscheinlichen Werthe der in- dividuellen Abweichungen gefundenen Grössen mit sehr bedeutenden Fehlern behaftet sind. Demgemäss haben diese Grössen zunächst keine sehr erhebliche Bedeutung. Ihre Fehler liegen indessen, wenn man die Zahlen der Tabelle XLIII als richtig ansieht, innerhalb der Grenzen der Bestimmungsfehler; ein eigentlicher Widerspruch mit den früheren Resultaten besteht für die einzelnen Bestimmungen nicht. Trotzdem muss es auffallen, dass so viele dieser letzteren viel kleiner sind, als in der früheren Berechnung. Es hat dies jedenfalls seinen Grund in der Thatsache, dass viele Beobachtungen von Individuen herrühren, die einige Zeit krank und bettlägerig waren, und deshalb ohne Zweifel an Körpergewicht verloren hatten. Diese Störung fehlte indessen bei den Neugeborenen und bei den meisten Beobachtungen von Blosfeld; diese zeigen demgemäss viel höhere Werthe der Norm. Auf Grund der gegebenen Rechnungsresultate habe ich nun die individuellen Abweichungen nach Vielfachen der Grösse W, des wahrscheinlichen Werthes der individuellen Abweichungen zusammengestellt.

Tabelle XLV.

Individuelle Abweichungen

von der Norm der Verhältnisszahl: Körpergewicht getheilt durch das Gewicht beider Nieren.

Alter	Beobachtet					Von der Theorie verlangt				
	0 bis W	W bis 2 W	2 W bis 3 W	3 W bis 4 W	4 W bis 5 W	0 bis W	W bis 2 W	2 W bis 3 W	3 W bis 4 W	4 W bis 5 W
Reife Neugeborene	9	2	2	1	0	7	4	2	1	0
1. und 2. Lebensjahr	4	3	1	0	0	4	3	1	0	0
3. „ 4. „	6	2	0	1	0	5	3	1	0	0
5. bis 10. „	4	4	0	1	0	5	3	1	0	0
17. „ 20. „	2	2	0	0	0	2	1	1	0	0
21. „ 27. „	4	4	1	0	0	4	3	1	1	0
30. „ 40. „	9	3	1	0	1	7	5	2	0	0
25. „ 50. „	29	10	2	1	2	22	14	6	2	0
23. „ 58. „	4	3	1	0	0	4	3	1	0	0
Summa	71	33	8	4	3	60	39	16	4	0
Neu berechnet für die Summe von 119 Beobachtungen						60	38	16	4	1

Die Durchsicht dieser Tabelle dürfte zu dem Schlusse führen, dass in der That die in Rede stehende Verhältnisszahl der Theorie der individuellen Abweichungen Genüge leistet.

Die bisherigen Betrachtungen hatten die Geschlechtsverschiedenheiten in dem Gewichte beider Nieren unberücksichtigt gelassen. Für die meisten Altersstufen ist auch die Zahl der verfügbaren Beobachtungen viel zu klein, um eine solche Untersuchung mit Erfolg durchzuführen. Nur für die erwachsene Niere sind jene zahlreich genug, um einen Versuch zu rechtfertigen. Derselbe ergibt folgende Resultate.

Tabelle XLVI.
Die Summe des Gewichtes beider Nieren.
Unter Berücktichtigung der Geschlechtsdifferenzen.
Directe Ergebnisse der Rechnung.

Alter	Norm Gramm	Wahrscheinlicher Werth der individuellen Abweichungen Gramm	Zahl der Beobachtungen	$\frac{W}{N}$	Beobachter
		M ä n n e r			
30—40 Jahre	323	29,4	17	0,091	Reid, Peacock.
25—50　„	311	37,6	36	0,121	Blosfeld.
Mittel	315	35,7	53	0,113	
		W e i b e r			
30—40 Jahre	304	41,4	11	0,136	Reid, Peacock.
25—50　„	276	26,3	8	0,095	Blosfeld.
Mittel	292	34,7	19	0,119	

Mittelzahlen unter Berücksichtigung der Werthe von B o y d , R e i d , P e a c o c k und B l o s f e l d.

Alter	Norm	Abw.	Zahl		Beobachter
Erwachsene Männer	320	36,1	171	—	
„　Weiber	293	34,8	99	—	'

Tabelle XLVII.
Individuelle Abweichungen von der Norm des Gewichtes beider Nieren.
Unter Berücksichtigung der Geschlechtsdifferenzen.

Alter	Beobachtet					Von der Theorie verlangt				
	0 bis W	W bis 2 W	2 W bis 3 W	3 W bis 4 W	4 W bis 5 W	0 bis W	W bis 2 W	2 W bis 3 W	3 W bis 4 W	4 W bis 5 W
			M ä n n e r							
30—40 Jahre	10	3	3	1	0	9	5	2	1	0
25—50　„	19	10	6	1	0	18	12	5	1	0
			W e i b e r							
30—40 Jahre	7	3	0	1	0	6	3	2	0	0
25—50　„	3	4	1	0	0	4	3	1	0	0
Summa	39	20	10	3	0	37	23	10	2	0
Neu berechnet auf die Summe von 72 Beobachtungen						36	23	10	3	0

Es verdient hervorgehoben zu werden, dass diese nach den Geschlechtsverschiedenheiten getrennten Bestimmungen in befriedigender Uebereinstimmung stehen mit den Angaben der Tabelle XLIII. Um nämlich aus diesen Bestimmungen die Norm zu finden, ohne Rücksicht auf das Geschlecht, wird man beachten, dass die Anzahl der männlichen und weiblichen Individuen überhaupt nahezu gleich gross ist. Das einfache arithmetische Mittel aus den beiden Zahlen 320 und 293 gibt somit diesen gesuchten Werth der Norm gleich 306,5 Gramm, entsprechend den Angaben der genannten Tabelle. Nahezu eben so gut stimmen die wahrscheinlichen Werthe der individuellen Abweichungen unter sich überein.

Untersucht man getrennt das Gewicht der rechten und der linken Niere, so gelangt man gleichfalls zu dem Resultate, dass die individuellen Abweichungen den Anforderungen der Theorie Folge leisten. Die zum Beweise dieser Thatsache verfügbaren Beobachtungen sind zwar weniger zahlreich, allein immerhin noch genügend. Aus den Wägungen der verschiedenen Autoren berechnen sich zunächst für die rechte Niere die Werthe der Tabelle XLVIII.

Tabelle XLVIII.
Das Gewicht der rechten Niere in Grammen.

Alter	Geschlecht	N = Norm	W = wahrscheinlicher Werth der individuellen Abweichungen	Zahl der Beobachtungen	Beobachter
20—27 Jahre	Männer und Weiber	164	25,4	19	Reid, Peacock.
30—40 „	Männer	156	14,1	17	„ „
30—40 „	Weiber	148	21,6	11	„ „
25—50 „	Männer	150	17,3	36	Blosfeld
25—50 „	Weiber	138	17,1	8	„

Ordnet man sodann die Einzelbeobachtungen in Gruppen, indem man die individuellen Abweichungen in Vielfachen ihres wahrscheinlichen Werthes ausdrückt, so gelangt man zu folgenden Resultaten (s. Tabelle XLIX, S. 195).

Aus dieser Zusammenstellung ergibt sich unzweifelhaft, dass auch für das Gewicht der rechten Niere die Theorie der individuellen Abweichungen als zutreffend angesehen werden muss. Die Betrachtung der einzelnen Bestimmungen der Norm und des wahrscheinlichen Werthes der individuellen Abweichungen mag jedoch vorläufig noch verschoben werden, um zunächst noch durch analoge

Tabelle XLIX.

Individuelle Abweichungen des Gewichtes der rechten Niere.

Alter	Beobachtet					Die Theorie verlangt				
	0 bis W	W bis 2 W	2 W bis 3 W	3 W bis 4 W	4 W bis 5 W	0 bis W	W bis 2 W	2 W bis 3 W	3 W bis 4 W	4 W bis 5 W
20—27 Jahre	9	7	2	1	0	9	6	3	1	0
30—40 „	12	3	1	1	0	9	5	2	1	0
Männer										
30—40 Jahre	7	3	0	1	0	6	3	2	0	0
Weiber										
25—50 Jahre	14	17	2	3	0	18	12	5	1	0
Männer										
25—50 Jahre	4	3	1	0	0	4	3	1	0	0
Weiber										
Summa	46	33	6	6	0	46	29	13	3	0
Neu berechnet für die Summe von 91 Beob-achtungen						46	29	12	3	1

Tabellen einige Bestimmungen dieser Werthe für die linke Niere zu geben und auch für diese die Anwendbarkeit der genannten Theorie nachzuweisen.

Tabelle L.

Das Gewicht der linken Niere in Grammen.

Alter	Geschlecht	N = Norm	W = wahrschein-licher Werth der individuellen Abweichungen	Zahl der Beob-achtungen	Beobachter
20—27 Jahre	Männer und Weiber	174	21,6	19	Reid, Peacock
30—40 „	Männer	167	17,3	17	
30—40 „	Weiber	156	20,0	11	„ „
25—50 „	Männer	162	22,4	36	„ „
25—50 „	Weiber	138	16,2	8	Blosfeld

Die weitere Prüfung der Tabellen XLVIII und L führt zunächst zu dem Ergebnisse, dass die Differenzen der einzelnen Werthe innerhalb der Bestimmungsfehler liegen. Somit kann man hoffen, durch Bildung von Mittelzahlen aus den vorliegenden Resultaten den wahren Werthen etwas näher zu kommen, und wenigstens die Norm für die vollständig ausgewachsene Niere genauer zu finden. Die Bestimmungen, welche sich auf das 20. bis 27. Lebensjahr beziehen, sollen dabei unberücksichtigt bleiben, da für diese Periode nur eine geringe

Tabelle LI.

Individuelle Abweichungen des Gewichtes der linken Niere.

Alter Jahre	Geschlecht	Beobachtet					Die Theorie verlangt				
		0 bis W	W bis 2 W	2 W bis 3 W	3 W bis 4 W	4 W bis 5 W	0 bis W	W bis 2 W	2 W bis 3 W	3 W bis 4 W	4 W bis 5 W
20—27	—	10	3	4	2	0	9	6	3	1	0
30—40	Männer	10	4	2	1	0	9	5	2	1	0
30—40	Weiber	6	4	0	1	0	6	3	2	0	0
25—50	Männer	21	9	3	3	0	18	12	5	1	0
25—50	Weiber	4	3	1	0	0	4	3	1	0	0
	Summa	51	23	10	7	0	46	29	13	3	0
Neu berechnet für die Summe von 91 Beobachtungen							46	29	12	3	1

Zahl von Beobachtungen vorliegt. Man findet alsdann unter Berücksichtigung der Anzahl der Einzelbeobachtungen die Norm des Gewichtes der rechten Niere bei Männern gleich 152 Gramm und bei Weibern gleich 144 Gramm. Da die Zahl der männlichen und der weiblichen Individuen nahezu gleich gross ist, folgt daraus die Norm des Gewichtes der rechten Niere, bei Vernachlässigung der Geschlechtsverschiedenheiten gleich dem einfachen arithmetischen Mittel der beiden Zahlen 152 und 144, gleich 148 Gramm. In gleicher Weise folgt die Norm des Gewichtes der linken Niere bei Männern gleich 164 Gramm, bei Weibern gleich 148 Gramm und ohne Rücksicht auf das Geschlecht gleich 156 Gramm. Diese Ergebnisse bestätigen von Neuem, dass die linke Niere im Durchschnitte etwas schwerer ist als die rechte; sie stehen jedoch ausserdem in bester Uebereinstimmung mit den Tabellen XLIII und XLVI. Es ergibt sich nämlich für die Norm der Summe des Gewichtes beider Nieren aus diesen Einzelbestimmungen bei Männern nach Vollendung des Wachsthumes der Werth von 316 Gramm, bei Weibern von 292 Gramm und ohne Rücksicht auf das Geschlecht 304 Gramm.

Die vorstehenden Untersuchungen haben den Nachweis geführt, dass die Summe des Gewichtes beider Nieren, ebenso wie das Gewicht der rechten und dasjenige der linken Niere der Theorie der individuellen Verschiedenheiten Folge leistet. Unter diesen Umständen berechtigen die allgemeinen Entwickelungen des ersten Theiles dieser Schrift, für jede dieser anatomischen Grössen ein einheitliches System von Ursachenelementen anzunehmen, welches das Gewicht derselben bestimmt. Allein man erfährt auf diesem Wege nichts Genaueres über die gegenseitigen Beziehungen der drei Gewichtsgrössen. Diese wurden als unter sich vollständig unabhängig betrachtet. Eine genauere Prüfung dieser Beziehungen ist aber aus verschiedenen Rücksichten wünschenswerth.

Zu diesem Behufe wird zunächst festzustellen sein, ob zwischen dem Gewichte der rechten Niere und dem Gewichte der linken Niere des gleichen Individuum noch eine weitere Beziehung besteht ausser derjenigen, welche bereits in den Werthen der Norm und den wahrscheinlichen Werthen der individuellen Abweichungen dieser beiden Gewichte ihren Ausdruck gefunden hat. Diese Frage ist in dem fünften Kapitel des ersten Theiles bereits einer vorläufigen Lösung entgegengeführt worden. Es wird demnach gestattet sein, an dieser Stelle die Untersuchung etwas zu beschränken.

Es hatte sich an jener Stelle gefunden, dass der wahrscheinliche Werth der individuellen Abweichungen der Summe des Gewichtes beider Nieren gleich sein muss

$$W_s = \sqrt{W_1{}^2 + W_2{}^2},$$

wenn das Gewicht der rechten Niere völlig unabhängig ist von dem Gewichte der linken Niere des gleichen Individuum und umgekehrt. In dieser Formel bedeutet W_1 den wahrscheinlichen Werth der individuellen Abweichungen der rechten Niere und W_2 den wahrscheinlichen Werth der individuellen Abweichungen der linken Niere. In den oben gegebenen Tabellen findet sich nun eine Reihe von Bestimmungen der drei Grössen W_s, W_1 und W_2. Dieselben rühren zum Theile von den Wägungen der gleichen Beobachter her, und diese sind geeignet, obiges Resultat mit der Beobachtung in Vergleich zu bringen. Die Ausrechnung ergibt dabei folgende Werthe:

Tabelle LII.

Alter Jahre	Geschlecht	Aus den Beobachtungen berechneter, wahrscheinlicher Werth der individuellen Abweichungen des Gewichtes			$\sqrt{W_1{}^2 + W_2{}^2}$	$W_1 + W_2$	Beobachter
		der rechten Niere $= W_1$	der linken Niere $= W_2$	der Summe beider Nieren $= W_s$			
30—40	Männer	14,1	17,3	29,4	22,3	31,4	Reid, Peacock
30—40	Weiber	21,6	20,0	41,4	29,4	41,6	„
25—50	Männer	17,3	22,4	37,6	28,3	39,7	Blosfeld
25—50	Weiber	17,1	16.2	26,3	23,6	33,3	„

In übereinstimmender Weise zeigen diese Berechnungen für alle Beobachtungsreihen, dass der wahrscheinliche Werth der individuellen Abweichungen der Summe des Gewichtes beider Nieren, wie er sich durch die Methode der kleinsten Quadrate direct aus den Einzelwägungen ergibt, stets beträchtlich grösser ist, als der Werth $\sqrt{W_1{}^2 + W_2{}^2}$, der sich aus den Werthen W_1 und W_2 berechnet unter der Voraussetzung, dass keine Beziehung bestehe zwischen den Gewichtsschwankungen der rechten und der linken Niere. Man wird daraus unmittelbar den Schluss ziehen müssen, dass letztere Voraussetzung nicht zutrifft. Es besteht offenbar eine Beziehung, welche in der Weise thätig ist, dass sie den individuellen Abweichungen der rechten und der linken Niere gleiche Richtung zu geben sucht. Es ereignet sich jedoch in allen Beobachtungsreihen, dass der sich aus den Beobachtungen direct ergebende wahrscheinliche Werth der individuellen Abweichungen der Summe des Gewichtes beider Nieren etwas kleiner ist, als die Summe der wahrscheinlichen Werthe der individuellen Abweichungen des Gewichtes der rechten Niere und der linken Niere einzeln genommen. Dieses Resultat beweist, dass die Beziehungen zwischen beiden Nieren nicht so innige sind, dass die Abweichungen des Gewichtes der rechten und der linken Niere jedes Individuum immer gleiche Richtung haben und immer gleich grosse Vielfache des wahrscheinlichen Werthes ihrer Abweichungen betragen. Denn in diesem Falle wäre

$$W_s = W_1 + W_2.$$

Aber nahezu ist diese Bedingung doch erfüllt.

Damit ist eine annähernde Formulirung der Beziehungen, welche zwischen beiden Nieren jedes Individuum bestehen, erreicht. Zugleich ergibt sich jedoch die Aufgabe, diese Beziehungen zum Gegenstande einer directeren Untersuchung zu machen. Nach dem Inhalte des fünften Kapitels des ersten Theiles sind dieselben in einfachster Form durch das relative Gewicht beider Nieren gegeben. Unter Benützung meiner eigenen Wägungen, sowie derjenigen von Bischoff, Blosfeld, Freudenstein, Gluge, Peacock, Rayer und Reid gelangt man sodann zu folgenden Ergebnissen (s. Tabelle LIII, S. 199).

Die individuellen Abweichungen von der Norm dieser Verhältnisszahl stehen in genügender Uebereinstimmung mit der Theorie der individuellen Verschiedenheiten. Die Uebereinstimmung würde wohl eine viel vollkommenere sein, wenn den Wägungen immer genügende Genauigkeit zugeschrieben werden könnte. Diese ist ziemlich wechselnd, denn bei manchen Beobachtern wird die Ver-

Tabelle LIII.

Verhältnisszahl: Gewicht der linken Niere getheilt durch das Gewicht der rechten Niere.

Alter Jahre	N = Norm	W = wahrschein- licher Werth der individuellen Abweichungen Gramm	F = wahrschein- licher Fehler bei der Bestimmung von N Gramm	P = wahrschein- licher Fehler bei der Bestimmung von W Gramm	Zahl der Beobachtungen
0—10	1,036	0,0670	0,0083	0,0040	65
10—20	1,040	0,0688	0,0150	0,0072	21
20—40 Weiber	1,048	0,0754	0,0126	0,0060	36
20—40 Männer	1,069	0,0791	0,0089	0,0042	79

hältnisszahl viel zu häufig gleich 1000. Es kann keinem Zweifel unterliegen, dass eine solche Erscheinung nur die Folge ist von weniger sorgfältigen Wägungen, da die übrigen Beobachtungen in sehr befriedigender Weise mit der genannten Theorie in Uebereinstimmung stehen. Die folgende Tabelle gibt eine Zusammenstellung der individuellen Abweichungen der Beobachtungen, welche der Tabelle LIII zu Grunde gelegt wurden.

Tabelle LIV.

Individuelle Abweichungen der Verhältnisszahl: Gewicht der linken Niere getheilt durch das Gewicht der rechten Niere.

Alter Jahre	Die Beobachtung ergibt					Die Theorie verlangt				
	0 bis W	W bis 2 W	2 W bis 3 W	3 W bis 4 W	4 W bis 5 W	0 bis W	W bis 2 W	2 W bis 3 W	3 W bis 4 W	4 W bis 5 W
0—10	46	10	7	1	1	33	21	9	2	0
10—20	9	9	2	1	0	10	7	3	1	0
20—40 Weiber	24	8	2	1	1	18	12	5	1	0
20—40 Männer	49	18	7	4	1	40	25	11	3	0
Summa	128	45	18	7	·3	101	65	28	7	0

Diese Ergebnisse gestatten nun in befriedigender und zuverlässiger Weise die Frage zu lösen, wie gross die Wahrscheinlichkeit des Eintreffens der verschiedenen Werthe für das individuelle Gewicht der einen Niere sei, wenn das Gewicht der anderen Niere eines Menschen gegeben ist. Setzt man das Gewicht der rechten

Niere gleich R und das Gewicht der linken Niere des gleichen Individuum gleich L, sowie die Norm obiger Verhältnisszahl gleich a, so findet sich, wenn R bekannt ist, der wahrscheinlichste Werth für L gleich:

$$L = a\,R.$$

Ferner wird man aussagen können, dass in der Hälfte der Fälle der wirkliche Werth von L enthalten sei zwischen den Grenzen

$$(a + W)\,R$$

und

$$(a - W)\,R,$$

wobei W den wahrscheinlichen Werth der individuellen Abweichungen der Verhältnisszahl a bezeichnet. Unter 1000 Fällen wird man endlich nur einmal erwarten dürfen, dass das wirkliche Gewicht der linken Niere ausserhalb der Grenzen

$$(a + 5\,W)\,R$$

und

$$(a - 5\,W)\,R$$

liege.

Die Norm der Verhältnisszahl a erleidet im Laufe des Lebens nach den Angaben von Tabelle LIII nur geringe Aenderungen. Diese Aenderungen liegen noch innerhalb der Grenzen der Bestimmungsfehler, und sie sind ausserdem nicht ganz frei von dem Vorwurfe, dass sie zum Theile bedingt seien durch die etwas ungleiche, aber leider nicht mit einiger Sicherheit bestimmbare Genauigkeit der Beobachtungen. Weiterhin ergibt sich aus der genannten Tabelle, dass auch die Aenderungen, welche die Grösse W im Laufe des Lebens erleidet, innerhalb der Grenzen der Bestimmungsfehler liegen. Unter diesen Umständen wird man allerdings daran festhalten müssen, dass möglicher Weise die Norm und der wahrscheinliche Werth der individuellen Abweichungen der genannten Verhältnisszahl im Laufe des Lebens etwas zunimmt und man kann dieses Ergebniss als das wahrscheinlichste betrachten, zumal da die Aenderungen der Grössen N und W immer im gleichen Sinne stattfinden. Man erkennt jedoch, dass man jedenfalls keinen grossen Fehler begeht, wenn man alle Beobachtungen vereinigt unter der Voraussetzung, dass die genannten Grössen im Laufe des Lebens und für beide Geschlechter vollständig constant bleiben. Die bereits benützten Beobachtungen lassen sich in diesem Falle noch durch einige weitere vermehren, in welchen eine Angabe bezüglich des Geschlechtes fehlt, und es berechnet sich sodann aus einer Gesammtzahl von 208 Beobachtungen.

Verhältnisszahl:

Gewicht der linken Niere getheilt durch das Gewicht der rechten Niere.

Norm = 1,058
W   = 0,0856
F   = 0,0059
P   = 0,0028.

Dabei finden sich:

Individuelle Abweichungen ±	Bei der Beobachtung	Die Theorie verlangt
0 bis W	137	104
W „ 2 W	50	67
2 W „ 3 W	12	28
3 W „ 4 W	4	8
4 W „ 5 W	5	1
Summa	208	208

Die Uebereinstimmung zwischen Theorie und Beobachtung ist, wie zu erwarten war, in diesem Falle nicht wesentlich besser oder schlechter, als sie erreicht wurde durch die Trennung der Beobachtungen nach drei Altersstufen. Es lässt sich jedoch jetzt das Gesammtresultat in sehr übersichtlicher Weise graphisch veranschaulichen.

In dieser Figur entspricht die Richtung der geraden Linie I überall dem Verhältnisse: Gewicht der linken Niere zu dem Gewichte der rechten Niere wie 1,058 zu 1,000. Wenn man daher das gegebene Gewicht der rechten Niere eines beliebigen Individuum in der Länge der horizontalen Abscisse ausdrückt, so wird die zugehörige senkrechte Ordinate der geraden Linie I

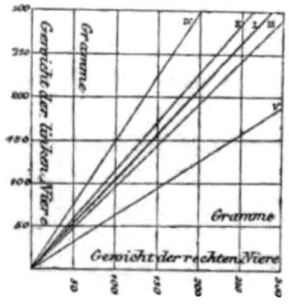

Figur 4.

gleich dem wahrscheinlichsten Werthe des Gewichtes der linken Niere. Die geraden Linien II und III sind fernerhin, gemessen in der Richtung der Ordinaten, überall um die Grösse R W von der Curve I entfernt, wenn R das Gewicht der rechten Niere und W den wahrscheinlichen Werth der individuellen Abweichungen des relativen Gewichtes 1,058 bezeichnet. Die geraden Linien IV und V sind endlich um 5 R W von der Curve I entfernt. In der Hälfte der

Fälle wird man demgemäss das Gewicht der linken Niere zwischen den Linien II und III finden, und unter 1000 Fällen voraussichtlich nur einmal ausserhalb der Linien IV und V. Geschlecht und Lebensalter bleiben dabei gänzlich unberücksichtigt und doch stimmen die Beobachtungen, wenn man sie in das Coordinatensystem einzeichnet, in sehr befriedigender Weise mit dem Gesammtresultate überein.

Es erübrigt noch zu prüfen, in welcher Weise sich das Gewicht der rechten Niere eines Individuum berechnen lässt, wenn das Gewicht der linken Niere desselben bekannt ist. Nach den Entwickelungen des ersten Theiles dieser Schrift ist man berechtigt zu setzen

$$R = \frac{L}{1{,}058}.$$

Es handelt sich somit um eine einfache Umkehrung der bisher behandelten Aufgabe. Man kann die gestellte Frage indessen auch direct zur Lösung bringen. Zu diesem Zwecke setze man

$$R = b\,L$$

und bestimme den wahrscheinlichsten Werth der Grösse b, indem man das relative Gewicht

$$\frac{R}{L} = b$$

als directes Ergebniss der Beobachtung nach der Methode der kleinsten Quadrate behandelt. Es ergeben sich alsdann für die Verhältnisszahl b folgende Werthe.

Tabelle LV.

Verhältnisszahl: *Gewicht der rechten Niere getheilt durch das Gewicht der linken Niere.*

Alter Jahre	N = Norm Gramm	W = wahrscheinlicher Werth der individuellen Abweichungen Gramm	F = wahrscheinlicher Fehler bei der Bestimmung von N Gramm	P = wahrscheinlicher Fehler bei der Bestimmung von W Gramm	Zahl der Beobachtungen
0—10	0,976	0,0787	0,0098	0,0047	65
10—20	0,970	0,0618	0,0135	0,0064	21
20—40	0,967	0,0861	0,0144	0,0068	36
Weiber					
20—40	0,947	0,0718	0,0081	0,0039	79
Männer					
0—40	0,958	0,0746	0,0052	0,0025	208

In dieser Tabelle finden sich die Werthe von b, welche sich für verschiedene Lebensperioden und Geschlechter ergeben haben, ausserdem jedoch ein Werth von b, welcher aus der Zusammenstellung sämmtlicher Beobachtungen, ohne Rücksicht auf Alter und

Geschlecht, hervorging. Der Berechnung liegen indessen die gleichen Wägungen zu Grunde, welche früher zu der Berechnung der Tabelle LIII gedient hatten. Daher erklärt es sich auch, dass die Uebereinstimmung der Beobachtung mit der Theorie der individuellen Abweichungen, wie die folgende Tabelle ergibt, in ähnlicher Weise ungenau ist, wie auf Tabelle LIV.

Tabelle LVI.

Individuelle Abweichungen der Verhältnisszahl: Gewicht der rechten Niere getheilt durch das Gewicht der linken Niere.

Alter Jahre	Die Beobachtung ergibt					Die Theorie verlangt				
	0 bis W	W bis 2 W	2 W bis 3 W	3 W bis 4 W	4 W bis 5 W	0 bis W	W bis 2 W	2 W bis 3 W	3 W bis 4 W	4 W bis 5 W
0—10	46	16	2	0	1	33	21	9	2	0
10—20	9	9	2	1	0	10	7	3	1	0
20—40	26	8	1	0	1	18	12	5	1	0
Weiber										
20—40	47	23	5	1	3	40	25	10	3	1
Männer										
Summa	128	56	10	2	5	101	65	27	7	1
0—40	131	55	14	4	4	104	67	28	8	1

Es war bereits früher möglich gewesen, die Beziehungen zwischen dem Gewichte der beiden Nieren im Allgemeinen dahin zu formuliren, dass dieselben bestrebt sind den Abweichungen des Gewichtes der rechten und der linken Niere gleiche Richtung zu geben. Und weiterhin konnte gezeigt werden, dass ausserdem die Grösse der Abweichung, ausgedrückt in Vielfachen der wahrscheinlichen Werthe der Abweichungen, für beide Nieren eines und desselben Individuum im Allgemeinen nahezu, aber nicht vollständig gleich sei. Die Untersuchung des relativen Gewichtes beider Nieren gestattet eine andere Auffassung dieser Beziehungen, welche sich in einfacherer Form ausdrücken lässt: Der wahrscheinlichste Werth für das Gewicht L der linken Niere ist für alle Lebensalter und für beide Geschlechter ziemlich genau gleich

$$L = aR,$$

gleich einem constanten Vielfachen des Gewichtes R der rechten Niere; und umgekehrt

$$R = bL,$$

wobei b ungefähr, aber nicht genau gleich ist dem reciproken Werthe
von a,
$$b \text{ nahezu gleich } \frac{1}{a}.$$

Die Theorie zeigt indessen, dass aus einer hinreichenden Zahl von
Beobachtungen sogar mit aller Genauigkeit

$$b = \frac{1}{a}$$

sich ergeben muss. Diese Auffassung der Beziehungen zwischen den
Gewichten beider Nieren eines gegebenen Individuum ermöglicht offenbar, da der wahrscheinliche Werth der individuellen Abweichungen
der relativen Gewichte a und b empirisch bestimmt werden konnte,
eine bequemere Uebersicht und eine leichtere Beurtheilung der möglichen Einzelfälle. Unter diesen finden sich jedoch einige, welche
sich dem in obigen Gleichungen ausgesprochenen Gesetze nicht zu
fügen scheinen.

Die Arbeiten von Rosenstein, Perl, Gudden, Beumer und
Eppinger [1] haben von Neuem die Aufmerksamkeit gelenkt auf die
compensatorische Vergrösserung der einen Niere, welche sehr häufig
beobachtet wird, wenn die andere Niere vollständig oder doch nahezu
vollständig fehlt. Beumer hat bei der Bearbeitung einer solchen
Beobachtung eine grosse Anzahl einschlägiger Fälle aus der Literatur
zusammengestellt, denen noch vier weitere, sorgfältig beobachtete
Fälle von Blosfeld [2] sich anreihen lassen. In vielen dieser Beobachtungen ist unzweifelhaft das Fehlen der einen Niere durch
pathologische Processe bedingt, sei es, dass diese bereits in der Embryonalperiode oder dass sie erst später eintraten. Zahlreiche andere
Fälle liegen indessen nicht so einfach. Bei ihnen handelt es sich
meist um Bildungshemmungen, welche aus der frühesten Embryonalperiode herrühren. Dafür möchte geltend gemacht werden können,
dass die Störungen gewöhnlich mit anderen Hemmungs- oder Missbildungen des Urogenitalapparates verknüpft sind, die, wie Eppinger
gezeigt hat, zuweilen als Ursachen des mehr oder weniger vollständigen Mangels der einen Niere betrachtet werden müssen. Endlich
aber ergibt die Theorie der individuellen Verschiedenheiten die Möglichkeit, dass der Mangel oder die ausserordentliche Kleinheit der
einen und die compensatorische Hypertrophie der anderen Niere in
manchen Fällen als individuelle Abweichungen von der Norm auf-

---

1) Rosenstein, Virchow's Archiv Bd. 53. — Perl, Ebenda Bd. 56. —
Gudden, Ebenda Bd. 66. — Beumer, Ebenda Bd. 72. — Eppinger in Klebs,
Beiträge zur pathologischen Anatomie. Prag 1880. Heft II.
2) Blosfeld in Henke's Zeitschr. f. Staatsarzneikunde. Bd. 88. 1864.

gefasst werden müssen. Allein die gleiche Theorie zeigt auch, dass individuelle Abweichungen solcher Grösse ganz ausserordentlich seltene Vorkommnisse sind. In den Fällen von compensatorischer Hypertrophie beträgt das Gewicht des Rudimentes der einen Niere, wenn überhaupt ein solches vorhanden ist, wenige Gramme, während die andere Niere häufig das Doppelte ihres normalen Gewichtes erreicht. Nicht nur das absolute, sondern auch das relative Gewicht beider Nieren weicht demnach sehr erheblich von der Norm ab, und zwar in solchem Masse und in verhältnissmässig so zahlreichen Fällen, dass man wohl im Allgemeinen wird behaupten dürfen: Die Agenesie der einen und die compensatorische Hypertrophie der anderen Niere sind der Regel nach keine individuellen Abweichungen höheren Grades, keine normalen Vorkommnisse, sondern Hemmungsbildungen oder pathologische Erscheinungen.

Wirft man zum Schlusse dieser Untersuchungen des Nierengewichtes einen kurzen Rückblick über die bisher erörterten Beobachtungen, so bemerkt man bereits mehrere Ergebnisse allgemeineren theoretischen Charakters. Die Gewichtsverhältnisse der Nieren sind denjenigen des Herzens und des Gesammtkörpers in folgenden Punkten vergleichbar. Der wahrscheinliche Werth der individuellen Abweichungen ist für jede einzelne dieser drei Gewichtsgrössen in allen Lebensaltern ein annähernd aber nicht vollständig gleich grosser Bruchtheil der Norm. Die Verhältnisszahl: Wahrscheinlicher Werth der individuellen Abweichungen getheilt durch den Werth der Norm wird offenbar in geringem Grade durch die Wachsthumsgeschwindigkeit der Norm beeinflusst. Sie erscheint zur Zeit des raschesten Wachsthumes etwas grösser, zur Zeit geringeren Wachsthumes der Norm etwas kleiner. Das Wachthum selbst verläuft für die Norm des Gewichtes der Nieren, des Herzens und des Gesammtkörpers nahezu parallel, wenigstens in so fern, dass sowohl das Herz als die Nieren im Verhältnisse zum Gesammtkörper nur um ein Geringes schwerer erscheinen zur Zeit des raschesten Wachsthumes und nur um ein Geringes leichter zur Zeit des Minimum der Wachsthumsgeschwindigkeit, welches etwa im 6. Lebensjahre eintritt. Im Uebrigen erweisen sich die relativen Gewichte des Herzmuskels, des Herzens und der Nieren in Beziehung auf das Körpergewicht in allen Lebensaltern als annähernd constant.

Unmittelbarere Verwendung dürften die zahlenmässigen Resultate der Nierenwägungen erwarten, und zwar namentlich die Werthe der Norm und die wahrscheinlichen Werthe der individuellen Abweichungen der Summe des Gewichtes beider Nieren, welche für die verschiedenen Lebensalter in Tabelle XLIII zusammengestellt sind, sowie die relativen Gewichte der Nieren in Bezug auf das Körpergewicht. Bereits Bekanntes bestätigt das Ergebniss, dass das Gewicht der Nieren bei Männern grösser ist als bei Weibern, und ebenso dass das Gewicht der linken Niere in allen Lebensaltern grösser ist als dasjenige der rechten. Allein die Bedeutung des relativen Gewichtes beider Nieren dürfte hier zum ersten Male genauer geprüft worden sein, und zwar in einer auch für andere relative Gewichte anwendbaren Art und Weise. Speciell für die Nieren ergab sich dabei wieder ein mehr vom theoretischen Standpunkte aus interessanter Satz, welcher dahin geht, dass die individuellen Abweichungen des Gewichtes der rechten Niere und der linken Niere einzeln genommen bei demselben Individuum meistens gleiche Richtung haben und annähernd gleich grosse Vielfache ihrer wahrscheinlichen Werthe darstellen.

VIERTES KAPITEL.

Die Durchmesser der grossen Blutgefässe.

Die meisten Anatomen, welche sich mit der Messung der Blutgefässe beschäftigt haben, beschränkten sich darauf, die Gefässbahnen der Länge nach aufzuschlitzen, und den inneren Umfang des flach ausgebreiteten Rohres mit dem Millimeterstabe zu messen. Abgesehen davon, dass diese Methode der Messung für kleinere Gefässzweige überhaupt nicht anwendbar ist, liefert sie auch vielfach sehr ungenaue Resultate, da die Innenfläche der Arterienwandungen sich nicht immer glatt ausbreiten lässt und ausserdem, der Regel nach, bei der Ausbreitung eine geringe Dehnung erleidet. Diese zum Theil bereits von Beneke hervorgehobenen Schwierigkeiten hatten mich, gelegentlich meiner früheren Untersuchungen, veranlasst, eine Messungsmethode anzuwenden, die solchen Einwürfen nicht unterliegt, und welche namentlich noch Gefässe bis 1 Millimeter Durchmesser herab verhältnissmässig genau zu untersuchen gestattet. Meine Bestimmungen beziehen sich auf den Durchmesser der Gefässe, also auf eine Grösse, welche dem Gefässumfang wesentlich gleichwerthig ist, da aus ihr durch eine einfache Multiplication mit $\pi = 3,1416$

oder mit $\frac{22}{7}$ der Umfang berechnet werden kann, wenn dies jemals wünschenswerth sein sollte. Vielfältige Erfahrungen haben das dabei angewendete Instrument wesentlich genauer und zum Gebrauche bequemer gemacht, so dass die von ihm gelieferten Messungen in allen Beziehungen brauchbar und zuverlässig sind. Man darf jedoch nicht übersehen, dass die Methode nichtsdestoweniger beträchtlichen Beobachtungsfehlern ausgesetzt ist, welche in den besonderen Eigenschaften der Blutgefässwandungen gegeben sind. Diese sollen weiter unten genauer gewürdigt werden.

Die von mir in Anregung gebrachte Methode besteht darin, dass man aus dem zu messenden Gefässe mit der Scheere einen Ring schneidet, und diesen über einen Metallkegel schiebt, so weit, dass der Ring sich eben zu spannen beginnt. Der Durchmesser des Kegels an dieser Stelle entspricht sodann genau dem Durchmesser des Gefässes.

Der Kegel (Fig. 5) ist so construirt, dass sein Durchmesser auf je 10 Centimeter Seitenlänge um 10 Millimeter an Dicke zunimmt. Auf der Aussenfläche des Kegels findet sich eine Millimetertheilung, welche somit gestattet, Zehntel Millimeter des Kegeldurchmessers direct abzulesen. Da es indessen unbequem und unpraktisch wäre, einen einzigen Kegel von solcher Länge zu bauen, um alle Durchmesser zwischen 0,5 und 40,0 Millimeter messen zu können, ist derselbe in vier je 11 Cm. lange Stücke

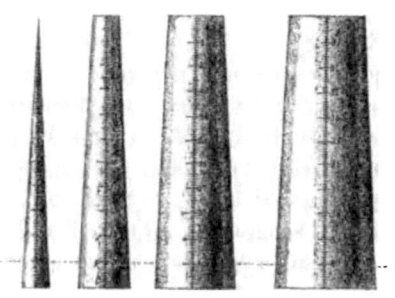

Figur 5.

zerlegt. Der erste Kegel, aus vergoldetem Stahl angefertigt, ergibt die Durchmesser von 0,5 bis 11 Mm. Die folgenden Kegel sind aus hartem rothem Messing (Rothguss) gearbeitet und ermöglichen die Messungen von 10 bis 21 Mm., 20 bis 31 Mm. und endlich von 30 bis 41 Mm. Durchmesser. Dieselben wurden ausgeführt von der mechanischen Werkstätte von F. W. Breithaupt und Sohn in Cassel, ihre Fehler übersteigen vertragsmässig an keiner Stelle den Werth von 0,05 Millimeter. Die genaue Prüfung mit Hülfe einer mit einem Mikroskope verbundenen Theilmaschine hat in der That keine

grösseren Fehler ergeben. Ich kann diese „Angiometer" sehr em-
pfehlen, zumal, da ihr Preis im Verhältnisse zu der Genauigkeit der
Arbeit ein niedriger zu nennen ist.[1]) Für viele Zwecke, für die
Messung aller Gefässe bis zum Kaliber der Carotis communis ein-
schliesslich genügt bereits der kleinste Stahlkegel, dessen grösster
Durchmesser 11 Millimeter beträgt.

Die Fehler des Instrumentes sind jedenfalls verschwindend klein
zu nennen, gegenüber den Fehlern, welche durch die besonderen
Eigenschaften der Gefässwand bedingt sind. Aber auch diese können
erheblich verkleinert werden, wenn man gewisse Grundsätze bei der
Messung nicht ausser Acht lässt. Vor Allem wird es darauf ankommen, nur bei ganz frischen Leichen solche Messungen vorzunehmen. Bei der Untersuchung kleinerer Gefässzweige, welche rei-
cher sind an glatten Muskelfasern, ist es sogar angezeigt, sich auf
die Zeit vor dem Eintreten der Leichenstarre zu beschränken. Dann
aber erfordert die Ausführung der Messung selbst einige Vorsichtsmassregeln. Ich habe die Breite des Ringes, welchen ich aus dem
Gefässrohr ausschnitt, immer so gewählt, dass sie etwa eben so
gross war, als der Durchmesser des plattgedrückten Gefässrohres
selbst, unter der Beschränkung, dass die Ringe nie schmäler als
3 Millimeter und nie breiter als 10 Millimeter wurden. Diese Ringe
sollten nun, strenge genommen, so weit über die Angiometerkegel
geschoben werden, dass ihre Spannung derjenigen entspricht, welche
der mittlere Blutdruck in dem Gefäss erzeugt. Da aber die Auffindung dieser Spannung im einzelnen Falle kaum mit einiger Genauigkeit möglich ist, zog ich vor, ein Minimum der Spannung zu
erzielen. Demgemäss schiebe ich die Ringe so weit über die Kegel,
dass sie eine möglichst geringe aber noch erkennbare Spannung an
dem Schnittrande zeigen, dessen Durchmesser bestimmt werden soll.
Dieser Schnittrand muss immer nach dem dickeren Ende der Kegel
gerichtet sein. Damit sind die wichtigsten Vorsichtsmassregeln erschöpft, denn dass die Schnittränder der Ringe senkrecht stehen
müssen auf der Längsaxe des Gefässes, ist soweit selbstverständlich,
dass es keiner weiteren Betonung bedarf.

Um eine Vorstellung zu gewinnen über die einfachen Beobachtungsfehler, welche bei Berücksichtigung der soeben erörterten Vor-
kehrungen noch übrig bleiben, habe ich eine Anzahl von Gefäss-

---

1) Das „mathematisch-mechanische Institut von F. W. Breithaupt u. Sohn
in Cassel" liefert einen vergoldeten Stahlkegel in Etui für 21 Mark, ferner einen
hohlen Messingkegel in Etui mit Schloss für 30 Mark und endlich ein vollstän-
diges Angiometer für 90 Mark.

durchmessern einer wiederholten Messung unterzogen. Es ergab sich dabei zunächst, dass man nicht mehr als 10 Messungen an der gleichen Stelle vornehmen darf, ohne Gefahr zu laufen, dass das Gefäss etwas gedehnt werde. Von der 15. oder 20. Messung ab findet sich der Durchmesser regelmässig um einige Zehntel Millimeter grösser als zuvòr. Die Messungsresultate habe ich ihrer Grösse nach geordnet.

1. Knabe von 3 Jahren, guter Ernährungszustand. Todesursache: Laryngitis, Tracheitis und Bronchitis crouposa.

a) Arteria iliaca communis.

Unter 10 Messungen ergab sich:

1 mal ein Durchmesser von 3,5 Millimeter,
4 „ „ „ „ 3,6 „
5 „ „ „ „ 3,7 „
1 „ „ „ „ 3,8 „
Mittelwerth 3,7 Millimeter.

b) Arteria iliaca externa.

Unter 10 Messungen ergab sich:

1 mal ein Durchmesser von 2,2 Millimeter,
8 „ „ „ „ 2,3 „
1 „ „ „ „ 2,4 „
Mittelwerth 2,3 Millimeter.

2. Leo Grab, 30 Jahre. Geringer Ernährungszustand. Körperlänge 175 Centimeter. Körpergewicht 53220 Gramm. Nephritis chronica interstitialis et parenchymatosa.

a) Arteria Aorta adscendens.

Unter 10 Messungen ergab sich:

1 mal ein Durchmesser von 25,3 Millimeter,
1 „ „ „ „ 25,4 „
2 „ „ „ „ 25,5 „
1 „ „ „ „ 25,6 „
1 „ „ „ „ 25,7 „
2 „ „ „ „ 25,9 „
2 „ „ „ „ 26,2 „
Mittelwerth 25,7 Millimeter.

b) Arteria pulmonalis.

Unter 10 Messungen ergab sich:

1 mal ein Durchmesser von 24,3 Millimeter,
1 „ „ „ „ 24,4 „
4 „ „ „ „ 24,5 „

2 mal ein Durchmesser von 24,6 Millimeter,
1 „ „   „   „ 24,7   „
1 „ „   „   „ 24,8   „
Mittelwerth 24,5 Millimeter.

c) Arteria femoralis, mit deutlicher, fibröser Endarteriitis.
Unter 10 Messungen ergab sich:
2 mal ein Durchmesser von 7,5 Millimeter,
1 „ „   „   „ 7,6   „
4 „ „   „   „ 7,7   „
2 „ „   „   „ 7,8   „
1 „ „   „   „ 7,9   „
Mittelwerth 7,7 Millimeter.

Es mag bemerkt werden, dass vor jeder Bestimmung das Instrument sorgfältig gereinigt wurde, so dass die Spuren der vorhergehenden Messung die nächste nicht beeinflussen konnten. Ebenso
wurde bei der Aufsuchung der richtigen Spannung der Gefässwand
der Kegel so gehalten, dass die Theilung unsichtbar war und daher
die vorher gewonnene Kenntniss des Durchmessers bei der neuen
Messung nicht erheblich in Betracht kam.

Ueberblickt man die einzelnen Tabellen, so gelangt man nichtsdestoweniger zu der Ueberzeugung, dass. die Methode bei aller Sorgfalt doch nur mässig genaue Resultate zu liefern im Stande ist. Dies
gilt namentlich von der Messung der Aorta, welche offenbar verhältnissmässig geringeren, aber absolut grösseren Willkürlichkeiten ausgesetzt ist. Es erscheint deshalb zweckmässig, in jedem Falle unter
den genannten Cautelen die Beobachtung mehrmals zu wiederholen,
und dann aus den gewonnenen. Zahlen das Mittel zu nehmen. Dies
ist bei der einfachen und bequemen Handhabung, welche das Instrument gestattet, nur mit sehr geringem Zeitaufwand verknüpft
und liefert doch ein erheblich genaueres und zuverlässigeres Resultat,
als eine einzelne Messung. Wenn ausserdem jeder einzelne Beobachter bestrebt ist, möglichst genau das geringste Mass von Spannung
zu treffen, so dürften auch die Beobachtungen verschiedener Autoren
keine erheblicheren Differenzen bieten. Differenzen geringeren Grades sind aber immer zu erwarten, und diese können sich erst durch
das Zusammenwirken sehr zahlreicher Beobachter einigermassen aus-
gleichen.

Bei der Auswahl der Gefässabschnitte, welche ich der Messung
unterzogen habe, leitete mich vor Allem die Absicht, zu untersuchen,
in welcher Weise sich die Wachsthumsverhältnisse der wichtigsten
Theile des Arteriensystemes gestalten. Es waren dabei zahlreiche
Verschiedenheiten zu erwarten, namentlich deshalb, weil die untere

Körperhälfte und vor Allem die unteren Extremitäten nach der Geburt ein so ungemein viel ausgiebigeres Wachsthum erkennen lassen als der Thorax, der Kopf und die oberen Extremitäten. Es ergibt sich diese Thatsache mit aller Schärfe aus den Messungen von Quetelet[1]) und sie findet ihre Begründung in dem Umstande, dass bei dem Embryo der Kopf und die obere Körperhälfte früher angelegt wird. Sie besitzt deshalb auch zur Zeit der Geburt bereits eine relativ vollkommenere Ausbildung.

Diesen Absichten entsprechend habe ich zunächst die Durchmesser der Aorta adscendens und der Pulmonalis 5 Mm. über den Klappen zur Messung gewählt. Die Rücksicht auf meine früheren Untersuchungen der Nierenarterien veranlasste mich alsdann, den Durchmesser der Aorta unmittelbar über dem Abgange der Nierenarterien zu messen, obwohl gerade diese Stelle sich wenig zur Messung eignet. Es entspringt nämlich die Arteria mesenterica superior der Regel nach nur wenige Millimeter höher als die Art. renales, und zwischen beiden erleidet die Aorta eine nicht unbeträchtliche Verkleinerung ihres Lumen. Mit Hülfe des Angiometer kann man indessen doch den Durchmesser eines scharfen Querschnittes, der unmittelbar über den Art. renales angelegt wird, finden. Die betreffende Stelle der Aorta abdominalis habe ich der Kürze halber in den Tabellen als Aorta renalis bezeichnet. Die Arteria Carotis communis, die Hauptarterie des Kopfes gestattet viel genauere Messung, da sie in ihren mittleren Theilen nahezu cylindrisch ist und erst in der Nähe ihrer Theilungsstelle etwas anschwillt. Als Ort der Messung wählte ich die Stelle, an welcher der vordere Bauch des Musculus omohyoideus die Arterie kreuzt. Es wird gewöhnlich angegeben, dass die Carotis der rechten Seite etwas stärker sei, als diejenige der linken. So interessant auch eine Bestätigung dieser Thatsache gewesen wäre, so habe ich mich doch vorläufig darauf beschränken müssen, nur das rechtsseitige Gefäss zur Messung heranzuziehen, um die Untersuchung nicht allzusehr auszudehnen. Aus dem gleichen Grunde wurde von beiden Arteriae subclaviae nur die rechte gemessen, von der die beschreibenden Anatomen gleichfalls übereinstimmend aussagen, sie sei etwas stärker als die linke. An der Arteria subclavia finden sich zwei Stellen, die sich zur Messung eignen: erstens der Abschnitt zwischen dem Ursprunge der Subclavia und ihrem ersten grösseren Aste, und zweitens die Stelle, wo die Subclavia zwischen dem Musculus scalenus anticus und medius über

---

1) Anthropometrie, Tabellen des Anhanges.

14*

den Rand der ersten Rippe sich hinzieht. Ich habe den letzteren Punkt vorgezogen, weil hier die Arterie fast ausschliesslich noch der oberen Extremität Blut zuführt, dann aber, weil die Arterie hier sehr geschützt liegt, so dass sie bei einer vorher etwa vorgenommenen Obduction nicht leicht verletzt wird. Endlich ist durch diese Wahl auch die zu messende Stelle sehr genau bestimmt. Störend wirkt allerdings der Umstand, dass die Ursprungsverhältnisse der Aeste der Subclavia nicht ganz constant sind. Man könnte deshalb zu der Vermuthung gelangen, dass der wahrscheinliche Werth der individuellen Abweichungen des Gefässdurchmessers an dieser Stelle ungewöhnlich gross ausfallen müsse. Die Beobachtung wird darüber entscheiden. Vorläufig hat man aber zu erwägen, dass die Verzweigungen des Arterienbaumes überhaupt so inconstant sind, dass solche und andere, ähnlich wirkende Störungen fast an keiner Stelle ausgeschlossen werden können, und dass andererseits die erwähnten Vorzüge der gewählten Stelle ziemlich schwer in die Wagschale fallen.

Die Arteria renalis konnte beiderseits etwa 1 Cm. unterhalb ihres Ursprunges aus der Aorta gemessen werden. An dieser Stelle ist die Arterie von nahezu cylindrischer Form, so dass es keinen merklichen Fehler bedingt, wenn man auch ein paar Millimeter weiter nach aussen greift. An der Hauptarterie der unteren Extremität sind es drei Punkte, welche sich vorzugsweise zur Messung eignen: der Stamm der Arteria iliaca communis, der Stamm der Arteria iliaca externa zwischen seinem Ursprunge und dem Abgange der Arteria epigastrica inferior interna, endlich die Arteria femoralis an der Stelle, wo sie unter dem Ligamentum Poupartii hindurchtritt. Letztere Stelle habe ich bevorzugt, da sie einigermassen analog ist der an der Subclavia gewählten Messungsstelle. Sie liegt zwischen dem Abgange der Arteria circumflexa ilium (profunda) einerseits und den Art. inguinales und der Art. epigastrica (inf.) superficialis andererseits. Die Resultate der Einzelmessungen finden sich in Tabelle LXVI des Anhanges zusammengestellt. Die Messungen sind indessen sämmtlich mit einem meiner älteren Messkegel vorgenommen, welche keine so genauen Resultate geben, als die oben beschriebenen Angiometer.

In der Absicht, etwas genauere Anhaltspunkte zu gewinnen bezüglich der oben berührten Frage, habe ich zunächst die arithmetischen Mittel dieser Messungen für sechs Perioden der Entwickelung gesucht und auf der folgenden Tabelle LVII vereinigt. So sicher hierbei auch das viel raschere Wachsthum der Art. femoralis und renalis gegenüber den übrigen Arteriendurchmessern ersichtlich ist, erschien es doch zweckmässig, die Wachsthumsgeschwindigkeit der verschiedenen Gefässe dadurch schärfer hervortreten zu lassen, dass man ihren Durchmesser zur Zeit der Geburt gleich 1 setzte und damit auf relative Werthe überging. Diese relativen Durchmesser wurden gleichfalls in die Tabelle aufgenommen.

Tabelle LVII.

Mittelzahlen der Durchmesser der grösseren Arterien.

Alter	Arteria pulmonalis Milli-meter	Arteria pulmonalis Verhält-nisszahl	Aorta adscendens Milli-meter	Aorta adscendens Verhält-nisszahl	Aorta renalis Milli-meter	Aorta renalis Verhält-nisszahl	Carotis comm. dext. Milli-meter	Carotis comm. dext. Verhält-nisszahl	Subclavia dextra Milli-meter	Subclavia dextra Verhält-nisszahl	Renalis dextra Milli-meter	Renalis dextra Verhält-nisszahl	Femoralis dextra Milli-meter	Femoralis dextra Verhält-nisszahl
Reife Neugeborene	9,0	1,0	8,2	1,0	5,5	1,0	3,1	1,0	2,3	1,0	1,5	1,0	1,6	1,0
1. und 2. Lebensjahr	13,3	1,5	11,8	1,4	6,5	1,2	3,9	1,3	2,9	1,2	2,4	1,6	2,3	1,4
3. und 4. Lebensjahr	13,9	1,5	13,5	1,6	6,8	1,2	4,3	1,4	3,4	1,5	2,8	1,9	2,9	1,8
5. bis 10. Lebensjahr	15,7	1,7	15,1	1,8	7,8	1,4	5,0	1,6	3,7	1,6	3,2	2,1	3,4	2,1
7. bis 20. Lebensjahr	21,3	2,4	20,7	2,5	11,2	2,0	5,9	1,9	5,2	2,3	4,8	3,2	5,0	3,1
3. bis 29. Lebensjahr	24,0	2,7	22,4	2,7	13,3	2,4	6,7	2,2	6,2	2,7	5,3	3,6	6,2	3,8

Nach dieser Tabelle ist das postfötale Wachsthum verhältnissmässig am geringsten bei der Art. Carotis communis und am stärksten bei der Art. renalis und femoralis, während die Wachsthumsgeschwindigkeit der Subclavia etwa in der Mitte steht und nahezu übereinstimmt mit derjenigen der Aorta und der Pulmonalis. Diesen Differenzen entsprechen, wie bereits berührt, die Ungleichheiten des Wachsthumes der verschiedenen Körpertheile. Auch die Messungen von Beneke lassen die gleichen Verhältnisse erkennen, die übrigens auch bereits ohne genauere Messung in sehr auffallender Weise hervortreten.

Bezüglich der relativen Weite der Arteria Aorta adscendens und der Art. pulmonalis bin ich zu ähnlichen Ergebnissen gelangt wie Beneke. Die Art. pulmonalis ist bis zum 30. Lebensjahre durchschnittlich um ein Geringes weiter, als der Anfangstheil der Aorta adscendens. In wie weit in späterer Zeit dieses Verhältniss sich ändert, beziehungsweise sich umkehrt, lässt sich aus meinen Beobachtungen nicht entnehmen, da sie für die späteren Lebensalter zu wenig zahlreich sind. Diese Spärlichkeit des Materiales hat darin seinen Grund, dass ich alle Leichen, welche Structurveränderungen

der Arterienwandungen oder überhaupt schwerere Erkrankungen
darboten, von der Messung ausschloss.

In meinen früheren Untersuchungen über die Wachsthumsverhältnisse der Niere und der Nierenarterie hatte ich gefunden, dass der
Querschnitt der Nierenarterie bis zum 36. Lebensjahre etwas rascher
wächst als das Gewicht der Niere. Aus diesem rein empirischen
Resultate kann man meiner Meinung nach keinen zuverlässigen
Schluss auf die Grösse des Nierenblutstromes machen, weil die
Hauptwiderstände, welche derselbe zu überwinden hat, in dem Ca-
pillarbezirke zu suchen sind. Von diesem Gesichtspunkte ausgehend
hatte ich damals eine Reihe von Durchströmungsversuchen an frisch
aus der Leiche entnommenen menschlichen Nieren gemacht. Es ergab sich, dass bei Erwachsenen ungleich grössere Flüssigkeitsmengen
durch das Gefässsystem der Niere getrieben werden können, als bei
gleichem Drucke durch die Nieren von Kindern hindurchgehen.
Bei einer neuerdings vorgenommenen Revision dieser Versuche fiel
mir auf, dass die damals gefundenen Durchströmungsvolumina nahezu
proportional der vierten Potenz des Radius der Nierenarterie sind.
Ich stelle in der folgenden Tabelle die damals gefundenen Zahlen,
nebst ihren neueren Vervollständigungen zusammen. Dabei mag bemerkt werden, dass unter dem Radius R der Nierenarterie der aus
allen meinen bisherigen Bestimmungen auf graphischem Wege gewonnene Mittelwerth zu verstehen ist.

Tabelle LVIII.

Alter	Gewicht der einen Niere		Querschnitt der Arteria renalis		R Radius der Arteria renalis	R^2		R^4		Mittlere Stromgeschwindigkeit pro Secunde		Durchflussmenge pro Minute	
Jahre	Gramme	relativ	Quadrat-millimeter	relativ	Milli-meter	absolut	relativ	absolut	relativ	Millimeter	relativ	Cubicenti-meter	relativ
3	51,5	1,0	6,6	1,0	1,45	2,1	1,0	4,4	1,0	96	1,0	32,9	1,0
19	127	2,4	21,2	3,2	2,6	6,8	3,2	45.7	10,3	186	1,9	237	7,2
23	136	2,7	22,9	3,5	2,7	7,3	3,5	53,1	12,0	335	3,5	461	14.0
27	143	2,8	24,6	3,7	2,8	7,8	3,7	61,5	13,9	328	3,5	485	14,7

Die Uebereinstimmung, welche sich in diesen Versuchen ergibt
zwischen der Zunahme der relativen Durchflussmenge und dem relativen Wachsthum der vierten Potenz des Radius der Nierenarterie,
wird gewiss zu einer weiteren und sorgfältigeren experimentellen
Prüfung des Resultates herausfordern. Fragt man aber nach einer

Erklärung, weshalb die Durchflussmenge proportional der vierten Potenz des Radius der Arterie ist, so scheint mir die Antwort aus einfachen hydrodynamischen Gesichtspunkten ableitbar zu sein.

Die Flüssigkeitsmenge, welche durch ein langes, horizontales, cylindrisches Rohr strömt, das in ein mit Flüssigkeit gefülltes Druckgefäss eingesetzt ist, beträgt

$$Q = \frac{p\,\pi}{8\,\eta\,l}\,R^4,$$

wobei

Q die in der Zeiteinheit ausströmende Flüssigkeitsmenge,
p den Druck im Druckgefässe,
η den Coefficienten der inneren Reibung der Flüssigkeit,
l die Länge der Röhre und
R den Radius der Röhre

bezeichnet, und vorausgesetzt ist, dass die Flüssigkeit die innere Röhrenwandung benetzt.

Wenn man die Richtigkeit dieser Gleichung in dem Anfangstheile der Röhre prüft, wird es zulässig sein, die mittleren und letzten Abschnitte der Röhre durch ein anderes Kanalsystem, den Capillarbezirk der Niere zu ersetzen, wenn nur die Stromwiderstände in letzterem genau entsprechen den Stromwiderständen in dem entfernten Stücke der cylindrischen Röhre. Da die obigen Versuche im Allgemeinen der Gleichung entsprechen, indem sie die Ausflussmenge proportional der vierten Potenz des Radius ergeben, kann man offenbar den umgekehrten Schluss ziehen. Der Radius der Nierenarterie ist in den verschiedenen Lebensaltern genau so gross, wie der Radius einer geraden, horizontalen, cylindrischen und benetzbaren Röhre, welche bei einer für alle Lebensalter gleich grossen Länge bei constantem Drucke dieselbe Flüssigkeitsmenge durchströmen lässt wie das Nierengefässsystem.

Diese Erörterungen lassen weiterhin voraussetzen, dass sich in der Nierenarterie auch die sogenannte mittlere Stromgeschwindigkeit verhalten wird, wie in der soeben definirten geraden cylindrischen Röhre. Wenn die Flüssigkeit in allen Theilen des Querschnittes der Nierenarterie dieselbe mittlere Stromgeschwindigkeit c besitzen würde, so wäre die Ausflussmenge

$$Q = c\,R^2\,\pi.$$

Unter Zuziehung der früheren Gleichung folgt:

$$c\,R^2\,\pi = \frac{p\,\pi}{8\,\eta\,l}\,R^4,$$

$$c = \frac{p}{8\,\eta\,l}\,R^2.$$

Die mittlere Stromgeschwindigkeit müsste somit proportional dem Quadrate des Radius der Nierenarterie sein. Dass dieses annäherungsweise mit der Beobachtung in Uebereinstimmung steht, geht aus obiger Tabelle hervor.

Die vorstehende Betrachtung führt somit zu dem Ergebnisse, dass, constante nicht pulsirende Druckkräfte vorausgesetzt, erstens die in der Zeiteinheit durch die Niere strömenden Flüssigkeitsvolumina der vierten Potenz des Radius der Arteria renalis proportional sind, und zweitens, dass die mittlere Stromgeschwindigkeit in der Arteria renalis proportional sei dem Quadrate ihres Radius. Diese Sätze erscheinen, obwohl sie zunächst nur annäherungsweise für die abgestorbene Niere und eine 0,75 Proc. Kochsalz enthaltende Leimlösung gelten, doch sehr bedeutungsvoll, da sie von Neuem darauf hinweisen, dass die Gesetze der Mechanik im Aufbaue des menschlichen Körpers eine sehr wesentliche Rolle spielen.

Auf der anderen Seite zeigt sich zugleich, wie wenig Hoffnung vorhanden ist, aus dem anatomischen Baue allein dessen complicirte Gesetze zu enträthseln. In der That wäre man nicht im Stande gewesen, die absoluten oder relativen Durchflussmengen abzuleiten aus der Weite der Nierenarterie oder dem Gewichte der Niere, ohne dass vorher der Nachweis geführt war, dass die Weite der Nierenarterie den genannten hydrodynamischen Gesetzen entspricht.

Man ist auch nicht im Stande aus obiger Tabelle eine klare Beziehung zwischen der Weite der Nierenarterie und dem Gewichte der Niere abzuleiten. Das Gewicht der Niere wächst etwas langsamer als das Quadrat des Radius der Nierenarterie oder der Querschnitt derselben, allein worin das begründet sei, ist fraglich, und nur eine viel genauere Kenntniss der Nierenfunction wäre im Stande, diese Thatsache zu erklären.

Indessen ist es doch vom rein anatomischen Standpunkte aus gerechtfertigt, wenn man den Versuch macht, feste Proportionen zwischen der Weite der Blutgefässe und dem Gewichte der zugehörigen Gefässprovinzen aufzusuchen. Die rein anatomischen Vorstellungen werden dabei jedenfalls genauer und bestimmter und die Arbeit gewinnt den Charakter einer solchen, welche die Auffindung wirklich gesetzmässiger Beziehungen vorbereitet. Ausserdem aber gestatten solche Verhältnisszahlen vielfach einen schärferen Ausdruck pathologischer Veränderungen.

Die soeben gemachten Erfahrungen bezüglich des Radius der Nierenarterie leiten darauf hin, auch bei dem Vergleiche anderer Gefässlumina mit ihren Stromgebieten die höheren Potenzen des

Radius der ersteren in Betracht zu ziehen. Unter den von mir gemessenen Gefässen eignet sich aber namentlich die Aorta adscendens zu einer solchen Betrachtung, da sie den Querschnitt der Blutbahn des ganzen Körpers ergibt und da das Gewicht ihres Stromgebietes, in Anbetracht des geringen Gewichtes der Lungen, nahezu mit dem Gewichte des ganzen Körpers übereinstimmt. Eine vorläufige Orientirung zeigt, dass in der postfötalen Periode der Werth: Körpergewicht getheilt durch die dritte Potenz des Radius der Aorta adscendens nahezu constant bleibt, wie zunächst aus den Mittelzahlen der folgenden Tabelle LIX hervorgeht.

Tabelle LIX.

Körpergewicht getheilt durch die dritte Potenz des Radius der Aorta adscendens.

Mittelzahlen der eigenen Beobachtungen.

Alter	Körpergewicht Gramme	Durchmesser der Aorta adscendens Millimeter	Körpergewicht getheilt durch die dritte Potenz des Radius der Aorta adscendens
Fötalperiode . .	1525	5,7	66
Reife Neugeborene	3986	8,2	57
1. und 2. Lebensjahr	8941	12,2	39
3. „ 4. „	11950	13,4	40
5. „	13630	14,5	36
6. bis 10. „	17510	15,3	39
17. „ 20. „	43250	20,4	40
23. „ 29. „	49000	22,4	35

Nach dieser Tabelle besitzt die Norm der Verhältnisszahl: Körpergewicht getheilt durch die dritte Potenz des Radius der Aorta adscendens in der Fötalperiode und noch bei reifen Neugeborenen einen ganz anderen Werth als in den späteren Lebensperioden. Dass dies der Fall sei, war wohl vorauszusehen in Anbetracht der sehr wesentlichen Abweichungen, welche dem Blutstrome vor der Geburt zukommen. Allein auch späterhin wird man die Norm des genannten Verhältnisses nur als annähernd constant ansehen dürfen, obgleich aus obigen Bestimmungen der Charakter der Aenderungen derselben nicht hervorgeht. Das gleiche Resultat ergibt sich, wenn man die in Rede stehende Verhältnisszahl in den einzelnen Beobachtungen prüft. Diese Prüfung gewinnt aber dadurch grössere Bedeutung, dass sie auch einen Ueberblick der individuellen Abweichungen von der Norm gewährt. Aus diesem Grunde wurden die Zahlen der folgenden Tabelle gebildet.

Tabelle LX.

Körpergewicht getheilt durch die dritte Potenz des Radius der Aorta adscendens.

Lanfende Nummer der Beobachtung	Alter	Körpergewicht getheilt durch die dritte Potenz des Radius der Aorta adscendens	Laufende Nummer der Beobachtung	Alter	Körpergewicht getheilt durch die dritte Potenz des Radius der Aorta adscendens
2	7. Fruchtmonat	134	28	4 Jahre	22
3	7. „	50	29	4 „	32
4	Reife Neugeborene	47	30	4 „	36
5	„ „	61	31	4 „	37
7	„ „	65	32	4 „	66
8	2 Monate	31	33	5 „	38
9	9 „	38	36	6 „	42
10	14 „	41	37	9 „	37
11	16 „	37		„	
12	18 „	34	38	16 „	64
13	18 „	42	39	18 „	44
14	21 „	43	40	18 „	32
			42	19 „	30
16	30 „	36			
17	30 „	38	43	22 „	43
18	33 „	35	44	25 „	24
19	36 „	29	45	25 „	34
20	36 „	44	46	26 „	43
22	39 „	45	47	28 „	34
24	42 „	46			
25	45 „	48			
26	47 „	41			

Es ergibt sich, dass das Verhältniss: Körpergewicht getheilt durch die dritte Potenz des Radius der Aorta adscendens in allen Lebensperioden nach der Geburt ziemlich beträchtlichen individuellen Abweichungen unterliegt, welche weit hinausreichen über die Grenzen der grössten Schwankungen, welche die Mittelzahlen der Tabelle LIX darbieten. Damit erscheint es auch gerechtfertigt, vorläufig sämmtliche Beobachtungen zusammenzufassen unter der Voraussetzung, dass die Norm der genannten Verhältnisszahl im extrauterinen Leben constant sei. Alsdann findet sich:

Verhältnisszahl: Körpergewicht getheilt durch die dritte Potenz des Radius der Aorta adscendens.

Norm . . . . = 38,9
Wahrscheinlicher Werth der individuellen Abweichungen = 4,8
Wahrscheinlicher Fehler der Bestimmung der Norm . . = 0,8
Wahrscheinlicher Fehler der Bestimmung von W. . . . = 0,6
Zahl der Beobachtungen = 33.

Diese Zahlen gelten von der Zeit der Geburt bis zum 29. Lebensjahre. Die Prüfung der Häufigkeit des Vorkommens der verschiedenen individuellen Abweichungen ergibt aber:

Grösse der individuellen Abweichungen ±	Zahl der individuellen Abweichungen	
	Theorie	Beobachtung
0 bis W	17	24
W „ 2 W	11	5
2 W „ 3 W	4	2
3 W „ 5 W	1	2
Summa	33	33

Die Uebereinstimmung zwischen Theorie und Erfahrung muss als ziemlich mangelhaft bezeichnet werden. Es findet dies sicherlich seinen Grund in dem Umstande, dass die bei der Messung der Aortenradien begangenen Beobachtungsfehler einen so grossen Einfluss auf die in Rede stehende Verhältnisszahl ausüben. Doch mag es wohl sein, dass auch die Unvollkommenheit der gemachten Voraussetzung an diesem Ergebnisse die Schuld trägt. Es ist zu erwarten, dass ausgedehntere Erfahrungen nachweisen, dass die Norm der hier betrachteten Verhältnisszahl auch im extrauterinen Leben geringen Aenderungen ihres Werthes unterliegt.

In einem früheren Kapitel wurde gefunden, dass das Verhältniss des Körpergewichtes zu dem Gewichte der gesammten Herzmuskulatur im Laufe des Wachsthumes sich nur wenig ändert. Diese Thatsache mag Veranlassung werden, auch das Verhältniss der dritten Potenz des Aortenradius zu dem Gewichte der Herzmuskulatur zu untersuchen. Zur vorläufigen Orientirung mögen die Zahlen der Tabelle LXI (s. S. 220) dienen.

Auch diese Verhältnisszahl zeigt bis zur Geburt wesentlich andere Werthe als in der postfötalen Periode. Die Ursache für diese Abweichung ist wohl die gleiche, welcher die entsprechende Verschiebung in dem Verhältnisse des Körpergewichtes zu der dritten Potenz des Aortenradius zugeschrieben wurde. Es kann also in dieser Beziehung auf das früher Gesagte zurückverwiesen werden. Dagegen scheint in der Zeit nach der Geburt die Norm des Verhältnisses der dritten Potenz des Aortenradius zu dem Gewichte der Herzmuskulatur strenger constant zu bleiben als die Norm der Verhältnisszahl des Körpergewichtes zu der dritten Potenz des Aortenradius. Eine ausführlichere Untersuchung derselben verspricht somit gute Ergebnisse zu liefern.

Tabelle LXI.

Dritte Potenz des Radius der Aorta adscendens getheilt durch das Gewicht der Herzmuskulatur.

Berechnung aus Mittelzahlen.

Alter	H = Gewicht der Herzmuskulatur in Grammen Mittelzahl	R = Radius der Aorta adscendens in Millimetern Mittelzahl	$\dfrac{R^3}{H}$
Fötalperiode	6,4	2,85	3,6
Reife Neugeborene . .	19,8	4,12	3,5
1. und 2. Lebensjahr .	40,5	6,12	5,7
3. „ 4. „ .	59,0	6,71	5,1
5. „ .	69,8	7,26	5,5
6. bis 10. „ .	86,3	7,67	5,2
17. „ 20. „ .	200,5	10,23	5,4
23. „ 29. „ .	216,5	11,21	6,5

Zunächst wurde wie früher für jede einzelne Beobachtung diese Verhältnisszahl $\dfrac{R^3}{H}$ ausgerechnet.

Tabelle LXII.

Dritte Potenz des Radius der Aorta adscendens getheilt durch das Gewicht der Herzmuskulatur $= \dfrac{R^3}{H}$.

Beobachtungen.

Laufende Nummer der Beobachtung	Alter	$\dfrac{R^3}{H}$	Laufende Nummer der Beobachtung	Alter	$\dfrac{R^3}{H}$
2	7. Fruchtmonat	1,9	28	4 Jahre	8,4
3	7. „	4,6	29	4 „	5,7
4	Reife Neugeborene	4,1	30	4 „	6,0
5	„ „	3,6	31	4 „	5,3
7	„ „	3,0	32	4 „	3,1
8	2 Monate	6,0	33	5 „	5,1
9	9 „	6,4	35	6 „	7,1
10	14 „	4,9	36	6 „	4,7
11	16 „	5,0			
12	18 „	6,6	38	16 „	3,2
13	18 „	6,0	39	18 „	5,6
14	21 „	5,5	40	18 „	6,9
16	30 „	5,8	41	19 „	4,7
17	30 „	5,4	42	19 „	7,0
18	33 „	6,1			
19	36 „	6,8	43	22 „	5,9
20	36 „	4,0	44	25 „	7,6
21	36 „	6,6	45	25 „	7,1
22	39 „	4,8	46	26 „	5,0
24	42 „	4,5	47	28 „	7,3
25	45 „	4,3			
26	47 „	4,4			

Die individuellen Verschiedenheiten, welche das Verhältniss $\frac{R^3}{H}$ darbietet, sind offenbar nicht unbeträchtlich. Dagegen scheint auch dieser Zusammenstellung nach die Norm dieses Bruches vom ersten bis zum neunundzwanzigsten Lebensjahre annähernd constant zu bleiben. Die Berechnung nach der Methode der kleinsten Quadrate ergibt alsdann für diesen Zeitraum:

Verhältnisszahl: Dritte Potenz des Radius der Aorta adscendens getheilt durch das Gewicht der Herzmusculatur.

Norm . . . . = 5,68
Wahrscheinlicher Werth der individuellen Abweichungen = 0,83
Wahrscheinlicher Fehler der Bestimmung der Norm . . = 0,14
Wahrscheinlicher Fehler der Bestimmung von W . . . = 0,067
Zahl der Beobachtungen = 35.

Die Untersuchung der Grösse und Häufigkeit der individuellen Abweichungen führt endlich zu folgendem Resultate.

Grösse der individuellen Abweichungen ±	Anzahl der individuellen Abweichungen	
	Theorie	Beobachtung
0 bis W	17	16
W „ 2 W	12	14
2 W „ 3 W	5	3
3 W „ 4 W	1	2
Summa	35	35

Die Uebereinstimmung zwischen Theorie und Erfahrung ist hier befriedigend und viel vollkommener, als sie gefunden wurde für das Verhältniss des Körpergewichtes zur dritten Potenz des Aortenradius.

FÜNFTES KAPITEL.

Die Messung und die Zählung der Zellen des Blutes.

In den vorstehenden Kapiteln sind eine Reihe von Untersuchungen niedergelegt, welche mit genügender Sicherheit den Beweis erbracht haben dürften, dass nicht nur die Grösse und das Gewicht des ganzen menschlichen Körpers, sondern auch die Mass-

und Gewichtsverhältnisse seiner Organe und einzelner grösserer
Theile der letzteren durch die gegebene Theorie der individuellen
Abweichungen einen sehr genauen Ausdruck finden. Man wird con-
sequenter Weise weiterschliessen dürfen, dass auch die Dimensionen
der kleineren und kleinsten anatomischen'Bestandtheile wesentlich
ähnliche Erscheinungen zeigen, wie die bereits untersuchten grösseren.
Ohne Zweifel finden die obigen Betrachtungen auch Anwendung auf
die histologischen Structurelemente. Meine Untersuchungen haben
zwar in dieser Beziehung nur eine sehr geringe Ausdehnung erreicht,
doch möchte es nicht uninteressant sein, die wenigen Ergebnisse,
die in Bezug auf die grössten Durchmesser der Blutscheiben gewonnen wurden, hier mitzutheilen. Daran wird sich alsdann in
naturgemässer Weise die Betrachtung der Methoden anschliessen,
welche für die Beurtheilung der Blutkörperzählungen von grösserer
Bedeutung sind. Bei diesen handelt es sich allerdings nicht um individuelle Abweichungen, sondern ausschliesslich um Beobachtungsfehler, allein die mathematische Behandlung derselben richtet sich
nach den gleichen Gesichtspunkten.

Die Untersuchung der Fehler, welchen die Blutkörperzählungen
unterworfen sind, mag zugleich als Beispiel dienen, an welchem die
Eingangs definirten reinen Beobachtungsfehler erläutert werden. Diese
haften nothwendiger Weise jeder Messung oder Wägung an, mag
diese sich auf einen grösseren oder auf einen kleineren Theil des
menschlichen Organismus beziehen. Sie konnten bisher fast immer
vernachlässigt werden, wenn es aber auf eine sehr genaue Untersuchung eines einzelnen Objectes ankommt, möchten sie doch zuweilen grössere Bedeutung gewinnen. In diesem Sinne erscheint die
Besprechung. der Blutkörperzählung als ein integrirender Bestandtheil
einer Schrift, welche die Aufgabe hat, die Wägungs- und Messungs-
methoden von einem allgemeineren Standpunkte aus darzustellen.

Die Blutscheiben, welche im Gefässsysteme des Menschen kreisen,
besitzen sehr wechselnde Grösse. Fasst man dieselben auf als einzelne, selbstständige Gebilde, als Individuen, so kann man ihre individuellen Verschiedenheiten als Abweichungen von einer mittleren
Grösse, von einer Norm ansehen, wenngleich im Sinne der Zell-
entwickelung eine solche Auffassung zu mancherlei Bedenken Veranlassung gibt. Wenn es sich jedoch um die einfache Feststellung
eines Ausdruckes für die verschiedene Grösse der im Blute vorhandenen Zellen handelt, wird dieses Verfahren so lange zulässig
sein, als dieser Zweck damit erreicht wird und so lange, als keine
bessere Formulirung der gegebenen Verhältnisse möglich ist. Ein

Fortschritt wird durch ein solches Verfahren erzielt, der nämlich, dass man ausser den bisher allgemein berücksichtigten Angaben der mittleren und der extremen Grössen der Blutscheiben noch einen einfachen Ausdruck gewinnt für die relative Häufigkeit des Vorkommens der verschiedenen Grössen der Zellen.

Behufs Messung der grössten Durchmesser der Blutscheiben bediente ich mich zu Anfang eines einfachen Ocularglasmikrometers. Allein selbst bei sehr starken Vergrösserungen bedeckte ein einzelnes Blutkörperchen nicht mehr als 8 bis 9 Theilungen, so dass die reinen Beobachtungsfehler für jede einzelne Messung ziemlich gross ausfielen. Die Berechnung des Werthes der Norm erlitt dabei keine sehr beträchtliche Einbusse an Genauigkeit, doch wurde der wahrscheinliche Werth der individuellen Abweichungen viel zu gross. Um genauere und feinere Ablesungen zu ermöglichen, benützte ich den Nonius, welcher den grösseren Mikroskopen der Regel nach beigegeben ist. Dieser hat die Form zweier unter spitzem Winkel sich schneidender Linien, welche durch die Theilung des Ocularglasmikrometers gezogen sind, und zwar so, dass sie sich im Anfangspunkte dieser Theilung schneiden. Der gegenseitige Abstand dieser Linien beträgt bei dem Oculartheilstriche 10 annähernd so viel, wie der Abstand zweier Theilstriche. Folglich entspricht der Abstand der beiden Linien des Nonius bei dem Oculartheilstriche 1 etwa 0,1 Theilen, bei dem Oculartheilstriche 2 etwa 0,2 Theilen des Ocularmikrometers u. s. w. Indem man das Bild, welches von den Blutscheiben im Oculare entworfen wird, zwischen die beiden Linien des Nonius fasst, kann man somit auf 0,1 Theilstrich der Mikrometertheilung genau ablesen. So zweckmässig diese Methode auf den ersten Blick erscheint, so leidet sie doch an erheblichen Fehlern. Vor Allem ist die Ausführung des Nonius bei allen mir in die Hände gekommenen, von Hartnack ausgeführten Exemplaren des Apparates etwas ungenau, so dass es nothwendig wird, Correcturen anzubringen. Diese sind indessen einfach genug, so dass das Resultat ohne Schwierigkeit von diesen Fehlern gereinigt werden kann. Unbequemer ist eine andere Fehlerquelle. Die Einstellung des Bildes zwischen die beiden Linien des Nonius ist kaum mit vollständiger Schärfe auszuführen, weil das Bild unmittelbar am Rande der Linien Störungen erleidet. Die Messung wird aus diesem Grunde unsicher, doch dürfte der dabei entstehende Fehler 0,1 Theilstrich des Mikrometers nicht übersteigen, so dass das Resultat doch erheblich genauer wird als die Messung ohne Nonius.

Zur Messung verwendete ich mein eigenes Blut, frisch ohne

Zusatzflüssigkeit. Wenn die Blutschichte hinreichend dünn ist, liegen die Zellen genügend weit auseinander, um eine genaue Messung zu ermöglichen, doch muss man sich überzeugen, dass die Blutscheiben Seitens des Deckglases keinen Druck erfahren. Aus 100 Messungen berechnet fand sich auf diesem Wege:

Norm . . . . = 0,00856 Mm.
Wahrscheinlicher Werth der individuellen Abweichungen = W = 0,00035 „
Wahrscheinlicher Fehler bei der Bestimmung der Norm . . = 0,000035 „
Wahrscheinlicher Fehler bei der Bestimmung von W . . . = 0,000016 „

Diese Resultate geben die Mittel an die Hand, die Zulässigkeit der hier vertretenen Auffassung d. h. die Anwendbarkeit der Theorie der individuellen Abweichungen zu prüfen. Unter 100 Beobachtungen fand sich:

Grösse der individuellen Abweichungen ±	Anzahl der individuellen Abweichungen	
	Theorie	Erfahrung
0 bis W	50	44
W „ 2 W	32	39
2 W „ 3 W	13	12
3 W „ 4 W	4	3
4 W „ 5 W	1	2
Summa	100	100

Die Uebereinstimmung von Theorie und Erfahrung würde etwas vollkommener werden, wenn man den Werth von W etwas grösser annehmen wollte, etwa gleich 0,00037. Diese Annahme enthielte immerhin keine allzugrosse Abweichung von dem aus der Rechnung hervorgehenden, wahrscheinlichsten Werthe von W, da der wahrscheinliche Fehler der Bestimmung von W 0,000016 Millimeter beträgt. Für W = 0,00037 ergibt sich alsdann:

Grösse der individuellen Abweichungen ±	Anzahl der individuellen Abweichungen	
	Theorie	Erfahrung
0 bis W	50	51
W „ 2 W	32	36
2 W „ 3 W	13	10
3 W „ 4 W	4	3
4 W „ 5 W	1	0
Summa	100	100

Es mag späteren, ausgedehnteren Untersuchungen überlassen bleiben, den Werth von W genauer festzustellen. Für den Augenblick erscheint es jedoch angezeigt, den aus der Rechnung sich ergebenden wahrscheinlichsten Werth von W = 0,00035 Mm. festzuhalten. In diesem Falle gruppiren sich die Beobachtungen, wenn man die positiven und die negativen Abweichungen trennt, in folgender Weise:

Tabelle LXIII.
Grösse der rothen Blutkörper des Menschen.

Grösse in Millimetern	Anzahl unter 100 Beobachtungen		Individuelle Abweichung		
	Theorie	Erfahrung			
0,00681 bis 0,00716 Mm.	1	1	− 5 W	bis	− 4 W
0,00716 „ 0,00751 „	2	2	− 4 W	„	− 3 W
0,00751 „ 0,00786 „	6	6	− 3 W	„	− 2 W
0,00786 „ 0,00821 „	16	19	− 2 W	„	− W
0,00821 „ 0,00856 „	25	24	− W	„	± 0
0,00856 „ 0,00891 „	25	20	± 0	„	+ W
0,00891 „ 0,00926 „	16	20	+ W	„	+ 2 W
0,00926 „ 0,00961 „	6	6	+ 2 W	„	+ 3 W
0,00961 „ 0,00996 „	2	1	+ 3 W	„	+ 4 W
0,00996 „ 0,01031 „	1	1	+ 4 W	„	+ 5 W

Man kann nicht umhin, die Uebereinstimmung zwischen Theorie und Erfahrung, trotz ihrer Mängel, als genügend anzuerkennen. Ihre Bedeutung aber ist in dem Umstande zu suchen, dass nunmehr zwei Grössen, der Werth der Norm und der wahrscheinliche Werth der individuellen Abweichungen ausreichen, um ein zutreffendes Bild der relativen Häufigkeit des Vorkommens der verschiedenen Grössen der rothen Zellen des Blutes zu geben. Die allgemeinen Betrachtungen des ersten Theiles dieser Schrift ermöglichen sodann, diese Resultate weiterhin für physiologische und pathologische Untersuchungen auszunützen. Die Messung der rothen Blutkörper erscheint in diesem Sinne als eine weitere Vervollkommnung der physikalischen Untersuchungsmethoden des Blutes, welche sich unmittelbar an die Blutkörperzählung anreiht.

Es wurde bereits erwähnt, dass die Besprechung der Blutkörperzählung zugleich den Zweck verfolgt, die Berechnung des wahrscheinlichen Werthes der Beobachtungsfehler an einem Beispiele zu erläutern, und so eine leichtere Verständlichkeit des im sechsten Kapitel des ersten Theiles dieser Schrift Gesagten zu erzielen.[1]

---

1) Eine in manchen Beziehungen eingehendere Darstellung findet sich in den beiden Aufsätzen: Lyon und Thoma, Ueber die Methode der Blutkörperzählung. Virchow's Archiv f. pathol. Anat. Bd. 84. — Thoma, Die Zählung der weissen Zellen des Blutes. Ebenda. Bd. 87.

Die Blutkörperzählung hat den Zweck, zu bestimmen, wie viele rothe und wie viele weisse Blutkörper im Cubikmillimeter Blut enthalten sind. Um die Zählung zu ermöglichen, wird das Blut zunächst in einem einfachen bekannten Verhältnisse mit einer geeigneten Flüssigkeit verdünnt. Zur Zählung der rothen Blutkörper bedient man sich dabei am besten einer 3 procent. Kochsalzlösung. Diese verändert zwar in geringem Grade die äussere Form der rothen und weissen Zellen, allein die einzelnen Elemente werden dadurch nur um so leichter erkennbar und unterscheidbar. Gewöhnlich wählt man ein Verdünnungsverhältniss von 1 Vol. Blut auf 99 Vol. Kochsalzlösung, oder stärkere Verdünnungen 1 : 150 oder 1 : 200. Wenn man sodann den Zellgehalt eines Cubikmillimeter dieser Mischung bestimmt, so ergibt sich durch eine einfache Multiplication daraus der Zellgehalt des unverdünnten Blutes. Bei der Zählung der weissen Zellen verfährt man dagegen besser in der Weise, dass man 1 Vol. Blut mit 9 Vol. einer $\frac{1}{3}$ proc. Lösung reiner Essigsäure mischt. Dabei lösen sich die rothen Blutkörper vollständig auf, während die weissen zurückbleiben und in ähnlicher Weise gezählt werden können wie die rothen. Durch dieses Mittel wird bei der Zählung der weissen Zellen, die starke Verdünnung des Blutes vermieden, welche zur Zählung der rothen nothwendig ist. Die weissen Zellen werden dadurch in grösserer Zahl auf engeren Raum zusammengedrängt, so dass sie leichter zu zählen sind.

Die weitere Betrachtung möge sich auf die Zählung der rothen Zellen beschränken, da diejenige der weissen genau analog ist. Unter Benützung der Apparate, welche in den soeben in der Anmerkung erwähnten Abhandlungen beschrieben sind, verfährt man nun in der Weise, dass man zunächst zwischen Objectträger und Deckglas eine Flüssigkeitsschichte von genau 0,100 Millimeter Tiefe bildet. Diese Flüssigkeitsschichte steht über einer quadratischen Feldertheilung, in welcher jedes Quadrat $\frac{1}{400}$ Quadratmillimeter gross ist. Das Flüssigkeitsvolum über jedem Quadrate beträgt demnach $\frac{1}{4000}$ Cubikmillimeter. Nach wenigen Minuten setzen sich die Blutkörper sämmtlich zu Boden und kommen dadurch in die Ebene der Feldertheilung zu liegen. Mit Hülfe des Mikroskopes zählt man sodann die Zellen in einer grösseren Anzahl dieser Felder und gewinnt dadurch die Anhaltspunkte zur Berechnung des Zellengehaltes der Blutmischung.

Wie eine am angegebenen Orte mitgetheilte, sorgfältige Prüfung ergeben hat, können die constanten Fehler der Apparate als verschwindend klein betrachtet werden. Sache des Beobachters ist es aber, dafür zu sorgen, dass sich bei der Gewinnung des Blutes keine constanten Fehler einschleichen, oder aber diese Fehler bei jeder Beobachtung in Abzug zu bringen. Sie beeinflussen indessen nur die einzelnen Beobachtungen und das arithmetische Mittel dieser. Auf den wahrscheinlichen Werth der variablen Fehler haben sie keinen Einfluss. Die Betrachtung kann sich demnach sofort diesen variabeln Fehlern zuwenden, welche an dieser Stelle vorzugsweise Berücksichtigung verdienen.

Wenn die Vertheilung der Zellen in der Blutflüssigkeit eine absolut gleichmässige wäre, würde man schon aus der Abzählung des Inhaltes eines einzelnen Feldes eine vollständig richtige und zuverlässige Berechnung des Zellgehaltes des Blutes machen können. Diese Voraussetzung trifft nun in keiner Weise zu. Der Inhalt der einzelnen Felder an Zellen ist theils grösser, theils kleiner, als der ihm durchschnittlich zukommende Werth, welcher sich bei vollkommen gleichmässiger Vertheilung einstellen müsste. Ein absolut sicheres Urtheil würde sich demnach erst ergeben, wenn man sämmtliche Blutkörper eines Menschen durchzählen und mit dem genau bestimmten Blutvolum vergleichen würde. Dies ist indessen nicht durchführbar und man wird sich daher mit annähernd genauen Resultaten begnügen müssen. Die Prüfung der dabei zu erwartenden Fehler wird sodann lehren, dass bereits die Zählung von einigen tausend Zellen ein sehr zuverlässiges Resultat ergibt.

Von vorneherein ist es wahrscheinlich und die weiteren Entwickelungen werden es als sicher erscheinen lassen, dass die variabeln Fehler um so geringeren Einfluss auf das Gesammtresultat besitzen, je mehr Zellen und Felder man abzählt. Um die Methode der Berechnung des wahrscheinlichen Werthes dieser Fehler darzustellen, genügt es jedoch vollständig, wenn man die Annahme macht, dass nur der Inhalt von 60 Feldern gezählt worden sei, und zwar in der Weise, dass jeweils das Resultat der Auszählung des Inhalts von 15 Feldern notirt wurde. Es sollen dabei die Zahlen aus einer wirklich angestellten, grösseren Beobachtungsreihe entlehnt werden. Diese ergab folgende Zahlen:

1. Beobachtung, Inhalt von 15 Feldern = 218 Zellen,
2. „   „   „ 15   „   = 224   „
3. „   „   „ 15   „   = 245   „
4. „   „   „ 15   „   = 209   „

Jede einzelne Beobachtung erscheint hier als eine annähernde Bestimmung der Zahl von Zellen, welche bei vollkommen gleichmässiger Vertheilung in 15 Feldern gleich $15 \times \frac{1}{4000}$ Cubikmillimeter Blut-

verdünnung enthalten sein müssten. Allein jede Beobachtung ist
mit einem Fehler wechselnder, unbekannter Grösse behaftet. Dieser
Fehler folgt nach Grösse und Vorzeichen genau den gleichen Formeln wie die individuellen Abweichungen von der Norm. Er erscheint als die Summe einer sehr grossen Zahl sehr kleiner, theils
positiver, theils negativer Fehlerelemente, die alle die gleiche Wahrscheinlichkeit des Eintreffens besitzen. Es ist demnach die Aufgabe
gestellt, die Zahl zu finden, für welche die Summe der Quadrate
dieser Fehler ein Minimum ist, und diese Zahl entspricht, zu Folge
der früheren Entwickelung, derjenigen, welche bei Wiederholung der
Beobachtung die grösste Wahrscheinlichkeit des Eintreffens besitzt.
Der wahrscheinlichste Ausdruck für diese Zahl ist das arithmetische
Mittel der Einzelbeobachtungen oder die Zahl 224. Sie entspricht
dem Werthe der Norm der früheren Betrachtungen, und der wahrscheinliche Werth des Fehlers der Einzelbeobachtungen fällt zusammen mit dem wahrscheinlichen Werthe der individuellen Abweichungen. Bezeichnet man also den wahrscheinlichen · Werth des
Fehlers der Einzelbeobachtungen mit dem Buchstaben W, so ist

$$W = 0{,}6745 \; \sqrt{\frac{\Sigma(x^2)}{s-1}}\,.$$

wobei $\Sigma(x^2)$ wiederum die Summe der Quadrate der Abweichungen
der Einzelbeobachtungen von dem arithmetischen Mittel darstellt
und s die Anzahl der Beobachtungen bedeutet. In vorliegendem
Beispiele wird somit:

$$W = 0{,}6745 \; \sqrt{\frac{36 + 0 + 441 + 225}{4 - 1}} = 10{,}31.$$

Das arithmetische Mittel der Einzelbeobachtungen ist indessen
auch in diesem Falle nicht der wahre Werth für die Zahl von Zellen,
welche in 15 Feldern enthalten sein müssten, wenn die Vertheilung
eine absolut gleichmässige wäre. Aus den Beobachtungen ergibt
sich nur der wahrscheinlichste Werth für diese Zahl. Dieser erscheint
mit einem Bestimmungsfehler behaftet, dessen Grösse gleich ist:

$$F = \frac{W}{\sqrt{s}},$$

oder in vorliegendem Beispiele:

$$F = 5{,}15.$$

Ebenso ist der wahrscheinliche Fehler der Bestimmung von W gleich:

$$P = 0{,}4769 \, \frac{W}{\sqrt{s}} = 2{,}46.$$

Wie bereits früher betont wurde, gelten diese Formeln für alle
Fälle von Wiederholung einfacher Beobachtungen, so namentlich für
wiederholte Wägungen und Messungen eines einzelnen Objectes.

Nur eine Voraussetzung muss nothwendiger Weise erfüllt sein, nämlich die, dass alle Beobachtungen mit gleicher Genauigkeit und Sorgfalt ausgeführt sind. Wenn diese Voraussetzung nicht zutrifft, muss man die ungleiche Genauigkeit der Beobachtungen in Rechnung bringen. Indessen mögen die dabei nothwendig werdenden Rechnungsmethoden unberücksichtigt bleiben, da man bei wiederholten Messungen oder Wägungen eines einzelnen Leichentheiles die aufgestellte Bedingung gleicher Genauigkeit im Allgemeinen leicht erfüllen kann.

Der bisherige Gang der Untersuchung hat ergeben, dass man mit grösster Wahrscheinlichkeit erwarten darf, in $^{15}/_{4000}$ Cubikmillimeter der gegebenen Blutverdünnung 224 rothe Zellen zu finden, und dass diese Bestimmung behaftet ist mit einem wahrscheinlichen Fehler von 5,15 Zellen. Berücksichtigt man, dass in diesem Falle in 100 Vol. Blutmischung 1 Vol. reines Blut enthalten war, so berechnet sich der Zellgehalt des Cubikmillimeter reinen Blutes nach den vier Beobachtungen mit grösster Wahrscheinlichkeit auf

$$224 \times \frac{4000 \times 100}{15},$$

gleich rund

5973000 Zellen.

In diesem Resultate ist jedoch der Fehler, welcher der Bestimmung der Zahl 224 anhaftet, mit dem Factor

$$\frac{4000 \times 100}{15}$$

multiplicirt. Man wird daher den wahrscheinlichen Fehler der Bestimmung der Zahl 5973000 finden gleich dem wahrscheinlichen Fehler der Bestimmung der Zahl 224 multiplicirt mit obigem Factor oder gleich

$$5,15 \times \frac{4000 \times 100}{15} = 137400 \text{ Zellen}$$

in abgerundeter Zahl. Die Bedeutung dieses Resultates ist in keiner Weise zu unterschätzen; es ergibt einen sehr zuverlässigen Massstab für die Genauigkeit der gemachten Blutkörperzählung. Mit der Wahrscheinlichkeit $\frac{1}{2}$ kann man behaupten, dass der wirkliche Zellgehalt des untersuchten Blutes enthalten sei zwischen den Grenzen:

5973000 + 137400 und 5973000 — 137400,

oder zwischen den Grenzen:

6111000 und 5836000.

Ebenso kann man mit der der Gewissheit nahekommenden Wahrscheinlichkeit $\frac{999}{1000}$ behaupten, dass der wirkliche Zellgehalt des

Cubikmillimeter des untersuchten Blutes enthalten sei zwischen den Grenzen:

$$5973000 + (5 \times 137400) \text{ und } 5973000 - (5 \times 137400),$$

oder in abgerundeten Zahlen zwischen:

$$6660000 \text{ und } 5286000.$$

Innerhalb dieser Grenzen erscheint der Gehalt von 5973000 Zellen als das wahrscheinlichste Resultat.

Soweit führt die einzelne Beobachtung. Allein es erübrigt nun, den Nachweis zu führen, dass in der That die Beobachtungsfehler bei Blutkörperzählungen den angedeuteten Formeln Folge leisten. In der ersterwähnten Abhandlung[1]) finden sich eine grössere Zahl von Versuchen mitgetheilt, welche diesen Beweis erbringen. Es mag daher an dieser Stelle genügen, einen jener Versuche aufzuführen, um eine Anschauung über den Grad der Uebereinstimmung zwischen Theorie und Erfahrung zu ermöglichen. Es wurde in jenem Versuche geschlagenes Schweineblut im Verhältnisse 1:200 mit 3proc. Kochsalzlösung verdünnt und die rothen Blutkörper in 24 Präparaten von je 100 Feldern gezählt. Zur Herstellung jedes einzelnen Präparates wurden sämmtliche technischen Operationen einschliesslich der Blutverdünnung gesondert vorgenommen, so dass alle Fehlerursachen in jedem Präparate gleichmässig Gelegenheit hatten, zur Geltung zu kommen. In den 24 Präparaten fanden sich durchschnittlich in je 100 Feldern 1141 Zellen und der wahrscheinliche Fehler einer solchen Zählung von durchschnittlich ·1141 Zellen betrug 20,75 Zellen. Setzt man endlich $W = 20,75$ Zellen, so finden sich in diesen 24 Beobachtungen folgende Ergebnisse:

Grösse der Fehler ±	Anzahl der Fehler	
	Theorie	Erfahrung
0 bis W	12	12
W „ 2 W	8	8
2 W „ 3 W	3	2
3 W „ 4 W	1	2
4 W „ 5 W	0	0
Summa	24	24

Eine derartige Uebereinstimmung zwischen Theorie und Erfahrung kehrte in sehr vielen Versuchen immer in gleicher Weise wieder. Somit kann kein Zweifel bestehen darüber, dass man berechtigt ist, die besprochenen Berechnungsmethoden auf diese Fragen

---

1) Lyon und Thoma, Virchow's Archiv Bd. 84.

in Anwendung zu bringen. Bei der unvermeidlichen Unsicherheit, welche den Resultaten solcher Zählungen anhängt, ist diese Methode in der That unentbehrlich, wenn es sich um eine objective Kritik der Zählungsergebnisse handelt. In den Händen umsichtiger Forscher wird sie gewiss noch vielfache und grosse Dienste leisten, indem sie zuverlässige und unzuverlässige Schlussfolgerungen zu unterscheiden lehrt.

Schlussbemerkungen.

In der vorliegenden Schrift ist zum ersten Male der Versuch gemacht worden, die grundlegenden Erfahrungen von Quetelet zu einer allgemeinen Theorie der individuellen Verschiedenheiten auszubilden, und die Bedeutung derselben für die normale und die pathologische Anatomie nachzuweisen. Unter den dabei zur Lösung gebrachten Fragen mehr principiellen Charakters nimmt die Frage nach dem Begriffe der Norm des Gesammtorganismus den ersten Rang ein. Denn es ist ohne Zweifel von weittragender Wichtigkeit für die ganze Methode, wenn nachgewiesen wurde, dass die Norm des Gesammtorganismus, die enthalten ist in der Norm aller Einzelorgane, die grösste absolute Wahrscheinlichkeit des Eintreffens besitzt. Die Norm des Gesammtorganismus erhält dadurch den Charakter eines einheitlichen Begriffes und zugleich erscheint sie damit als der in dem Vorworte berührte Typus der Art. Von viel schwerwiegenderer praktischer Bedeutung sind dagegen die auch in theoretischer Beziehung so interessanten Untersuchungen über die Wechselbeziehungen verschiedener Organe des gleichen Individuum, die in den gewonnenen allgemeinen Anschauungen über die relativen Gewichte und Grössen der Organe ihren Ausdruck fanden. Sie verdienen entschieden eine viel sorgfältigere Berücksichtigung, als ihnen bis jetzt zu Theil wurde. Namentlich für die Beurtheilung einzelner pathologischer Beobachtungen kommt ihnen ein besonderer Werth zu, weil sie es ermöglichen, die Resultate der generalisirenden Untersuchungen nutzbar zu machen für die individualisirende Methode.

Neben einigen eigenen wurden im zweiten Theile eine grössere Zahl fremder Beobachtungen einer genaueren Bearbeitung unterzogen.

Freilich war es nicht möglich, alles bisher von so vielen Forschern Geleistete vollständig auszunützen. Der Umfang des vorhandenen Materiales und die vielfachen Schwierigkeiten einer genauen Beurtheilung desselben standen der Erreichung eines solchen Zieles im Wege. Allein in Beziehung auf Körperlänge, Körpergewicht, Herzgewicht und Nierengewicht dürfte doch eine vorläufige Feststellung der Norm und des wahrscheinlichen Werthes der individuellen Abweichungen für die verschiedenen Lebensalter erreicht worden sein. Damit sind weitergehende und umfassendere Untersuchungen in einigermassen befriedigender Weise vorbereitet.

Diese Beobachtungsreihen enthalten zugleich die Nachweise, dass die vorangestellten theoretischen Betrachtungen des ersten Theiles wirklich alle Einzelheiten der Erfahrung erklären und somit als eine sachgemässe Deutung der letzteren betrachtet werden dürfen. Man kann aber trotzdem nicht verkennen, dass das grosse vorliegende Beobachtungsmaterial im höchsten Grade unvollkommen und lückenhaft zu nennen ist. Sehr grosse Anstrengungen werden erforderlich sein, um dasselbe zu ergänzen und soweit zu vervollkommnen, als es die Bedürfnisse des Anatomen und insbesondere des pathologischen Anatomen verlangen. Dabei sind auch noch nach anderen Richtungen hin zahlreiche weitere Ergebnisse zu erwarten. Es wird möglich sein, eine Reihe theoretisch und praktisch interessanter und wichtiger Fragen zu erörtern, die gegenwärtig nur angedeutet werden konnten, die aber Jedem, der sich eingehender mit solchen Untersuchungen beschäftigt, alsbald entgegentreten.

Anhang.

1.

Die mathematischen Grundlagen der Theorie der individuellen Verschiedenheiten.

Es seien im Ganzen vorhanden p positive und q negative Ursachenelemente, und jedes e i n z e l n e besitze im gegebenen Falle gleiche absolute Wahrscheinlichkeit des Eintreffens. Die absolute Wahrscheinlichkeit des Eintreffens irgend eines b e l i e b i g e n positiven Elementes ist unter diesen Voraussetzungen gleich

$$\frac{p}{p+q}.$$

Die Wahrscheinlichkeitsrechnung erörtert diese Frage gewöhnlich an einem anderen Beispiele: In einer Urne befinden sich p weisse und q schwarze Kugeln. Der Inhalt der Urne ist gut durchgeschüttelt, so dass man über die Lage der Kugeln nichts wissen kann. Wie gross ist die Wahrscheinlichkeit mit einem Griffe eine weisse Kugel zu ziehen? An und für sich ist für jede einzelne Kugel die Wahrscheinlichkeit, bei der Ausführung der Ziehung ergriffen zu werden, gleich gross. Allein die Wahrscheinlichkeit, eine beliebige weisse Kugel zu ziehen, hängt offenbar davon ab, wie gross die Zahl der schwarzen Kugeln ist und wie gross die Zahl der weissen. Die absolute Wahrscheinlichkeit eines Ereignisses ist im Sinne der Wahrscheinlichkeitsrechuung die Zahl der dem Ereignisse günstigen Fälle getheilt durch die Zahl aller möglichen Fälle.

In vorliegendem Beispiele ist die Zahl aller möglichen Fälle gleich p + q, da man möglicher Weise jede Kugel ergreifen kann. Die Zahl der günstigen Fälle ist jedoch nur gleich p, weil man in diesen eine der p weissen Kugeln greifen muss. Die gesuchte Wahrscheinlichkeit ist demnach:

$$\frac{p}{p+q}.$$

In ähnlicher Weise ergibt sich die absolute Wahrscheinlichkeit des Eintreffens eines b e l i e b i g e n negativen Ursachenelementes gleich

$$\frac{q}{p+q}.$$

Hierbei ist zunächst zu bemerken, dass

$$\frac{p}{p+q} + \frac{q}{p+q} = 1.$$

wie nicht nur die einfache Addition der beiden Brüche, sondern auch die allgemeinen Principien der Wahrscheinlichkeitsrechnung ergeben. Denn die Summe der absoluten Wahrscheinlichkeiten aller möglichen Fälle ist immer gleich der Einheit oder der Gewissheit. Setzt man also:

$$\frac{p}{p+q} = a \quad \text{und} \quad \frac{q}{p+q} = b,$$

so ist

$$a + b = 1$$

und ausserdem verhält sich

$$a : b = p : q.$$

$a : b$ drückt zugleich das Verhältniss der Anzahl der vorhandenen positiven und negativen Ursachenelemente aus.

Ferner ist
die absolute Wahrscheinlichkeit des Eintreffens eines beliebigen
  positiven Ursachenelementes gleich . . . . a,
die absolute Wahrscheinlichkeit des gleichzeitigen Eintreffens zweier
  beliebiger positiver Ursachenelemente gleich . . . . . . a^2,
die absolute Wahrscheinlichkeit des gleichzeitigen Eintreffens von
  2 m beliebigen positiven Ursachenelementen gleich . . . . a^{2m}.
Ebenso findet sich:
Die absolute Wahrscheinlichkeit des gleichzeitigen Eintreffens von
  2 m beliebigen negativen Ursachenelementen gleich . . . . b^{2m}.

Nun sind die hier wesentlich in Betracht kommenden Fälle zu untersuchen, in welchen ein Theil der Ursachenelemente positiv, der andere Theil negativ ist. Vorausgesetzt wird dabei, dass immer 2 m Ursachenelemente gleichzeitig wirken. Dabei ergibt sich:
die absolute Wahrscheinlichkeit, dass alle 2 m Ursachenelemente
  positiv sind, gleich . . . . a^{2m},
die absolute Wahrscheinlichkeit, dass das erste der 2 m positiven
  Ursachenelemente durch ein negatives Element ersetzt sei, gleich $a^{2m-1}b$,
die absolute Wahrscheinlichkeit, dass allein das zweite der 2 m
  positiven Ursachenelemente durch ein negatives ersetzt sei,
  gleich . . . . $a^{2m-1}b$.
Die gleiche Wahrscheinlichkeit ergibt sich für die Fälle, in denen jeweils allein das dritte oder vierte oder fünfte bis 2 m^{te} Ursachenelement durch ein negatives ersetzt ist. Die Summe dieser gleich grossen Wahrscheinlichkeiten ist dann endlich gleich der absoluten Wahrscheinlichkeit, dass ein beliebiges der 2 m positiven Ursachenelemente durch ein negatives ersetzt sei. Diese Summe ist aber gleich:

$$\frac{2m}{1} a^{2m-1} b.$$

Eine ähnliche Betrachtung führt zu der absoluten Wahrscheinlichkeit des gleichzeitigen Eintreffens von (2m — 2) positiven und zwei negativen Ursachenelementen. Sie ist gleich:

$$\frac{2m(2m-1)}{1 \cdot 2} a^{2m-2} b^2.$$

Ebenso wird die Wahrscheinlichkeit des Zusammentreffens von (2 m — 3) positiven und drei negativen Ursachenelementen gleich:

$$\frac{2m(2m-1)(2m-2)}{1 \cdot 2 \cdot 3} a^{2m-3} b^3.$$

Dies ist ein Weg, auf welchem sich der Beweis erbringen lässt, dass die absoluten Wahrscheinlichkeiten für die verschiedenen möglichen Formen des Zusammentreffens von 2 m Ursachenelementen gegeben sind durch die Glieder der Reihe

$$a^{2m} + \frac{2m}{1} a^{2m-1} b + \frac{2m(2m-1)}{1 \cdot 2} a^{2m-2} b^2$$
$$+ \frac{2m(2m-1)(2m-2)}{1 \cdot 2 \cdot 3} a^{2m-3} b^3 + \cdots$$

und die Summe dieser Reihe ist gleich
$$(a + b)^{2m} = (1)^{2m} = 1.$$

Der grossen principiellen Bedeutung halber, welche die im ersten Kapitel des ersten Theiles · erörterten Fragen besitzen, soll zunächst versucht werden, unter der Voraussetzung, dass

2 m eine grosse aber nicht unendlich grosse Zahl

sei, drei der wichtigsten Sätze zu entwickeln, welche für die hier vertretenen Anschauungen in Frage kommen.

Es war:

a die absolute Wahrscheinlichkeit des Eintreffens eines beliebigen positiven Ursachenelementes, und

b die absolute Wahrscheinlichkeit des Eintreffens eines beliebigen negativen Ursachenelementes

und beide Grössen erfüllten die Bedingung
$$a + b = 1.$$

Unter der Voraussetzung, dass in jedem Einzelfalle 2 m Ursachenelemente zusammenwirken, waren sodann die absoluten Wahrscheinlichkeiten des Eintreffens der verschiedenen möglichen Combinationen von Ursachenelementen gefunden worden. Diese Wahrscheinlichkeiten bildeten die Glieder einer Reihe:

$$(a + b)^{2m} = a^{2m} + \frac{2m}{1} a^{2m-1} b + \frac{2m(2m-1)}{1 \cdot 2} a^{2m-2} b^2$$
$$+ \frac{2m(2m-1)(2m-2)}{1 \cdot 2 \cdot 3} a^{2m-3} b^3 + \cdots$$

Diese Reihe hat $(2m + 1)$ Glieder.

Bezeichnet man nun das Product aller ganzen Zahlen von 1 bis zu einer bestimmten Zahl z. B. bis zu der Zahl k durch diese Zahl mit beigesetztem Ausrufungszeichen, so dass
$$1 \cdot 2 \cdot 3 \cdot 4 \cdot 5 \cdots k = k!,$$
so schreibt sich das allgemeine Glied dieser Reihe:
$$\frac{(2m)!}{\alpha! \beta!} a^\alpha b^\beta.$$

Dieses allgemeine Glied ist der Ausdruck für die absolute Wahrscheinlichkeit des gleichzeitigen Eintreffens von α positiven und β negativen Ursachenelementen, wobei selbstverständlich immer
$$\alpha + \beta = 2m$$
sein muss.

Wie hat man nun α und β zu bestimmen, damit dieses allgemeine Glied grösser werde als alle einzelnen vorhergehenden und folgenden Glieder.

Das vorhergehende Glied heisst:
$$\frac{(2m)!}{(\alpha+1)!(\beta-1)!} a^{\alpha+1} b^{\beta-1}$$
und das dem allgemeinen Gliede folgende Glied
$$\frac{(2m)!}{(\alpha-1)!(\beta+1)!} a^{\alpha-1} b^{\beta+1}.$$

Das allgemeine Glied ist grösser als das vorhergehende und das folgende, wenn

$$\frac{(2\,\mathrm{m})!\,\mathrm{a}^{\alpha+1}\,\mathrm{b}^{\beta-1}}{(\alpha+1)!\,(\beta-1)!} < \frac{(2\,\mathrm{m})!\,\mathrm{a}^{\alpha}\,\mathrm{b}^{\beta}}{\alpha!\,\beta!} > \frac{(2\,\mathrm{m})!\,\mathrm{a}^{\alpha-1}\,\mathrm{b}^{\beta+1}}{(\alpha-1)!\,(\beta+1)!},$$

oder wenn

$$\frac{\mathrm{a}}{\alpha+1} < \frac{\mathrm{b}}{\beta} \quad \text{und} \quad \frac{\mathrm{a}}{\alpha} > \frac{\mathrm{b}}{\beta+1}.$$

Daraus ergibt sich:

$$\frac{\beta}{\alpha+1} < \frac{\mathrm{b}}{\mathrm{a}} < \frac{\beta+1}{\alpha}.$$

Indem man berücksichtigt, dass $\alpha+\beta = 2\,\mathrm{m}$ und $\mathrm{a}+\mathrm{b} = 1$ ist, schliesst man hieraus:

$$\frac{2\,\mathrm{m}+1}{\alpha+1} < \frac{1}{\mathrm{a}} < \frac{2\,\mathrm{m}+1}{\alpha}$$

und endlich

$$\mathrm{a}\,(2\,\mathrm{m}+1) < \alpha+1$$

und

$$\mathrm{a}\,(2\,\mathrm{m}+1) > \alpha.$$

Das heisst:

Die Wahrscheinlichkeit, welche das allgemeine Glied ausdrückt, erreicht ihren höchsten Werth, wenn α die grösste ganze Zahl wird, die in $\mathrm{a}\,(2\,\mathrm{m}+1)$ enthalten ist.

Diese Bedingung kann man auch schreiben:

$$\alpha < \mathrm{a}\,(2\,\mathrm{m}+1) < \alpha+1$$

und man sieht nun, dass je grösser $2\,\mathrm{m}$ ist, desto genauer

$$\alpha = 2\,\mathrm{m}\,\mathrm{a}$$

wird. Daraus ergibt sich

$$\beta = 2\,\mathrm{m} - \alpha = 2\,\mathrm{m} - 2\,\mathrm{m}\,\mathrm{a}$$

und da $\mathrm{a}+\mathrm{b} = 1$

$$\beta = 2\,\mathrm{m}\,\mathrm{b}.$$

Aus den beiden für α und β gefundenen Werthen folgt endlich noch

$$\alpha:\beta = \mathrm{a}:\mathrm{b} = \mathrm{p}:\mathrm{q}.$$

Der grösste Werth, den das allgemeine Glied

$$\frac{(2\,\mathrm{m})!}{\alpha!\,\beta!}\,\mathrm{a}^{\alpha}\,\mathrm{b}^{\beta}$$

annehmen kann, ist somit unter der Voraussetzung, dass $2\,\mathrm{m}$ sehr gross ist, bestimmt durch die Bedingungen

$$\alpha = 2\,\mathrm{m}\,\mathrm{a} \quad \text{und} \quad \beta = 2\,\mathrm{m}\,\mathrm{b}.$$

Dieses sind zugleich die Bedingungen für das Eintreten der Norm. Wenn $2\,\mathrm{m}$ **sehr gross ist**, kann man also behaupten:

Din Norm ist bestimmt durch die Bedingung, dass die Verhältnisszahl der in Wirkung tretenden positiven und negativen Ursachenelemente übereinstimmt mit dem Verhältnisse $\mathrm{a}:\mathrm{b}$ der Wahrscheinlichkeiten des Eintreffens eines positiven und eines negativen Ursachenelementes, oder dass $\qquad \alpha:\beta = \mathrm{a}:\mathrm{b}.$

Diese Bedingung kann sodann auch dahin definirt werden, dass für die Norm die Verhältnisszahl der in Wirkung tretenden positiven und negativen Ursachenelemente gegeben ist durch die Verhältnisszahl der überhaupt vorhandenen positiven und negativen Ursachenelemente, oder dass

$$\alpha:\beta = \mathrm{p}:\mathrm{q}.$$

Auf Grund dieser Ergebnisse ist man nun im Stande, eine Methode zu finden, welche aus den Beobachtungen direct den Werth der Norm ableitet.

P stelle den grössten Werth dar, welchen die Grösse oder das Gewicht eines Körperbestandtheiles annehmen kann. Alsdann sei ΔP die Aenderung, welche der Werth P von Glied zu Glied der Reihe der Wahrscheinlichkeiten erleidet. ΔP entspricht demnach einer Zunahme der Differenz der wirksamen positiven und negativen Ursachenelemente um zwei Einheiten.

Alsdann möge angenommen werden, dass die Anzahl der Beobachtungen gleich B sei. Die Summe S von B Beobachtungen ist alsdann annähernd gleich

$$S = B\,a^{2m}\,P + B\,\frac{2m}{1}\,a^{2m-1}\,b\,(P - \Delta P)$$
$$+ B\,\frac{2m(2m-1)}{1\cdot 2}\,a^{2m-2}\,b^2\,(P - 2\Delta P) + \cdots$$

In dieser Reihe bedeuten die Factoren P, $P - \Delta P$, $P - 2\Delta P$ u. s. w. die Messungs- oder Wägungsresultate und die Factoren $B\,a^{2m}$, $B\,\frac{2m}{1}\,a^{2m-1}\,b$ u. s. w. die Häufigkeit des Vorkommens dieser Messungs- oder Wägungsresultate.

Setzt man zur Vereinfachung dieses Ausdruckes:

$$B\,a^{2m} = \frac{1}{\xi},$$

was immer zulässig ist, so folgt:

$$S = \frac{1}{\xi}\left[P + \frac{2m}{1}\,\frac{b}{a}\,(P - \Delta P) + \frac{2m(2m-1)}{1\cdot 2}\left(\frac{b}{a}\right)^2 (P - 2\Delta P) + \cdots \right]$$

und wenn man $\frac{a}{b} = n$ einführt:

$$S = \frac{1}{\xi}\left[P + \frac{2m}{1}\,n\,(P - \Delta P) + \frac{2m(2m-1)}{1\cdot 2}\,n^2\,(P - 2\Delta P) + \cdots \right]$$

Das allgemeine Glied dieser Reihe hat die Form:

$$\frac{(2m)!}{\alpha!\,\beta!}\,n^{\beta}\,(P - \beta\Delta P).$$

Für den Fall der Norm muss aber, vorausgesetzt, dass $2m$ sehr gross ist,

$$\beta = 2m\,b$$

sein, wie oben nachgewiesen wurde. Aus der Gleichung

$$\frac{b}{a} = n$$

ergibt sich aber, da $a + b = 1$ ist,

$$b = \frac{n}{1+n},$$

so dass

$$\beta = 2m\,b = \frac{2m\,n}{1+n}$$

wird. Das Messungsresultat $(P - \beta\Delta P)$ ist somit gleich der Norm N, wenn $\beta = \frac{2m\,n}{1+n}$ gesetzt wird, also

$$N = P - \frac{2m\,n}{1+n}\,\Delta P.$$

Nun soll dieses Resultat durch die Reihe der Beobachtungen ausgedrückt werden. Durch Multiplication ergibt sich aus demselben:

$$N = \frac{P\,(1+n)^{2m} - 2m\,n\,\Delta P\,(1+n)^{2m-1}}{(1+n)^{2m}}.$$

Die Reihenentwicklung der beiden Binome des Zählers führt zu den weiteren Ergebnissen:

$$N = \frac{\left[P + \frac{2m}{1} n\,P + \frac{2m(2m-1)}{1\cdot 2} n^2\,P + \cdots \right]}{(1+n)^{2m}} - $$

$$- \frac{\left[\frac{2m}{1} n\,\varDelta P + \frac{2m(2m-1)}{1\cdot 2} n^2\,\varDelta P + \cdots \right]}{(1+n)^{2m}}$$

$$N = \frac{1}{(1+n)^{2m}} \left[P + \frac{2m}{1} n\,(P - \varDelta P) + \frac{2m(2m-1)}{1\cdot 2} n^2 (P - 2\,\varDelta P) + \cdots \right]$$

Der Bruch:
$$\frac{1}{(1+n)^{2m}}$$

ist aber, wenn man wieder $n = \dfrac{b}{a}$ einführt, gleich a^{2m} und dieses ist, da

$$B\,a^{2m} = \frac{1}{\xi}$$

gleich
$$a^{2m} = \frac{1}{\xi\,B}.$$

Daraus ergibt sich:

$$N = \frac{1}{B} \cdot \frac{1}{\xi} \left[P + \frac{2m}{1} n\,(P - \varDelta P) + \cdots \right]$$

oder
$$N = \frac{S}{B}.$$

Der Zähler dieses Bruches ist die Summe aller Einzelbeobachtungen und der Nenner die Anzahl der Beobachtungen. Daher folgt der Satz:

Die Norm ist annähernd gleich dem arithmetischen Mittel der Einzelbeobachtungen.

Es ist dieses Resultat gebunden an die Voraussetzung, dass die Häufigkeit des Eintreffens der verschiedenen Beobachtungsresultate annähernd im Verhältnisse stehe mit der Wahrscheinlichkeit des Eintreffens dieser Beobachtungen. *Das Resultat ist aber unabhängig von der Grösse der Werthe a und b.*

Als Beispiel mögen die fingirten Beobachtungen der Tabelle III S. 20 dienen. Für $a = \dfrac{1}{4}$ und $b = \dfrac{3}{4}$ fand sich die Norm gleich 220 Gramm, und unter 1000 Beobachtungen müssen sich annähernd ergeben:

1	Fall	von	340	Gramm.	Die Summe dieser Wägungen beträgt					340	Gramm,
6	Fälle	„	320	„	„	„	„	„	„	1920	„
20	„	„	300	„	„	„	„	„	„	6000	„
52	„	„	280	„	„	„	„	„	„	14560	„
110	„	„	260	„	„	„	„	„	„	28600	„
180	„	„	240	„	„	„	„	„	„	43200	„
225	„	„	220	„	„	„	„	„	„	49500	„
208	„	„	200	„	„	„	„	„	„	41600	„
134	„	„	180	„	„	„	„	„	„	24120	„
54	„	„	160	„	„	„	„	„	„	8640	„
10	„	„	140	„	„	„	„	„	„	1400	„

Summa 1000 Fälle, von zusammen 219880 Gramm.

Das arithmetische Mittel wird somit gleich

$$N = \frac{219880}{1000} = 219,88 \text{ Gramm,}$$

also sehr nahezu 220 Gramm. Die kleine Differenz ist bedingt durch den Umstand, dass die Beobachtungen von sehr geringer Wahrscheinlichkeit des Eintreffens in der Zahlenreihe fehlen.

Aus der Gleichung:

$$N = P - \frac{2mn}{1+n} \varDelta P$$

folgt, wenn man wieder $\frac{b}{a} = n$ einführt

$$N = P - \frac{2mb}{a+b} \varDelta P$$

$$N = \frac{aP + b(P - 2m\varDelta P)}{a+b}.$$

Nun ist aber $P - 2m\varDelta P$ offenbar der kleinste Werth, welchen die Grösse oder das Gewicht des untersuchten Körpertheiles annehmen kann. Es sei daher

$$P - 2m\varDelta P = Q,$$

so folgt

$$N = \frac{aP + bQ}{a+b},$$

woraus sich ergibt

$$\frac{P-N}{N-Q} = \frac{b}{a}.$$

Die Lage der Norm zu der Breite der individuellen Verschiedenheiten ist somit dadurch bestimmt, dass das Intervall zwischen der oberen Grenze der individuellen Verschiedenheiten und der Norm sich verhält zu dem Intervalle zwischen der Norm und der unteren Grenze der individuellen Verschiedenheiten umgekehrt wie die absoluten Wahrscheinlichkeiten des Eintreffens eines positiven und eines negativen Ursachenelementes.

Weil aber $a:b = p:q$, so verhalten sich diese Intervalle auch umgekehrt wie die Anzahl der überhaupt vorhandenen positiven und negativen Ursachenelemente.

Für den speciellen Fall, dass $a = b$ ist, liegt die Norm in der Mitte der Breite der individuellen Verschiedenheiten.

Es ist bereits erwähnt worden, dass die Voraussetzung, $2m$ sei eine endliche Zahl nicht genüge zur Erklärung der Erscheinungen. Die Reihe der Wahrscheinlichkeiten besteht aus $2m + 1$ Gliedern, und eben so gross wird die Anzahl der verschiedenen Grössenstufen, welche bei der Beobachtung zu erwarten sind. Die Natur zeigt jedoch keine derartigen Abstufungen, sondern es finden sich zwischen den extremen Beobachtungswerthen unzählige Zwischenglieder, die einen ganz continuirlichen Uebergang vermitteln. Diese Thatsache nöthigt die Ursachenelemente als unendlich klein zu betrachten, damit auch die Grössenabstufungen, welche soeben mit $\varDelta P$ bezeichnet wurden, unendlich klein werden. Unter diesen Verhältnissen wird nothwendiger Weise die Zahl der Ursachenelemente, welche in jedem Falle eintreffen,

2m gleich unendlich gross,

da die Breite der individuellen Verschiedenheiten $2m \varDelta P$ nicht unendlich klein werden kann. Vielmehr ist diese Breite der individuellen Verschiedenheiten sehr gross, da mindestens die Wahrscheinlichkeit des Eintreffens einer der beiden Grenzen der individuellen Verschiedenheiten, also eine der beiden Wahrscheinlichkeiten a^{2m} und b^{2m} unendlich klein wird, wenn $2m$ unendlich gross ist.

Die Betrachtung schliesst sich zweckmässiger Weise an die von **Hagen** gegebenen Deductionen der Methode der kleinsten Quadrate an. Speciell die Darstellung, welche **Wittstein** als Anhang zu der Uebersetzung von Navier's Lehrbuch der Differential- und Integralrechnung von dieser **Hagen**'schen Auffassung gegeben hat, scheint für die Bedürfnisse vorliegender Untersuchungen vorzugsweise geeignet, allein dieselbe muss auf etwas breitere Grundlage gestellt werden. Bei der Betrachtung der Beobachtungsfehler ist es nämlich vollkommen gerechtfertigt, die Annahme zu machen, dass die Wahrscheinlichkeiten a und b gleich gross wären. Es muss eben als eine der wichtigsten Aufgaben des Beobachters betrachtet werden, die Untersuchungs- und Beobachtungsmethoden so zu gestalten, dass diese Annahme zutrifft, das heisst, dass die positiven und negativen Fehler gleicher Grösse auch gleiche Wahrscheinlichkeit des Eintreffens besitzen. Eine derartige Voraussetzung ist aber für die individuellen Verschiedenheiten durchaus ungerechtfertigt, und deshalb müssen die Entwickelungen von **Hagen** erweitert werden auf alle möglichen Werthe, welche die Grössen a und b annehmen können. Der Fall a $=$ b erscheint alsdann als Specialfall dieser Betrachtung.

Die Wahrscheinlichkeiten des Eintreffens der verschiedenen Combinationen von Ursachenelementen waren gegeben durch die Reihe

$$(a + b)^{2m} = a^{2m} + \frac{2m}{1} a^{2m-1} b + \frac{2m(2m-1)}{1 \cdot 2} a^{2m-2} b^2 + \cdots$$

Diese Reihe hat $2m + 1$ Glieder, und es möge vorläufig $2m$ wieder als endlich Grösse betrachtet werden. Das mittlere Glied der Reihe heisst:

$$\frac{2m(2m-1)(2m-2) \cdots (m+2)(m+1)}{1 \cdot 2 \cdot 3 \cdot 4 \cdots m} a^m b^m$$

und es stellt die Wahrscheinlichkeit dar des Zusammenwirkens von m positiven und m negativen Ursachenelementen. Die Differenz der Anzahl der wirksamen positiven und negativen Ursachenelemente ist also hier gleich Null. Das zugehörige Beobachtungsresultat heisst $(P - m \, \varDelta P)$. Von Glied zu Glied der Reihe nimmt die Differenz der Zahl der wirksamen positiven und negativen Ursachenelemente um zwei Einheiten zu, während sich das Beobachtungsresultat um $\varDelta P$ verschiebt. Betrachtet man nun die Differenz der Zahl der wirksamen positiven und negativen Ursachenelemente als unabhängige Veränderliche Z, so wird $\varDelta Z$ eine Zunahme dieser Differenz Z um zwei Ursachenelemente bezeichnen. Die Wahrscheinlichkeiten, welche in der Reihe ihren Ausdruck finden, erscheinen alsdann als abhängig von der Grösse Z, oder als Function von Z. Für $Z = 0$ wird die Wahrscheinlichkeit u gleich dem oben gegebenen mittleren Gliede der Reihe.

Weiterhin folgt sodann: $u = F_{(z)}$.

Differenz der wirksamen positiven und negativen Ursachenelemente $= Z$	Absolute Wahrscheinlichkeit des Eintreffens dieser Differenz $= u$
0	$u_0 = \dfrac{2m(2m-1)(2m-2) \cdots (m+2)(m+1)}{1 \cdot 2 \cdot 3 \cdot 4 \cdots m} a^m b^m$
$+ \varDelta Z$	$u_1 = \dfrac{2m(2m-1)(2m-2) \cdots (m+2)}{1 \cdot 2 \cdot 3 \cdot 4 \cdots (m-1)} a^{m+1} b^{m-1}$

Differenz der wirksamen positiven und negativen Ursachenelemente $= Z$	Absolute Wahrscheinlichkeit des Eintreffens dieser Differenz $= u$
$+2\,\varDelta Z$	$u_2 = \dfrac{2\,m\,(2\,m-1)\,(2\,m-2)\cdots(m+3)}{1\cdot 2\cdot 3\cdot 4\cdots(m-2)}\,a^{m+2}\,b^{m-2}$
$+\mu\,\varDelta Z$	$u_\mu = \dfrac{2\,m\,(2\,m-1)\,(2\,m-2)\cdots(m+\mu+1)}{1\cdot 2\cdot 3\cdot 4\cdots(m-\mu)}\,a^{m+\mu}\,b^{m-\mu}$
$+(\mu+1)\,\varDelta Z$	$u_{\mu+1} = u_\mu\,\dfrac{m-\mu}{m+\mu+1}\cdot\dfrac{a}{b}\,.$

Aus dieser Zusammenstellung ergibt sich:

$$u_{\mu+1} - u_\mu = u_\mu\left[\frac{m-\mu}{m+\mu+1}\cdot\frac{a}{b}-1\right].$$

Wenn die Grösse $u_{\mu+1}-u_\mu$ allgemein als die Zunahme $\varDelta u$ aufgefasst wird, welche u von Glied zu Glied der Reihe erfährt, so wird auch u_μ zu der laufenden Ordinate u. Dieses kann stattfinden unter der Bedingung, dass $Z = \mu\,\varDelta Z$ ist. Somit folgt:

$$\varDelta u = u\left[\frac{m-\mu}{m+\mu+1}\cdot\frac{a}{b}-1\right],$$

wobei
$$Z = \mu\,\varDelta Z.$$

Aus dieser Bedingung ergibt sich:

$$\varDelta Z = \frac{Z}{\mu},$$

also
$$\frac{\varDelta u}{\varDelta Z} = \frac{u}{Z}\left[\frac{m-\mu}{m+\mu+1}\cdot\frac{a}{b}-1\right]\mu.$$

Wenn nun $\varDelta u$ und $\varDelta Z$ kleiner und kleiner werden und endlich unendlich kleine Werthe annehmen, so folgt:

$$\frac{d\,u}{d\,Z} = \frac{u}{Z}\left[\frac{m-\mu}{m+\mu+1}\cdot\frac{a}{b}-1\right]\mu.$$

Um nun den grössten Werth zu finden, den die Wahrscheinlichkeit u annehmen kann, setze man

$$\frac{d\,u}{d\,Z} = \frac{u}{Z}\left[\frac{m-\mu}{m+\mu+1}\cdot\frac{a}{b}-1\right]\mu = 0.$$

Diese Gleichung ist erfüllt, wenn

1. entweder $u = 0$ oder $Z = \pm\infty$ ist. Beide Bedingungen ergeben indessen im Allgemeinen, wie eine einfache Betrachtung lehrt, für u Minima,

2. wenn der Factor $\left[\dfrac{m-\mu}{m+\mu+1}\cdot\dfrac{a}{b}-1\right]\mu$ gleich Null ist. Dies ist offenbar die allgemeine Bedingung, unter welcher u ein Maximum wird. Aus derselben folgt:

$$\frac{m-\mu}{m+\mu+1} = \frac{b}{a}\qquad\cdots\cdots\cdots\text{(I)}$$

Da aber $m = \infty$ ist, geht diese Bedingung über in

$$\frac{m-\mu}{m+\mu} = \frac{b}{a},$$

16*

was mit den früheren Betrachtungen für endliche Werthe von m übereinstimmt. Es repräsentirt nämlich $m - \mu$ die Zahl der wirksamen negativen Ursachenelemente und $m + \mu$ die Zahl der wirksamen positiven Ursachenelemente. Die Wahrscheinlichkeit u erreicht demnach ihren höchsten Werth für diejenige Combination von Ursachenelementen, bei welcher die Verhältnisszahl der wirksamen positiven und negativen Ursachenelemente gleich ist dem Verhältnisse der Wahrscheinlichkeiten des Eintreffens eines positiven und eines negativen Ursachenelementes.

Aus der Gleichung (I) ergibt sich

$$\mu = \frac{m(a-b)-b}{a+b}.$$

Durch diese Bedingung geht das Reihenglied u_μ über in das Glied, welches die grösste Wahrscheinlichkeit darstellt. Es wird dabei

$$m + \mu + 1 = 2ma + a$$
$$m + \mu = 2ma - b$$
$$m - \mu = 2mb + b$$

und

$$u_\mu = \frac{2m(2m-1)(2m-2)\cdots(2ma+a)}{1 \cdot 2 \cdot 3 \cdot 4 \cdots (2mb+b)} a^{2ma-b} b^{2mb+b}.$$

Als Norm $= N$ bezeichnet man diejenige Grösse oder dasjenige Gewicht des untersuchten Körpertheiles, welchem diese grösste Wahrscheinlichkeit des Eintreffens zukommt. Alle übrigen durch die Beobachtung gelieferten Werthe erscheinen als Individuelle Abweichungen von dieser Norm. Bezeichnet man die individuelle Abweichung mit x, so nimmt diese von dem Gliede u_μ aus von Glied zu Glied der Reihe in positiver und in negativer Richtung um Δx zu. Die Wahrscheinlichkeit des Eintreffens der individuellen Abweichung x werde mit y bezeichnet. Alsdann kann y als Function von x betrachtet werden, wobei für $x = 0$ die abhängige Veränderliche y den Werth u_μ annimmt. Die folgende Zusammenstellung wird dieses Verhältniss klar legen.

$$y = f_{(x)}.$$

Grösse der individuellen Abweichung $= x$	Absolute Wahrscheinlichkeit ihres Eintreffens $= y$
± 0	$y_0 = \dfrac{2m(2m-1)(2m-2)\cdots(2ma+a)}{1 \cdot 2 \cdot 3 \cdot 4 \cdots (2mb+b)} a^{2ma-b} b^{2mb+b}$
$+ \Delta x$	$y_1 = y_0 \dfrac{2mb+b}{2ma+a} \cdot \dfrac{a}{b}$
$+ 2\Delta x$	$y_2 = y_1 \dfrac{2mb+b-1}{2ma+a+1} \cdot \dfrac{a}{b}$
$+ 3\Delta x$	$y_3 = y_2 \dfrac{2mb+b-2}{2ma+a+2} \cdot \dfrac{a}{b}$
$+ \nu\Delta x$	$y_\nu = y_{\nu-1} \dfrac{2mb+b-(\nu-1)}{2ma+a+(\nu-1)} \cdot \dfrac{a}{b}$
$+ (\nu+1)\Delta x$	$y_{\nu+1} = y_\nu \dfrac{2mb+b-\nu}{2ma+a+\nu} \cdot \dfrac{a}{b}$

Aus dieser Uebersicht ergibt sich:

$$y_{\nu+1} - y_\nu = y_\nu \left[\frac{2\,m\,b + b - \nu}{2\,m\,a + a + \nu} \cdot \frac{a}{b} - 1 \right]$$

und wenn $\nu \, \varDelta x = x$ und $y_\nu = y$,

so ist

$$y_{\nu+1} - y_\nu = \varDelta y$$

$$\varDelta y = y \left[\frac{2\,m\,b + b - \nu}{2\,m\,a + a + \nu} \cdot \frac{a}{b} - 1 \right]$$

$$\varDelta y = - y \frac{\nu}{2\,m\,a\,b + a\,b + b\,\nu}$$

und indem man $\nu = \dfrac{x}{\varDelta x}$ einführt

$$\varDelta y = - y \frac{x}{2\,m\,a\,b\,\varDelta x + a\,b\,\varDelta x + b\,x} .$$

Theilt man nun auf beiden Seiten mit $\varDelta x$, so folgt:

$$\frac{\varDelta y}{\varDelta x} = - y \frac{x}{2\,m\,a\,b\,\varDelta x^2 + a\,b\,\varDelta x^2 + b\,x\,\varDelta x} .$$

Wenn nun $\varDelta y$ und $\varDelta x$ kleiner und kleiner werden, so gehen sie über in dy und dx. Der Werth $m\varDelta x^2$ wird zu $m\,dx^2$. Allein $m\,dx$ stellt die Hälfte der Breite der individuellen Verschiedenheiten zu x unendlich gross ist, weil erst eine unendlich grosse Zahl von Beobachtungen die äussersten Grenzen dieser Breite der individuellen Verschiedenheiten zeigen kann. Für jede endliche Zahl von Beobachtungen ist dies durchaus nicht zu erwarten, und x immer verschwindend klein gegenüber $m\,dx$. Der Werth $m\,dx^2 = m\,dx \cdot dx$ ist demnach gleich unendlich gross mal unendlich klein, er hat somit voraussichtlich einen endlichen Werth, und dieser soll gleich

$$\frac{1}{h^2} = m\,dx^2$$

gesetzt werden. Die Grössen $a\,b\,dx^2$ und $b\,x\,dx$ werden als unendlich kleine Werthe verschwinden gegenüber $m\,dx^2$. So ergibt sich:

$$\frac{dy}{dx} = - h^2 y \frac{x}{2\,a\,b} .$$

Durch Trennung der Veränderlichen und Integration folgt:

$$y = C\,e^{-\frac{h^2}{4\,a\,b}\,x^2} ,$$

wobei e die Basis des natürlichen Logarithmensystems und C die Integrationsconstante bezeichnet. Um den Werth der letzteren zu finden, kann man $x = 0$ setzen, wobei y den Werth y_0 annimmt. Es wird alsdann:

$$y_0 = C,$$

also

$$y = y_0\,e^{-\frac{h^2}{4\,a\,b}\,x^2}$$

Berücksichtigt man nun, dass die Summe der absoluten Wahrscheinlichkeiten aller möglichen Fälle gleich der Einheit ist, oder dass

$$\int_{-\infty}^{+\infty} y\,dx = 1$$

und setzt man für y seinen Werth in diese Gleichung ein, so folgt:

$$y_0 \int_{-\infty}^{+\infty} e^{-\frac{h^2}{4\,a\,b}\,x^2}\,dx = 1$$

und daraus ergibt sich

$$y_0 = \frac{h}{2\sqrt{ab}\,\sqrt{\pi}}$$

und somit

$$y = \frac{h}{2\sqrt{ab}} \cdot \frac{1}{\sqrt{\pi}}\, e^{-\frac{h^2}{4ab}x^2} \quad \ldots \ldots \text{(II)}$$

Dies ist *der Ausdruck für die absolute Wahrscheinlichkeit des Eintreffens der individuellen Abweichung x*. Es ist indessen diese Wahrscheinlichkeit immer noch unendlich klein, weil die Einheit gegeben ist durch die Grösse der Fläche

$$\frac{h}{2\sqrt{ab}} \cdot \frac{1}{\sqrt{\pi}} \int_{-\infty}^{+\infty} e^{-\frac{h^2}{4ab}x^2}\, dx = 1,$$

während y nur eine Ordinate derjenigen Curve darstellt, welche diese Fläche einschliesst.

Setzt man nun

$$\frac{h^2}{4ab} = g^2,$$

wozu man berechtigt ist, da für jede Beobachtungsreihe a und b constant sind, so geht die Gleichung für y über in

$$y = \frac{g}{\sqrt{\pi}}\, e^{-g^2x^2}$$

Diese Gleichung ist aus der Entwickelung der Methode der kleinsten Quadrate hinreichend bekannt, und sie dient dazu, um auf bekannten Wegen die Methoden der empirischen Bestimmung der Norm und des wahrscheinlichen Werthes der individuellen Abweichungen abzuleiten. Aus derselben ergibt sich ferner der *wahrscheinliche Werth der individuellen Abweichungen*, wenn man diesen mit dem Buchstaben W bezeichnet gleich

$$W = \frac{\varrho}{g},$$

wobei

$$\varrho = 0,4769360\ldots$$

und ebenso

$$W = \frac{\varrho}{h}\, 2\sqrt{ab} \quad \ldots \ldots \ldots \text{(III)}$$

Für den speciellen Fall, dass

$$a = b = \frac{1}{2},$$

wird sowohl 4ab als $2\sqrt{ab}$ gleich 1 und die Gleichungen für y und W gehen über in

$$y = \frac{h}{\pi}\, e^{-h^2x^2}$$

$$W = \frac{\varrho}{h}.$$

Ferner folgt aus diesen Betrachtungen, dass die Curve, welche durch die Gleichung II gegeben ist,

$$y = \frac{h}{2\sqrt{ab}} \cdot \frac{1}{\sqrt{\pi}}\, e^{-\frac{h^2}{4ab}x^2}$$

für x = 0 ein Maximum darbietet, indem in diesem Falle

$$y = \frac{h}{2\sqrt{ab}} \cdot \frac{1}{\sqrt{\pi}} = y_0$$

und
$$\frac{dy}{dx} = 0$$

wird. Ausserdem besitzt die Curve zwei Asymptoten zu der Axe der x, denn für $x = +\infty$ und für $x = -\infty$ wird $y = 0$ und unter dieser Bedingung auch der Differentialquotient
$$\frac{dy}{dx} = 0.$$

Endlich kann man aus der quadratischen Form des Exponenten von e in Gleichung (II) schliessen, dass die *beiden Schenkel der Curve zu der y-Axe symmetrisch* sind, welche Werthe auch die beiden Wahrscheinlichkeiten a und b annehmen.

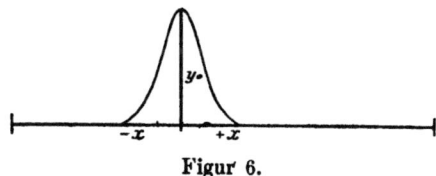

Figur 6.

Es erübrigt noch eine Vorstellung zu gewinnen über die Bedeutung der Gleichung (III):
$$W = \frac{\varrho}{h} 2\sqrt{ab}.$$

Zum genaueren Verständnisse dieser ist es erforderlich zu untersuchen, welche Werthe der Factor $2\sqrt{ab}$ anzunehmen im Stande ist, wenn die Grössen a und b alle möglichen Werthe annehmen. Dabei hat man zu berücksichtigen, dass a und b unter allen Umständen positive Grössen darstellen, und dass immer $a + b = 1$ sein muss. Setzt man für den Augenblick
$$v = ab,$$
so ist, da $b = 1 - a$,
$$v = a(1 - a) = a - a^2$$
$$\frac{dv}{da} = 1 - 2a.$$

Die Grösse v erreicht einen ausgezeichneten Werth, wenn
$$\frac{dv}{da} = 1 - 2a = 0,$$
also
$$a = \frac{1}{2}.$$

In diesem Falle ergibt sich auch $b = \frac{1}{2}$ und der Werth von v erreicht ein Maximum, weil der Differentialquotient zweiter Ordnung negativ und der Differentialquotient dritter Ordnung gleich Null ist. Es ist nämlich
$$\frac{d^2v}{da^2} = -2$$
$$\frac{d^3v}{da^3} = 0.$$

Für den Fall, dass $a = b = \frac{1}{2}$ ist, wird aber auch der Werth des Factors $2\sqrt{ab}$ ein Maximum erreichen, da die Grösse a b ein solches erreicht. Und

zwar wird für diesen Fall $2\sqrt{ab} = 1$ und das Resultat der gesammten Entwickelung fällt zusammen mit dem Resultate der Untersuchungen, welche
die Grundlage der Methode der kleinsten Quadrate bilden.

Diese und alle anderen Beziehungen, welche dem Factor $2\sqrt{ab}$ zukommen,
lassen sich am einfachsten klar legen mit Hülfe einer geometrischen Figur.

In dem Kreise Figur 7 sei der Durchmesser kk
gleich der Längeneinheit $= 1$. Dieser Durchmesser wird
durch eine zu ihm senkrecht gestellte Sehne ff' in zwei
beliebige Abschnitte a und b zerlegt. Die Theile a und b
sind zusammen immer gleich 1, und durch Verschiebung
der Sehne kann sowohl a als b alle Werthe zwischen
Null und der Einheit annehmen. Unter allen Umständen

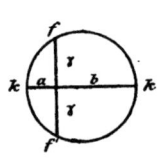

Figur 7.

ist aber $ab = \gamma^2$, also $2\sqrt{ab} = 2\gamma$ gleich der Länge der
senkrechten Sehne ff'. Der Factor $2\sqrt{ab}$ kann also
alle Werthe annehmen, welche die Sehne in einem Kreise,
dessen Durchmesser gleich 1 ist, anzunehmen vermag. Für $a = 0$ ebenso
wie für $b = 0$ wird derselbe gleich Null und für $a = b = \frac{1}{2}$ nimmt er seinen
grössten Werth gleich 1 an.

Somit folgt, dass der wahrscheinliche Werth der individuellen Abweichungen W, und mit ihm sämmtliche individuellen Abweichungen gleich Null
werden, wenn entweder $a = 0$, also nur negative Ursachenelemente vorhanden
sind, oder wenn $b = 0$, wenn nur positive Ursachenelemente vorhanden sind.
In diesem Falle würden alle Einzelindividuen das negative, beziehungsweise
das positive Extrem der Grösse und des Gewichtes besitzen. Ebenso wird
die Grösse W ein Maximum erreichen, wenn $a = b = \frac{1}{2}$ ist.

Die Lage der Curve, beziehungsweise ihres Coordinatensystemes zu der
Breite der individuellen Verschiedenheiten bleibt noch zu bestimmen. Dieselbe lässt sich aber nicht aus der Curvengleichung ableiten, da diese besteht
unter der Bedingung, dass alle in Betracht kommenden Werthe von x verschwindend klein seien gegenüber der Grösse mdx, was für alle endlichen
Werthe von x der Fall ist, da die Hälfte der Breite der individuellen Verschiedenheiten, oder mdx gleich unendlich gross betrachtet wird. Es war
dieses die zur Integration benützte Bedingung.

Aus dem Gliede y_0 der obigen Reihe ergibt sich der grösste Werth, den
die individuelle Abweichung x im positiven Sinne annehmen kann, gleich $X_p =$

$$X_p = (2\,mb + b) \cdot \varDelta x = 2\,mb\,\varDelta x + b\,\varDelta x. \quad .$$

Ebenso folgt der grösste Werth, den die individuelle Abweichung x im negativen Sinne annehmen, gleich $X_q =$

$$X_q = (2\,ma - b) \varDelta x = 2\,ma\,\varDelta x - b\,\varDelta x.$$

Für $m = \infty$, wird $\varDelta x = dx$; ferner $b\varDelta x = 0$ und $m\varDelta x = mdx$.

Es war aber $mdx^2 = \frac{1}{h^2}$, woraus folgt $mdx = \frac{1}{h^2 dx}$. Die Werthe
X_p und X_q gehen dann über in:

$$X_p = \frac{2b}{h^2 dx} \quad \text{und} \quad X_q = \frac{2a}{h^2 dx}.$$

X_p und X_q sind somit unendlich gross, so lange a und b endlich bleiben,
da letztere durch eine unendlich kleine Grösse dx getheilt erscheinen. Nur

wenn a oder b sich der Null nähern, ist für eine dieser Grössen X_p oder X_q diese Behauptung nicht mehr mit Sicherheit aufzustellen, da, wenn b oder a vollständig gleich Null werden, gleichfalls entweder X_p oder X_q den Werth Null annimmt. Nichtsdestoweniger kann das Verhältniss der letzteren in endlicher Form dargestellt werden:

$$X_p : X_q = \frac{2\,b}{h^2\,dx} : \frac{2\,a}{h^2\,dx}$$
$$X_p : X_q = b : a.$$

Die absoluten Grössen der beiden Extreme der individuellen Abweichungen in positiver und in negativer Richtung verhalten sich umgekehrt wie die absoluten Wahrscheinlichkeiten des Eintreffens eines positiven und eines negativen Ursachenelementes.

Die Ordinate y_0, welche das Maximum von y darstellt und zugleich innerhalb endlicher Werthe von x die Curve in zwei symmetrische Hälften theilt, steht somit im Allgemeinen nicht in der Mitte zwischen den beiden äussersten Grenzen der Breite der individuellen Verschiedenheiten, sondern in Abständen von diesen, welche sich verhalten wie a : b.

Nur in dem speciellen Falle, dass $a = b = \frac{1}{2}$ ist, befindet sich die Ordinate y_0 in der Mitte der Breite der individuellen Verschiedenheiten.

Genau auf dem gleichen Wege, welchen die Entwickelung der Methode der kleinsten Quadrate verfolgt, führt die weitere Betrachtung der gewonnenen Gleichungen zu dem Ergebnisse, dass der Werth der Norm, der wahrscheinliche Werth der individuellen Abweichungen, die wahrscheinlichen Fehler der Bestimmung dieser Werthe und die Grenzen dieser Fehler empirisch gefunden werden können aus gegebenen Beobachtungen mit Hülfe der im dritten Kapitel des ersten Theiles gegebenen Formeln. Für die Berechnung dieser Werthe ist es zunächst ohne Belang, wie gross die beiden Wahrscheinlichkeiten a und b wirklich sind. Allein für die allgemeine Erkenntniss wäre es gewiss sehr förderlich, wenn es möglich sein würde, die Grössen a und b empirisch zu bestimmen. Hierfür könnte man die drei Gleichungen

$$W = \frac{\varrho}{h}\,2\,\sqrt{a\,b}$$
$$X_p : X_q = b : a$$
$$a + b = 1$$

verwenden. Allein dieselben enthalten im Allgemeinen fünf Unbekannte: a, b, h, X_p und X_q, so dass eine einzelne Beobachtungsreihe zu diesem Zwecke nicht genügt. Nichtsdestoweniger kann unter Umständen eine solche Bestimmung möglich werden, wenn mehrere Beobachtungsreihen vorliegen, und auch zwischen diesen sich noch weitere Gleichungen aufstellen lassen. Da aber eine solche Untersuchung über die Grenzen des vorliegenden Beobachtungsmateriales hinausführt, soll von derselben abgesehen werden. Die gewonnenen Resultate sind vorläufig ausreichend. Sie zeigen, dass unter allen Umständen für die in der Beobachtung vorkommenden Werthe von x die Wahrscheinlichkeitscurve eine symmetrische Form besitzt, und dass mit einer Aenderung der Grösse a und b nicht nur der wahrscheinliche Werth der individuellen Abweichungen, sondern auch die Lage der Norm zu der Breite der individuellen Verschiedenheiten eine Aenderung erfährt.

Die gewonnenen Resultate lassen sich auf graphischem Wege ziemlich leicht übersehen.

In Figur 8 findet sich zu unterst eine gerade Linie G H, welche in 16 gleiche Theile zerlegt ist. An den Theilstrichen ist zu beiden Seiten der Linie die Anzahl der wirksamen positiven und negativen Ursachenelemente angeschrieben. Von den Theilstrichen der Linie G H gehen punktirte Linien

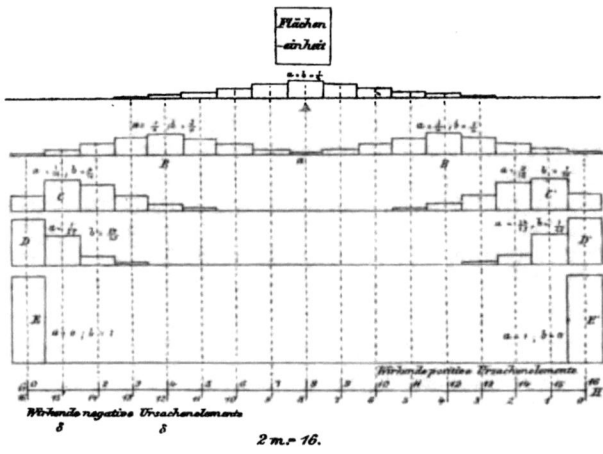

Figur 8.

nach oben zu verschiedenen Rechtecken, deren Flächeninhalt die absolute Wahrscheinlichkeit des Eintreffens der verschiedenen Combinationen von Ursachenelementen graphisch wiedergeben soll. Als Masseinheit dient dabei der Flächeninhalt des kleinen Quadrates, welches als Flächeneinheit bezeichnet ist. Betrachtet man zuerst die mit A bezeichnete Gruppe von Rechtecken, für welche $a = b = \frac{1}{2}$ vorausgesetzt wurde, so bemerkt man, dass unter dieser Bedingung die Combination von 8 positiven und 8 negativen Ursachenelementen die grösste absolute Wahrscheinlichkeit des Eintreffens besitzt. Diese absolute Wahrscheinlichkeit ist gleich der Oberfläche des kleinen Rechteckes, durch welche die von der Mitte der Linie G H herkommende senkrechte punktirte Linie hindurchgeht. Rechts und links von diesem grössten mittleren Rechtecke finden sich in symmetrischer Anordnung kleinere Rechtecke, welche die absolute Wahrscheinlichkeit des Eintreffens der übrigen Combinationen von Ursachenelementen ausdrücken. Der Flächeninhalt dieser Rechtecke bezogen auf die Flächeneinheit ergibt die Brüche der dritten Hauptspalte der Tabelle II, S. 17. Die Summe der Oberflächen dieser Rechtecke ist demnach gleich der Flächeneinheit.

Die gleichen Beziehungen bestehen für die übrigen Gruppen von Rechtecken. Auf jeder Linie, mit Ausnahme der soeben betrachteten oberen Linie, befinden sich zwei solche Gruppen von Rechtecken für verschiedene Werthe von a und b. Die beiden Gruppen auf jeder Linie sind vollständig unabhängig von einander,' nur das kleine Rechteck α gehört sowohl zur Gruppe B als zur Gruppe B'. Diese durchkreuzen sich somit, stehen aber nichtsdestoweniger in keiner gegenseitigen Beziehung. Eine Vergleichung mit Tabelle III

S. 20 dürfte das Verständniss dieser Figur noch weiterhin erleichtern. Sie zeigt aber sehr deutlich, wie mit wechselnderr Werthen von a und b die Norm verschoben wird in der Breite der individuellen Verschiedenheiten, und wie sehr asymmetrisch die verschiedenen Wahrscheinlichkeiten sich um diese Norm gruppiren.

Die Aenderungen, welche die in Figur 8 dargestellten Verhältnisse erleiden, wenn die Ursachenelemente kleiner und kleiner werden, lassen sich weiterhin an Figur 9 verfolgen.

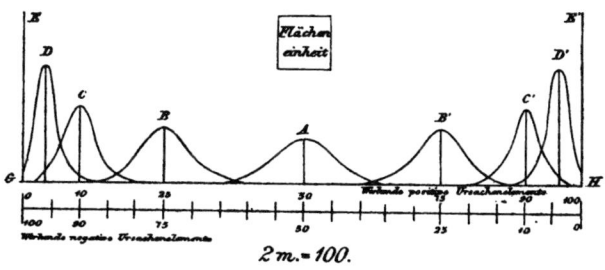

$$2\,m. = 100.$$

Figur 9.

Bei der Construction derselben ist die Breite der individuellen Verschiedenheiten G H dieselbe geblieben, allein es wurde angenommen, dass die Zahl der gleichzeitig wirkenden Ursachenelemente gleich 100 sei. Somit musste Linie G H in 100 Theile zerlegt werden, um die 101 verschiedenen Combinationen von Ursachenelementen berücksichtigen zu können, und um die jeder Combination zukommende Wahrscheinlichkeit des Eintreffens als Rechteck aufzeichnen zu können. Die Theilung der Linie G H sowie diese Rechtecke wurden aber bei der geringen Grösse des Holzschnittes so klein, dass es zweckmässig erschien, in letzterem die Theilungen nur bis auf fünf Elemente durchzuführen und statt der Rechtecke die krumme Linie zu zeichnen, welche sich über die oberen Enden der Rechtecke legen lässt. Auf diesem Wege konnten auch die in Figur 8 auf vier Linien vertheilten Wahrscheinlichkeiten auf eine Linie vereinigt werden. Es ist demnach

für Curve A: $a = b = \frac{1}{2}$,

für Curve B: $a = \frac{1}{4}$; $b = \frac{3}{4}$ für Curve B': $a = \frac{3}{4}$; $b = \frac{1}{4}$

„   „   C: $a = \frac{1}{10}$; $b = \frac{9}{10}$ „   „   C': $a = \frac{9}{10}$; $b = \frac{1}{10}$

„   „   D: $a = \frac{1}{25}$; $b = \frac{24}{25}$ „   „   D': $a = \frac{24}{25}$; $b = \frac{1}{25}$

„   „   E: $a = 0$; $b = 1$ „   „   E': $a = 1$; $b = 0$

ebenso wie in Figur 8. Desgleichen wurde das gleiche Quadrat als Flächeneinheit beibehalten. Man erkennt demnach, dass die Flächen zwischen jeder einzelnen Curve und der Linie G H gleich der Flächeneinheit sind. Die absolute Wahrscheinlichkeit des Eintreffens einer beliebigen Combination von Ursachenelementen findet man endlich, indem man an der entsprechenden Stelle der Linie G H ein Rechteck bildet von der Breite des hundertsten Theiles der Linie G H und von der Höhe, welche die Curve angibt.

Von Bedeutung ist nunmehr, dass zunächst, wenn $2\,m = 100$ ist, die Lage der Norm wesentlich dieselbe bleibt wie für $2\,m = 16$. Weiterhin aber

fällt es auf, dass die Asymmetrieen in der Grösse der Rechtecke zu beiden
Seiten der Norm, welche in Figur 8 so deutlich sind, hier kaum noch hervortreten.

Betrachtet man nun die Figur 10, welche bestimmt ist, die Verhältnisse
wiederzugeben, wie sie sich gestalten, wenn die Zahl der gleichzeitig wirkenden Ursachenelemente, also 2 m gleich unendlich gross, die Ursachenelemente
unendlich klein sind, so begegnet man ähnlichen Resultaten wie in der vorhergehenden Figur. In Figur 10 sind jedoch *die Wahrscheinlichkeitscurven
für alle Werthe von a und b vollständig symmetrisch* geworden zu ihren
Scheiteln.

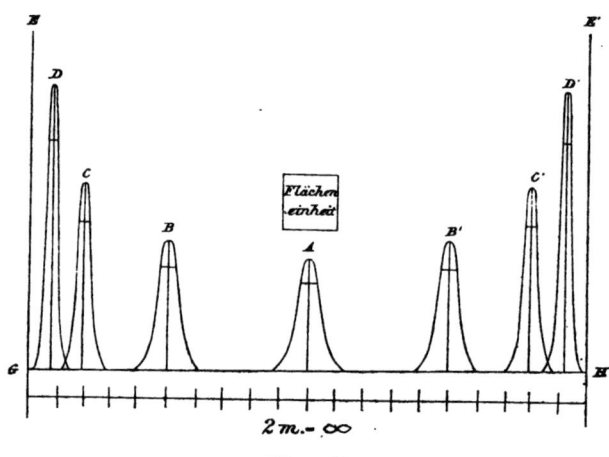

Figur 10.

Durch die Aenderung der Grösse a und b ändert sich nur die Lage der
Norm und die Steilheit der Curven, so dass diese um so steiler erscheinen,
je mehr a von b verschieden ist. Diese Aenderungen lassen sich jedoch in
sehr einfacher Weise präcisiren durch die obigen Gleichungen:

$$W = \frac{\varrho}{h} 2 \sqrt{a\,b}$$
$$X_p : X_q = b : a$$
$$a + b = 1.$$

Um die Aenderungen, welche der wahrscheinliche Werth $\overline{W}$ der individuellen
Abweichungen in den verschiedenen Curven erfährt, anschaulich zu machen,
sind in der Nähe der Scheitel der Curven horizontale Querlinien gezogen,
deren Lage so gewählt ist, dass ihre Länge von einem Curvenschenkel zum
anderen gleich 2 W ist.

Tabelle LXIV. Bemerkung zu S. 36. 253

2.

Tabelle LXIV.

Grösse und Häufigkeit der individuellen Abweichungen,
letztere ausgedrückt in Vielfachen des wahrscheinlichen Werthes W der
individuellen Abweichungen.

Unter 1000 Beobachtungen findet man:

Grösse der individuellen Abweichungen	Zahl der individuellen Abweichungen	Differenz	Grösse der individuellen Abweichungen	Zahl der individuellen Abweichungen	Differenz
0 bis ± 0,0 W	0		0 bis ± 2,6 W	921	13
0 „ ± 0,1 W	54	54	0 „ ± 2,7 W	931	10
0 „ ± 0,2 W	107	53	0 „ ± 2,8 W	941	10
0 „ ± 0,3 W	160	53	0 „ ± 2,9 W	950	9
0 „ ± 0,4 W	213	53	0 „ ± 3,0 W	957	7
0 „ ± 0,5 W	264	51	0 „ ± 3,1 W	963	6
0 „ ± 0,6 W	314	50	0 „ ± 3,2 W	969	6
0 „ ± 0,7 W	363	49	0 „ ± 3,3 W	974	5
0 „ ± 0,8 W	411	48	0 „ ± 3,4 W	978	4
0 „ ± 0,9 W	456	45	0 „ ± 3,5 W	982	4
0 „ ± 1,0 W	500	44	0 „ ± 3,6 W	985	3
0 „ ± 1,1 W	542	42	0 „ ± 3,7 W	987	2
0 „ ± 1,2 W	582	40	0 „ ± 3,8 W	990	3
0 „ ± 1,3 W	619	37	0 „ ± 3,9 W	991	1
0 „ ± 1,4 W	655	36	0 „ ± 4,0 W	993	2
0 „ ± 1,5 W	688	33	0 „ ± 4,1 W	994	1
0 „ ± 1,6 W	719	31	0 „ ± 4,2 W	995	1
0 „ ± 1,7 W	748	29	0 „ ± 4,3 W	996	1
0 „ ± 1,8 W	775	27	0 „ ± 4,4 W	997	1
0 „ ± 1,9 W	800	25	0 „ ± 4,5 W	998	1
0 „ ± 2,0 W	823	23	0 „ ± 4,6 W	998	0
0 „ ± 2,1 W	843	20	0 „ ± 4,7 W	998	0
0 „ ± 2,2 W	862	19	0 „ ± 4,8 W	999	1
0 „ ± 2,3 W	879	17	0 „ ± 4,9 W	999	0
0 „ ± 2,4 W	895	16	0 „ ± 5,0 W	999	0
0 „ ± 2,5 W	908	13	0 „ ± ∞ W	1000	

3.

Bemerkung zu Seite 36.

Das richtige Eintreffen der Probe

$$\Sigma(x) = 0 \quad \dots \dots \dots (I)$$

lässt keinen weiteren Schluss zu auf die gegenseitigen Beziehungen der Beobachtungsresultate. Man kann daraus in keiner Weise folgern, dass die letzteren ihrer Grösse und Häufigkeit nach unter das allgemeine Gesetz fallen, welches in der Reihenentwickelung des Binoms $(a + b)^{2m}$ ausgesprochen lag. Die Gleichung $\Sigma(x) = 0$ gilt für das arithmetische Mittel ganz beliebiger Zahlenreihen.

Es seien beliebige Zahlen Z_1, Z_2, Z_3 . . . gegeben, so ist ihr arithmetisches Mittel A gleich

$$A = \frac{\Sigma(Z)}{s},$$

wobei s wieder die Anzahl der gegebenen Grössen Z_1, Z_2, Z_3 bedeutet. Alsdann ist:

$$\Sigma(Z) - s\,A = 0$$
$$\Sigma(Z - A) = 0.$$

Die Grössen (Z — A) entsprechen denjenigen, welche oben mit dem Buchstaben x bezeichnet wurden. Es ergibt sich somit, dass die Gleichung I unabhängig ist von etwa vorhandenen gegenseitigen Beziehungen zwischen den Beobachtungswerthen.

Der Regel nach wird der wahrscheinlichste Werth N der Norm nicht mit absoluter Genauigkeit in Rechnung gebracht, sondern die späteren Stellen des anhängenden Decimalbruches werden vernachlässigt. Die Rechnung arbeitet dann nicht mit der Grösse x, sondern mit der Grösse (x $\pm$ ξ), indem

$$M - (N \mp \xi) = x \pm \xi,$$

wobei $\pm$ ξ die Grösse bezeichnet, um welche N zu gross oder zu klein gewählt wurde. Alsdann geht der Werth der Summe der x über in:

$$\Sigma(x \pm \xi) = \Sigma(x) \pm s\,\xi = \pm s\,\xi.$$

Die Summe der in Rechnung gebrachten individuellen Abweichungen ist nicht gleich Null, sondern gleich $\pm s\,\xi$. Die Berücksichtigung dieses Umstandes verschärft die Ausführung der durch die Gleichung (I) gegebenen Rechnungsprobe um ein Bedeutendes.

4.
Die empirischen Wachsthumsgleichungen.

Quetelet[1] hat für die Norm der Körperlänge eine empirische Gleichung aufgestellt, welche ziemlich genau mit seinen Beobachtungen übereinstimmt:

$$y + \frac{y}{1000\,(T - y)} = a\,x + \frac{t + x}{1 + \frac{4}{3}x}.$$

In dieser bezeichnet y die Körperlänge (Norm), x das Alter in Jahren; t die Körperlänge zur Zeit der Geburt; T die Körperlänge des Erwachsenen und a eine Constante. Die letztere ist gegeben durch den mittleren Werth des jährlichen Zuwachses zwischen dem 4. und dem 15. Lebensjahre. Für die Körperlänge der Frauen in Brüssel wird t = 0,49 Meter; T = 1,597 Meter und a = 0,0521 Meter, so dass obige Gleichung übergeht in:

$$y + \frac{y}{1000\,(1,597 - y)} = 0,0521\,x + \frac{0,49 + x}{1 + \frac{4}{3}x}.$$

Die Gleichung, welche H. Kaiser[1] für den Werth der Norm in den verschiedenen Lebensaltern ableitete, lautet:

1) Quetelet, Sur l'homme. Bd. II. p. 25. 1835.
2) H. Kaiser, Medicinalrath in Dieburg, Das Wachsthumsgesetz. Pflüger's Archiv für die gesammte Physiologie. Bd. 11. 1875.

$$1 \cdot N = \frac{g}{\pi} \left[2\,C_0\,l \cdot \sin \frac{\pi t}{2g} - C_1 \cos \frac{\pi t}{g} - \frac{1}{2} C_2 \cos \frac{2\pi t}{g} - \right.$$
$$\left. - \frac{1}{3} C_3 \frac{3\pi t}{g} - \cdots - \frac{1}{3} C_n \cos \frac{n\pi t}{g} \right] + C_{n+1}.$$

Sie gilt für die Zeit des Wachsthumes. In derselben bezeichnen g den Werth der Norm nach vollendetem Wachsthume und C_0, C_1, C_2, C_3 ... C_n constante Werthe, welche ans den Beobachtungen zu bestimmen sind. Das Vorzeichen l bedeutet natürliche Logarithmen, π das Peripherieverhältniss des Kreises und C_{n+1} eine Integrationsconstante. Zur Berechnung der Gleichung für die Körperlänge des Menschen beschränkt Kaiser die Glieder der Reihe auf zwei, wodurch obige Gleichung eine einfachere Form annimmt. Kaiser hat indessen offenbar sehr ungenaue Werthe für die Norm der Körperlänge am Ende des ersten, zweiten und dritten Lebensjahres seinen Ausrechnungen zu Grunde gelegt, und dem entsprechend findet er eine Wachsthumscurve, die eine sehr mangelhafte Uebereinstimmung mit den damals bekannten Beobachtungsresultaten von Quetelet und Anderen aufweist. Die empirische Formel von Quetelet, dessen Arbeiten von Kaiser keine Berücksichtigung fanden, ist offenbar für die Körperlänge viel brauchbarer. Im Uebrigen hat auch Kaiser's „Wachsthumsgesetz" nur die Bedeutung einer empirischen Gleichung.

5.

Tabelle LXV, Blosfeld's physiologische Normalgewichte aus 200 Beobachtungen (ausgewählt).

Männer im Alter von 25—50 Jahren.

(A. Henke's Zeitschrift für die Staatsarzneikunde, fortgesetzt von Dr. Fr. J. Behrend. Bd. 88. S. 58 u. ff. 1864.)

Einzelwägungen von 36 Leichen. Norm und wahrscheinlicher Werth der individuellen Abweichungen neu berechnet nach der Methode der kleinsten Quadrate.

(Die von Blosfeld gegebenen „mittleren Abweichungen" sind gleich dem arithmetischen Mittel der einzelnen Abweichungen, also nicht mit dem wahrscheinlichen Werthe der individuellen Abweichungen zu verwechseln.)

Nr.	Körpergewicht Kilo	Gehirn Gramm	Herz Gramm	Nieren	
				rechte Gramm	linke Gramm
1	71,6	1407	375	179	213
2	63,5	1245	285	98	93
3	54,5	1539	383	166	157
4	65,5	1271	332	149	153
5	52,0	1385	298	127	136
6	67,6	1500	379	162	170
7	69,6	1277	409	123	136
8	61,4	1462	388	179	204
9	47,1	1360	294	157	166
10	73,3	1229	324	119	93

Nr.	Körpergewicht Kilo	Gehirn Gramm	Herz Gramm	Nieren	
				rechte Gramm	linke Gramm
11	56,1	1659	336	183	196
12	76,6	1074	349	119	136
13	51,2	1309	328	115	119
14	54,0	1083	311	127	149
15	53,2	1280	307	127	132
16	63,5	1377	353	149	162
17	59,8	1338	383	200	217
18	55,3	1351	332	132	153
19	48,3	1266	302	144	144
20	55,3	1271	307	179	166
21	56,1	1232	311	132	157
22	59,4	1547	400	170	170
23	72,5	1368	358	162	200
24	71,6	1266	336	196	157
25	57,6	1458	379	170	247
26	56,5	1505	358	144	166
27	58,1	1381	379	144	153
28	68,4	1377	371	153	157
29	64,3	1317	371	153	166
30	51,2	1377	336	123	119
31	57,3	1377	353	149	162
32	70,4	1388	383	200	217
33	66,3	1292	332	157	183
34	50,8	1230	302	132	140
35	52,0	1330	341	123	166
36	73,7	1317	349	140	174
Norm	60,7	1346	345	150	162
Wahrscheinlicher Werth der individuellen Abweich.	5,36	80,3	22,3	17,3	22,4

6.

Der wahrscheinliche Werth der individuellen Abweichungen der Summe des Gewichtes oder der Grösse zweier Organe.

Gegeben sei W_1 der wahrscheinliche Werth der individuellen Abweichungen des ersten Organes und W_2 der wahrscheinliche Werth der individuellen Abweichungen des zweiten Organes. Zu suchen ist der wahrscheinliche Werth W_s der individuellen Abweichungen der Summe des Gewichtes beider Organe. Da die Untersuchung sowohl für die Grösse als für das Gewicht der Organe gleiche Form und gleiches Resultat hat, möge ausschliesslich von dem Gewichte die Rede sein. Dabei sind vier Voraussetzungen in Betracht zu ziehen.

1. *Das Gewicht des einen Organes ist unabhängig von dem Gewichte des anderen Organes.*

Die individuellen Abweichungen des ersten Organes mögen mit ε und diejenigen des zweiten Organes mit ζ bezeichnet werden. Eine Reihe von Beobachtungen würde alsdann folgende Werthe für die individuellen Abweichungen der Summe des Gewichtes beider Organe ergeben.

$$(\pm \, \varepsilon_1 \pm \zeta_1)$$
$$(\pm \, \varepsilon_2 \pm \zeta_2)$$
$$(\pm \, \varepsilon_3 \pm \zeta_3)$$
u. s. w.

Aus diesen Betrachtungen würde sich der wahrscheinliche Werth W_s der individuellen Abweichungen der Summe des Gewichtes beider Organe ergeben gleich

$$W_s = \mu \sqrt{\frac{\Sigma(\pm \, \varepsilon \pm \zeta)^2}{s-1}},$$

wobei $\mu = 0,6745$ und s gleich der Zahl der Beobachtungen, beziehungsweise gleich der Anzahl der summirten Glieder $(\pm \, \varepsilon \pm \zeta)$ ist.

Daraus folgt zunächst

$$W_s = \mu \sqrt{\frac{\Sigma(\varepsilon^2) + \Sigma(\zeta^2)}{s-1}},$$

da bei der Bildung der Quadrate das Glied $\Sigma(2\,\varepsilon\,\zeta)$ wegfällt. Die Werthe $2\,\varepsilon\,\zeta$ sind nämlich eben so häufig positiv als negativ und die absolute Grösse der Summe der positiven Werthe von $2\,\varepsilon\,\zeta$ ist annähernd eben so gross als die absolute Grösse der Summe der negativen Werthe von $2\,\varepsilon\,\zeta$. Endlich ergibt sich aus der letzten Gleichung:

$$W_s = \sqrt{\mu^2 \frac{\Sigma(\varepsilon^2)}{s-1} + \mu^2 \frac{\Sigma(\varepsilon^2)}{s-1}}$$
$$W_s = \sqrt{W_1^2 + W_2^2}.$$

2. *Das Gewicht des einen Organes ist abhängig von dem Gewichte des anderen Organes und zwar in der Weise, dass die individuellen Abweichungen beider Organe bei dem gleichen Individuum immer gleiche Vorzeichen haben, und gleich grosse Vielfache der zugehörigen Werthe W_1 und W_2 betragen.*

Es soll somit immer sein:

$$\frac{\varepsilon}{W_1} = \frac{\zeta}{W_2}.$$

Bei der Verfolgung der Consequenzen dieser Voraussetzung beachte man, dass man immer setzen kann:

$$W_2 = n\,W_1,$$

wobei n eine constante Zahl bedeutet. Es wird alsdann

$$\frac{\varepsilon}{W_1} = \frac{\zeta}{n\,W_1},$$

woraus folgt

$$n\,\varepsilon = \zeta$$
$$\varepsilon + \zeta = \varepsilon(1+n).$$

Die Grösse

$$W_s = \mu \sqrt{\frac{\Sigma(\pm \, \varepsilon \pm \zeta)^2}{s-1}}$$

wird sodann, da ε und ζ immer gleiche Vorzeichen haben, gleich

$$W_s = \mu \sqrt{\frac{\Sigma(\varepsilon + \zeta)^2}{s-1}}.$$

Da aber $\varepsilon + \zeta$ nach obiger Voraussetzung gleich ist $\varepsilon(1+n)$, so ergibt sich

$$W_s = \mu \sqrt{\frac{(1+n)^2 \, \Sigma(\varepsilon^2)}{s-1}}$$

$$W_s = (1 + n)\,\mu \sqrt{\frac{\Sigma(\varepsilon^2)}{s-1}}$$
$$W_s = (1 + n)\,W_1$$
$$W_s = W_1 + W_2.$$

3. *Das Gewicht des einen Organes ist abhängig von dem Gewichte des anderen Organes und zwar in der Weise, dass die individuellen Abweichungen beider Organe bei dem gleichen Individuum immer entgegengesetzte Vorzeichen haben, und gleich grosse Vielfache der zugehörigen Werthe W_1 und W_2 betragen.*

Der wahrscheinliche Werth W_s ist in diesem Falle gleich

$$W_s = \mu \sqrt{\frac{\Sigma(+\varepsilon - \zeta)^2 + \Sigma(-\varepsilon + \zeta)^2}{s-1}},$$

wobei das erste Summenzeichen sich auf die eine Hälfte der Beobachtungen bezieht, in welchen ε positiv und ζ negativ ist, und das zweite Summenzeichen auf die andere Hälfte der Beobachtungen, in welchen ε negativ und ζ positiv gefunden wird. Da jedoch

$$(\varepsilon - \zeta)^2 = (-\varepsilon + \zeta)^2 = [\pm(\varepsilon - \zeta)]^2,$$

so folgt

$$W_s = \pm\, \mu \sqrt{\frac{\Sigma(\varepsilon - \zeta)^2}{s-1}}.$$

Es ist ferner auch in diesem Falle vorausgesetzt worden $n\,\varepsilon = \zeta$ also $(\varepsilon - \zeta) = \varepsilon\,(1 - n)$, woraus sich ergibt:

$$W_s = \pm\,(1 - n)\,\mu \sqrt{\frac{\Sigma(\varepsilon^2)}{s-1}}$$
$$W_s = \pm\,(W_1 - W_2).$$

4. *Das Gewicht des einen Organes ist abhängig von dem Gewichte des anderen Organes und zwar in der Weise, dass die individuellen Abweichungen beider Organe bei dem gleichen Individuum immer entgegengesetzte Vorzeichen und gleichen absoluten Werth haben.*

In diesem Falle werden alle Grössen $(\varepsilon - \zeta)$ gleich Null und daher
$$W_s = 0.$$

7.

Die relativen Grössen und die relativen Gewichte der anatomischen Körperbestandtheile.

Die Beziehungen, welche zwischen der Grösse oder zwischen dem Gewichte zweier anatomischen Bestandtheile eines Individuum bestehen, finden ihren Ausdruck in der allgemeinen Gleichung

$$G_2 = F_{(G_1)}.$$

In dieser bezeichnet G_1 das Gewicht oder die Grösse des einen Organes, G_2 das Gewicht beziehungsweise die Grösse des zweiten Organes des gleichen Individuum und F stellt das Functionszeichen dar. G_2 erscheint somit abhängig von der unabhängigen Variabeln G_1.

Wenn man nun an einer grösseren Zahl gleichalteriger Individuen die zusammengehörigen Werthe von G_1 und G_2 bestimmt und in ein rechtwinkliges

Coordinatensystem einträgt, so gewinnt man sehr rasch eine Vorstellung über den Charakter obiger Function. Die Endpunkte der Ordinaten, welche die Werthe von G_2 angeben, liegen für verschiedene Individuen sämmtlich annähernd auf einer geraden Linie, welche durch den Anfangspunkt der Coordinatenaxen geht. Man kann somit mit geringem Fehler setzen:

$$G_2 = a G_1,$$

welche Gleichung für ein bestimmtes Lebensalter und Geschlecht gilt. Will man alsdann die Ungenauigkeit dieser Auffassung berücksichtigen, so muss man bemerken, dass die Endpunkte der Ordinate G_2 theils etwas über, theils etwas unter der genannten geraden Linie gelegen sind, und dass die mittleren und wahrscheinlichen Werthe dieser Abweichungen proportional sind den Grössen G_1 und G_2. Behufs empirischer Bestimmung des wahrscheinlichsten Werthes von a gibt man deshalb zweckmässiger Weise der Gleichung die Form:

$$\frac{G_2}{G_1} = a.$$

Der wahrscheinlichste Werth der Constanten a ist sodann offenbar gleich dem arithmetischen Mittel aller aus den Einzelbeobachtungen für a berechneten Werthe. Dieser wahrscheinlichste Werth der Grösse a möge gleich A gesetzt werden.

Indem man nunmehr die Grösse a als die relative Grösse, beziehungsweise als das relative Gewicht der beiden Organe bezeichnet und bei einer grösseren Anzahl gleichalteriger Individuen direct bestimmt, gelangt man zu dem Ergebnisse, dass diese relativen Grössen und Gewichte den gleichen individuellen Verschiedenheiten unterworfen sind, wie die absoluten Grössen und Gewichte. Der wahrscheinlichste Werth der Constanten a, welcher oben mit A bezeichnet wurde, erscheint sodann als die Norm des relativen Gewichtes oder der relativen Grösse der beiden Körperbestandtheile. Die wirklich beobachteten Werthe a gewinnen endlich die Bedeutung von individuellen Verschiedenheiten, von Abweichungen von der Norm A. Der wahrscheinliche Werth W_1 dieser Abweichungen bestimmt sich endlich genau nach den Methoden, welche für die absoluten Grössen und Gewichte massgebend sind.

Ist sodann für ein bestimmtes Individuum z. B. das Gewicht G_1 des einen Organes bekannt, so wird der wahrscheinlichste Werth g_1 für das unbekannte Gewicht des anderen Organes gleich

$$g_1 = A G_1.$$

Diese Bestimmung des Werthes g_1 unterliegt jedoch einem Fehler, dessen wahrscheinlicher Werth annähernd gleich ist

$$W_1 G_1.$$

Sehr bemerkenswerth ist nun der Umstand, dass die Grösse A, welche die Norm des relativen Gewichtes oder der relativen Grösse zweier Organe darstellt, um so genauer übereinstimmt mit der Verhältnisszahl der Normen der absoluten Gewichte beziehungsweise der absoluten Grösse zweier Organe, je grösser die Zahl der Beobachtungen ist. Man kann somit setzen:

$$A = \frac{N_2}{N_1},$$

wobei N_2 die Norm des absoluten Gewichtes oder der absoluten Grösse des zweiten Organes bedeutet und N_1 die Norm des absoluten Gewichtes beziehungsweise der absoluten Grösse des ersten Organes. Der Beweis für die Richtigkeit dieser letzten Gleichung ist einfach.

Bezeichnet man mit G_2^I, G_2^{II}, G_2^{III}, G_2^{IV} ... die absoluten Gewichte, welche die Beobachtung für das zweite Organ ergibt, so findet sich:

$$N_2 = \frac{G_2^I + G_2^{II} + G_2^{III} + \cdots}{s} \quad \ldots \ldots \text{(I)}$$

wobei s gleich ist der Anzahl der Beobachtungen. Fernerhin mögen die Grössen G_1^I, G_1^{II}, G_1^{III}, G_1^{IV} ... bezeichnen die absoluten Gewichte, welche die Beobachtung für das erste Organ bei den gleichen Individuen ergibt. Es ist alsdann

$$N_1 = \frac{G_1^I + G_1^{II} + G_1^{III} + G_1^{IV} + \cdots}{s} \quad \ldots \ldots \text{(II)}$$

Und ferner ist A gleich dem arithmetischen Mittel der Grössen

$$\left.\begin{aligned} \frac{G_2^I}{G_1^I} &= a_1 \\[4pt] \frac{G_2^{II}}{G_1^{II}} &= a_2 \\[4pt] \frac{G_2^{III}}{G_1^{III}} &= a_3 \end{aligned}\right\} \quad \ldots \ldots \ldots \text{(III)}$$

u. s. w.,

so dass man hat

$$A = \frac{a_1 + a_2 + a_3 + \cdots}{s} \quad \ldots \ldots \text{(IV)}$$

Aus Gleichung (I) und (II) ergibt sich zunächst

$$\frac{N_2}{N_1} = \frac{G_2^I + G_2^{II} + G_2^{III} + \cdots}{G_1^I + G_1^{II} + G_1^{III} + \cdots}.$$

In Uebereinstimmung mit den Gleichungen (III) ist jedoch

$$G_2^I = a_1\, G_1^I$$
$$G_2^{II} = a_2\, G_1^{II}$$

u. s. w.

also unter gleichzeitiger Berücksichtigung von Gleichung (II):

$$\frac{N_2}{N_1} = \frac{a_1\, G_1^I + a_2\, G_1^{II} + a_3\, G_1^{III} + \cdots}{s\, N_1}$$
$$= \frac{1}{s}\left[a_1\, \frac{G_1^I}{N_1} + a_2\, \frac{G_1^{II}}{N_1} + a_3\, \frac{G_1^{III}}{N_1} + \cdots \right].$$

Wenn man nun im Allgemeinen mit x die individuellen Abweichungen des absoluten Gewichtes des ersten Organes bezeichnet, kann man setzen:

$$G_1^I = N_1 + x_1$$
$$G_1^{II} = N_1 + x_2$$
$$G_1^{III} = N_1 + x_3$$

u. s. w.

Dadurch wird

$$\frac{N_2}{N_1} = \frac{1}{s}\left[a_1\, \frac{N_1 + x_1}{N_1} + a_2\, \frac{N_1 + x_2}{N_1} + a_3\, \frac{N_1 + x_3}{N_1} + \cdots \right]$$

$$\frac{N_2}{N_1} = \frac{1}{s}[a_1 + a_2 + a_3 + a_4 + \cdots] + \frac{1}{s\,N_1}[a_1 x_1 + a_2 x_2 + a_3 x_3 + a_4 x_4 + \cdots].$$

Bei der Beurtheilung dieses Ausdruckes hat man zunächst zu berücksichtigen, dass die Summe der Reihe

$$[a_1 x_1 + a_2 x_2 + a_3 x_3 + a_4 x_4 + \cdots]$$

nicht viel von Null verschieden ist. Denn die Hälfte der Glieder enthalten negative x und die Factoren a_1, a_2, a_3 ... differiren nicht erheblich von einander. Diese Summe dieser Reihe getheilt durch das Product $s N_1$ ist offenbar sehr klein. Für eine unendlich grosse Zahl von Beobachtungen wird s gleich unendlich gross, und der Ausdruck

$$\frac{1}{s N_1} [a_1 x_1 + a_2 x_2 + a_3 x_3 + a_4 x_4 + \cdots]$$

gleich Null, so dass sich ergibt

$$\frac{N_2}{N_1} = \frac{1}{s} [a_1 + a_2 + a_3 + \cdots]$$

oder unter Zuhülfenahme von Gleichung (IV)

$$\frac{N_2}{N_1} = A,$$

was zu beweisen war. Die Norm des relativen Gewichtes A ist somit gleich der Verhältnisszahl der Normen der absoluten Gewichte der beiden Organe. Die gleiche Beweisführung gilt für die Norm der relativen Grössen zweier Organe. Der Beweis ist aber gebunden an die Voraussetzung, dass die Gleichung

$$G_2 = F_{(G_1)}$$

einen richtigen Ausdruck finde in der Form

$$G_2 = a G_1 .$$

Durch Vertauschung der Veränderlichen erhält man

$$G_1 = \varphi (G_2),$$

wobei nunmehr φ das Functionszeichen ist, und G_1 abhängig erscheint von G_2. Aus der Beobachtung erschliesst man jedoch in gleicher Weise wie oben, dass diese Gleichung die Form hat

$$G_1 = b G_2$$

und zur Bestimmung des wahrscheinlichsten Werthes von b gibt man derselben die Form

$$\frac{G_1}{G_2} = b.$$

Bezeichnet man alsdann den wahrscheinlichsten Werth von b, wie er aus einer grösseren Anzahl von Beobachtungen sich ergibt, mit dem Buchstaben B, so kann man genau ebenso wie oben beweisen, dass

$$B = \frac{N_1}{N_2}$$

gesetzt werden kann, so dass

$$A = \frac{1}{B}$$

wird. Diese Ergebnisse werden später noch grössere Bedeutung gewinnen.

Ist aber für ein bestimmtes Individuum das absolute Gewicht oder die absolute Grösse des einen Organes $= G_2$ bekannt, so ist der wahrscheinlichste Werth für das absolute Gewicht, beziehungsweise für die absolute Grösse G_1 des anderen Organes gleich g_2 gleich

$$g_2 = B G_2$$

und dieses Resultat unterliegt dem wahrscheinlichen Fehler

$$W_2 G_2,$$

wobei W_2 den wahrscheinlichen Werth der individuellen Abweichungen der Verhältnisszahl B bezeichnet.

Die weiteren Betrachtungen werden zweckmässiger Weise geknüpft an
die relativen Gewichte der Organe, weil gerade für diese der empirische Nachweis der Richtigkeit dieser Entwickelungen geführt wurde.

Es seien durch genauere Untersuchungen bekannt geworden:

1. Für das relative Gewicht der Organe 1 und 2 $= \dfrac{G_2}{G_1}$

   die Norm $= A_1$,
   der wahrscheinliche Werth der individuellen Abweichungen $= W_1$;

2. für das relative Gewicht der Organe 3 und 2 $= \dfrac{G_2}{G_3}$

   die Norm $= A_3$,
   der wahrscheinliche Werth der individuellen Abweichungen $= W_3$;

3. für das relative Gewicht der Organe 4 und 2 $= \dfrac{G_2}{G_4}$

   die Norm $= A_4$,
   der wahrscheinliche Werth der individuellen Abweichungen $= W_4$.

Ferner habe man bei einem bestimmten Individuum gefunden:

$$\begin{aligned}
&\text{das Gewicht des ersten Organes} = c\\
&\quad\text{„} \qquad \text{„} \qquad \text{„ dritten} \quad \text{„} \quad = d\\
&\quad\text{„} \qquad \text{„} \qquad \text{„ vierten} \quad \text{„} \quad = e.
\end{aligned}$$

*Wie gross ist der wahrsscheinlichste Werth des Gewichtes des zweiten
Organes dieses Individuum?*

Zur Lösung dieser Frage liegen drei Gleichungen vor:

$$\begin{aligned}
g_1 &= A_1\, c\\
g_2 &= A_3\, d\\
g_3 &= A_4\, e,
\end{aligned}$$

g_1, g_2 und g_3 stellen in diesen drei Gleichungen die wahrscheinlichsten Werthe
für das Gewicht des zweiten Organes vor, wie sie sich aus den drei relativen
Gewichten ergeben.

Die Bestimmung des Werthes g_1 ist jedoch dem wahrscheinlichen Fehler
$W_1\, c$ ausgesetzt, und ebenso die Bestimmung des Werthes g_2 dem wahrscheinlichen Fehler $W_3\, d$ und die Bestimmung des Werthes g_3 dem wahrscheinlichen
Fehler $W_4\, e$. Setzt man also diese drei wahrscheinlichen Fehler gleich

$$\begin{aligned}
W_1\, c &= n\\
W_3\, d &= m\\
W_4\, e &= p,
\end{aligned}$$

so ergibt sich als Gesammtresultat der wahrscheinlichste Werth des Gewichtes
des zweiten Organes des in Rede stehenden Individuum gleich

$$\frac{\dfrac{1}{n^2}\, g_1 + \dfrac{1}{m^2}\, g_2 + \dfrac{1}{p^2}\, g_3}{\dfrac{1}{n^2} + \dfrac{1}{m^2} + \dfrac{1}{p^2}}.$$

In gleicher Weise würde man verfahren, wenn eine grössere Zahl von relativen Gewichten zur Bestimmung dieses individuellen Gewichtes benützt werden
könnte.

———

Die obigen Entwickelungen haben gezeigt, dass man berechtigt ist, die
Norm der relativen Gewichte des menschlichen Körpers gleich zu setzen der
Verhältnisszahl der Normen der absoluten Gewichte. Mit Hülfe dieses Er-

gebnisses ist man im Stande zu bestimmen, wie gross das Gewicht jedes
einzelnen Organes eines Individuum sein muss, damit die absolute Wahrscheinlichkeit' des gleichzeitigen Eintreffens aller dieser Gewichte ihren grössten
Werth erreicht. Man muss jedoch dabei berücksichtigen, dass die Gewichte
der verschiedenen Organe eines Individuum in einem gegenseitigen Abhängigkeitsverhältnisse stehen.

Wenn zwei Ereignisse von einander abhängig sind, so ist die absolute
Wahrscheinlichkeit ihres Zusammentreffens gleich dem Producte aus der Wahrscheinlichkeit des Eintreffens des ersten Ereignisses in die Wahrscheinlichkeit,
dass nach dem Eintreffen desselben das zweite sich zutragen wird. Dieses
Product wird ein grösster Werth, wenn seine Factoren Maxima sind.

Die Wahrscheinlichkeit des Eintreffens der Norm des absoluten Gewichtes
des ersten Organes ist offenbar ein Maximum. Der wahrscheinlichste Werth
für das Gewicht des zweiten Organes ist sodann gleich
$$AN_1,$$
hierbei bedeutet A wieder das relative Gewicht des zweiten Organes im Verhältnisse zum ersten und N_1 die Norm des absoluten Gewichtes des ersten
Organes. Wenn N_2 die Norm des absoluten Gewichtes des zweiten Organes
bezeichnet, so ist nach der Voraussetzung
$$A = \frac{N_2}{N_1}.$$
Daraus ergibt sich der wahrscheinlichste Werth für das Gewicht des zweiten
Organes gleich
$$\frac{N_2}{N_1} N_1 = N_2.$$
Somit ist auch die Wahrscheinlichkeit des Zusammentreffens der Norm des
ersten und der Norm des zweiten Organes ein Maximum.

Betrachtet man sodann das gleichzeitige Eintreffen der Norm des ersten
und zweiten Organes als ein Ereigniss, so wird der wahrscheinlichste Werth
für das Gewicht des dritten Organes sich finden lassen aus den beiden Gleichungen
$$g_1 = BN_1.$$
$$g_2 = CN_2.$$
In diesen Gleichungen bezeichnen die Grössen g_1 und g_2 die gesuchten wahrscheinlichsten Werthe des Gewichtes des dritten Organes. Da aber nach der
Voraussetzung
$$B = \frac{N_3}{N_1} \text{ und } C = \frac{N_3}{N_2},$$
so wird
$$g_1 = N_3$$
$$g_2 = N_3.$$
Der wahrscheinlichste Werth des Gewichtes des dritten Organes ist gleichfalls die Norm seines absoluten Gewichtes. Und wiederum ist die Wahrscheinlichkeit des Zusammentreffens des ersten Ereignisses (Eintreffen der Norm von
N_1 und N_2) multiplicirt mit der Wahrscheinlichkeit des zweiten Ereignisses
(Eintreffen der Norm von N_3) ein Maximum. In dieser Weise weiterschliessend'
ergibt sich das Resultat:

*Der wahrscheinlichste Werth für die Gewichte aller Organe eines
Individuum ist gegeben durch die Norm der absoluten Gewichte der einzelnen Organe, oder wie dies genannt wurde durch die Norm des Gesammtorganismus.*

Die Zuverlässigkeit dieses Resultates ist abhängig von der genauen
Richtigkeit der Voraussetzungen, dass sowohl die absoluten als die relativen

Gewichte der Theorie der individuellen Abweichungen Folge leisten. Für die absoluten und relativen Gewichte der Organe und das absolute und relative Gesammtgewicht des Körpers erscheinen diese Voraussetzungen einigermassen empirisch begründet. Es würde das gefundene Resultat auch auf die Grösse der Organe anwendbar sein. Allein für die relative Grösse der Organe liegen noch zu wenig Untersuchungen vor, um mit aller Sicherheit auch für diese die Voraussetzung, so wahrscheinlich sie auch sein mag, für begründet zu erklären. Alle Fehler der Voraussetzung multipliciren sich aber fortwährend in der Schlussfolgerung, so dass für die Anwendung des Resultates auf die Grösse der Organe vorläufig noch grosse Vorsicht geboten erscheint.

8.

Die relativen Gewichte der menschlichen Knochen nach A. W. Volkmann.

A. W. Volkmann geht von der Beobachtung aus, dass die relativen Gewichte der einzelnen Knochen des Skelettes ungeachtet der grossen Verschiedenheiten, welche in Beziehung auf Lebensalter, Grösse, Fett- und Wassergehalt bestehen, doch ziemlich constant sind. Er bestimmte daher diese relativen Gewichte für eine grössere Zahl von Skelettknochen an neun Leichen, und daraus die Mittelzahlen, sowie den wahrscheinlichen Werth der individuellen Abweichungen (letzteren unter dem Namen des wahrscheinlichen Fehlers). Als Gewichtseinheit dient ihm dabei das Gewicht der Speiche (os radii). Er stellt alsdann die Proportion auf:

$$P : P^1 = G : G^1,$$

welche ausspricht, dass die absoluten Gewichte G und G^1 zweier Knochen sich verhalten wie die relativen Gewichte P und P^1 derselben. Daraus folgt:

$$G^1 = \frac{G P^1}{P}.$$

Wenn somit G, z. B. das Gewicht der Speiche einer bestimmten Leiche bekannt ist, so lässt sich G^1 beispielshalber das Gewicht des Ellenbogens (os ulnae) dieser Leiche berechnen. In diesem Falle wird P = 1 und die Norm von P^1 nach Volkmann's Beobachtungen gleich 1,16, somit

$$G^1 = 1,16 \, G.$$

A. W. Volkmann hat diese Berechnung an 5 Leichen ausgeführt und verglichen mit den direct durch Wägung bestimmten Werthen von G^1. Dabei ergab sich:

Gewicht des Ellenbogens in Grammen.

Leiche	Gefunden	Berechnet	Differenz	Rechenfehler
1	94,5	88,3	— 6,2	$\frac{1}{15}$
4	81,3	84,9	+ 3,6	$\frac{1}{23}$
7	75,6	69,0	— 6,6	$\frac{1}{11}$
8	75,6	76,4	— 0,8	$\frac{1}{94}$
9	68,5	71,1	+ 2,6	$\frac{1}{26}$

Grössere Genauigkeit der Berechnung erzielte der genannte Forscher durch Anwendung der Proportion:

$$\Sigma P : P^1 = \Sigma G : G^1.$$

Hierbei bedeutet ΣP die Summe der Normen der relativen Gewichte einer Anzahl von Knochen und ΣG die Summe der absoluten Gewichte dieser Knochen; ferner G^1 das gesuchte absolute Gewicht eines Knochens und P^1 die Norm des relativen Gewichtes dieses Knochens. Nach Volkmann wird dabei $\Sigma P = 6{,}26$; $P^1 = 1{,}16$, also:

$$G^1 = \frac{1{,}16 \, \Sigma G}{6{,}26},$$

wenn' es sich darum handelt, das absolute Gewicht G^1 des Ellenbogens einer Leiche zu berechnen aus dem gegebenen Gewichte aller übrigen Armknochen (Oberarm, Speiche, Handwurzel, Mittelhand und Finger). Bei fünf derartigen Berechnungen fand sich:

Gewicht des Ellenbogens in Grammen.

Leiche	Gefunden	Berechnet	Differenz	Rechenfehler
1	94,5	93,5	— 1	$\frac{1}{94}$
4	81,3	79,7	— 1,6	$\frac{1}{51}$
7	75,6	71,5	— 4,1	$\frac{1}{18}$
8	75,6	81,5	+ 5,9	$\frac{1}{13}$
9	68,5	68,0	— 0,5	$\frac{1}{133}$

Die Fehler dieser Rechnungsmethode sind offenbar beträchtlich geringer als diejenigen der vorhergehenden. Für bestimmte Zwecke erhält man aber noch genauere Resultate mit Hülfe der Proportion

$$\Sigma P : \Sigma P^1 = \Sigma G : \Sigma G^1,$$

oder

$$\Sigma G^1 = \frac{\Sigma P^1 \times \Sigma G}{\Sigma P}.$$

Hier bestehen alle Glieder der Proportion aus Summen einzelner relativer oder absoluter Gewichte, weshalb nun in allen Gliedern die $\pm$-Fehlerquellen sich mindestens zum Theile aufheben. Volkmann hat auf diesem Wege unter Anderem das Gewicht des ganzen Skelettes aus dem Gewichte der Armknochen bestimmt. Er setzte dabei ΣP^1 die Summe der relativen Gewichte aller Knochen $= 100$, in welchem Falle ΣP die Summe der relativen Gewichte der Armknochen sich gleich 5,91 ergibt und ΣG^1 die Summe des absoluten Gewichtes sämmtlicher Knochen, also das Gewicht des ganzen Skeletts gleich wird

$$\Sigma G^1 = \frac{100 \, \Sigma G}{5{,}91} = 16{,}92 \, \Sigma G.$$

Bei der praktischen Ausführung dieser Rechnung für fünf Skelette fand A. W. Volkmann:

Gewicht des Skelettes in Grammen.

Leiche	Gefunden	Berechnet	Differenz	Rechenfehler
1	10325,2	10144,0	— 181,2	$\frac{1}{57}$
4	8503,6	8650,5	+ 146,9	$\frac{1}{58}$
7	7856,4	7971,3	+ 114,9	$\frac{1}{68}$
8	8651,7	8731,8	+ 86,1	$\frac{1}{100}$
9	7496,1	7373,8	— 122,3	$\frac{1}{61}$

9.

Correctionsformel für die sogenannten Tabellirungsfehler.

Im sechsten Kapitel des ersten Theiles sind ausführlicher die Fehler besprochen, welche man begeht, indem man die Norm und den wahrscheinlichen Werth der individuellen Abweichungen berechnet aus tabellarischen Zusammenstellungen, welche die Beobachtungen gruppirt nach Intervallen des angewendeten Mass- und Gewichtssystemes enthalten. Auf Grund der dort gegebenen Entwickelungen erkennt man ohne Schwierigkeit, dass man bei der Bestimmung der Norm statt der wirklichen Wägungs- oder Messungsresultate M in Rechnung setzt Grössen von der allgemeinen Form

$$M \pm \xi,$$

wobei ξ einen Fehler bedeutet, der zwischen $\frac{\Delta x}{2}$ und 0 enthalten ist, im Mittel $\frac{\Delta x}{4}$ beträgt und eben so häufig positiv als negativ ist. Dabei bezeichnet Δx die Grösse des Intervalles der Wägungs- oder Messungsangaben der Tabelle.

Indem man aber die Norm bildet

$$N = \frac{\Sigma [n(M \pm \xi)]}{s},$$

fällt dieser Fehler ziemlich vollständig aus, da die Summe der negativen Fehler nahezu gleich gross ist der Summe der positiven Fehler.[1]

Wesentlich in anderer Weise gestaltet sich jedoch der Einfluss dieses Fehlers bei der Aufsuchung des Werthes W. Denn auch die individuellen Abweichungen sind mit dem gleichen Fehler behaftet und man bildet, wenn nun x den wirklichen Werth der individuellen Abweichungen bezeichnet

$$W = 0,6745 \sqrt{\frac{\Sigma [n(\pm x \pm \xi)^2]}{s-1}}.$$

Diese Formel verwandelt sich durch Ausrechnung des Quadrates in

---

[1] Bezüglich der Bedeutung des Buchstabens n vgl. den Inhalt des sechsten Kapitels des ersten Theiles.

$$W = 0{,}6745 \sqrt{\frac{\Sigma[n(x^2 + \xi^2)]}{s-1}},$$

indem das Glied $2\,x\,\xi$ eben so häufig positiv als negativ ist. Endlich wird, wenn man wieder $0{,}6745 = \mu$ setzt

$$W = \sqrt{\mu^2 \frac{\Sigma(n\,x^2)}{s-1} + \mu^2 \frac{\Sigma(n\,\xi^2)}{s-1}}$$

oder, da das erste Glied unter dem Wurzelzeichen gleich dem wirklichen wahrscheinlichen Werthe W_1 der individuellen Abweichungen ist

$$W = \sqrt{W_1^2 + \mu^2 \frac{\Sigma(n\,\xi^2)}{s-1}}.$$

Das zweite Glied unter dem Wurzelzeichen enthält den Factor $\Sigma(n\,\xi^2)$, in welchem man ohne grossen Fehler ξ ersetzen kann durch $\dfrac{\varDelta x}{4}$, also durch eine Grösse, welche dem vierten Theile des Intervalls entspricht und die mit φ bezeichnet werden soll, so dass

$$\frac{\varDelta x}{4} = \varphi.$$

Die Summe $\Sigma(n\,\xi^2)$ geht dadurch über in $s\varphi^2$. Statt des arithmetischen Mittels der Fehlerquadrate erhält man dabei in dem zweiten Gliede das Quadrat des arithmetischen Mittels der Fehler, wodurch indessen nur eine geringe Ungenauigkeit herbeigeführt wird. Endlich wird W gleich

$$W = \sqrt{W_1^2 + \mu^2 \frac{s}{s-1} \varphi^2}$$

und man findet den wirklichen wahrscheinlichen Werth der individuellen Abweichungen gleich

$$W_1 = \sqrt{W^2 - \mu^2 \frac{s}{s-1} \varphi^2}.$$

Diese Correctionsformel ergibt bereits sehr genaue Resultate, doch wird ihre Anwendung in der Regel erst dann nothwendig, wenn φ merklich grösser ist als der zehnte Theil von W.

7

Eigene Beobach

Laufende Nr.	Alter	Geschlecht	Körper-gewicht in Grammen	Gewicht in Grammen						Art. Pulmonalis
				des ganzen Herzens	der gesammten Herz-muskulatur	der Muskulatur beider Herz-ventrikel	der Muskulatur beider Herz-vorhöfe	beider Nieren	
	Monat der Schwanger-schaft								
1	6	w	1456	—	—	—	—	8,0	—
2	7	w	1480	—	5,9	5,1	0,8	6,4	5,4
3	7	w	1570	—	6,85	5,6	1,25	10,6	6,0
	Monate nach der Geburt								
4	0	m	3770	—	19,6	17,0	2,6	21,5	10,2
5	0	w	3920	—	17,8	15,0	2,8	15,7	8,6
6	0	m	4260	—	—	—	—	27,0	—
7	0	w	4270	—	22,1	18,8	3,3	19,1	8,1:
8	2	m	2800	—	15,1	12,1	3,0	19,3	9,6
9	9	w	9000	—	37,5	30,7	6,8	57,5	14,4
10	14	m	8800	—	44,4	35,7	8,7	54,5	12,0(
11	16	m	8700	—	48,0	39,5	8,5	78,4	13,8
12	18	w	8900	—	39,6	34,0	5,6	69,2	14,8
13	18	w	9400	—	36,7	30,7	6,0	68,6	13,0
14	21	m	8850	—	37,6	31,4	6,2	61,0	15,6
15	23	w	10750	—	45,6	37,7	7,9	101,8	—
16	30	w	10700	—	51,7	43,9	7,8	83,9	14,0
17	30	m	10400	—	50,5	43,1	7,4	68,7	14,0
18	33	m	12000	—	56,1	46,2	9,5	103,8	14,0
19	36	w	12070	—	61,8	50,5	11,3	89,0	14,6
20	36	w	13120	—	75,6	65,2	10,4	110,9	12,8
21	36	w	—	—	50,0	43,8	6,2	99,9	14,4
22	39	m	12490	—	57,7	48,1	9,6	100,8	13,3
23	42	w	10550	—	—	—	—	—	—
24	42	w	11770	—	57,5	49,7	7,8	86,5	15,2
25	45	m	13220	—	63,8	53,5	10,3	102,6	12,5
26	47	m	11790	—	65,4	55,5	9,9	97,2	13,6

Tabelle LXVI. 269

(VI.

Leichen.

...er in Mm.						Gewicht der Nachgeburt in Grammen	Körperlänge iu Cm.	Bemerkungen
...nalis	Art. Carot. dextra comm.	Art. Subclavia dextra	Art. Renalis dextra	Art. Renalis sinistra	Art. Femoralis dextra			
-	—	—	1,3	1,36	—	380	—	Abortus einer syphilit. Mutter.
5	1,85	1,2	—	—	1,0	380	—	Gestorben 9¾ Stunden post partum. Lungenatelectase.
5	2,3	1,6	1,2	1,2	1,36	320	. —	Kurz nach der Geburt gestorben.
5	2,9	2,25	1,43	1,5	1,6	670	—	Zangengeburt. Vorfall der Nabelschnur.
	3,35	2,3	1,37	—	1,8	670	—	Cephalhämatoma neonat. Blutung in Gehirn und Hirnhäute.
5	2,95	2,6	—	—	1,58	710	—	Blutung in die Hirnhäute. Emphysema pulmonum artificiale.
5	3,1	2,15	1,3	1,35	1,56	870	—	Fractura cranii.
8	2,72	2,62	$1,54+1,22$	$0,8+1,46$	1,87	—	54	
	4,15	2,8	2,54	2,59	2,8	—	70,5	Croup des Kehlkopfes.
	3,74	3,08	2,24	2,2	2,4	—	—	
	4,26	2,8	$1,95+2,15$	2,4	2,4	—	69,5	Käseherd der linken Lunge. Miliartuberkel der linken Pleura.
5	3,85	2,75	2,95	2,86	1,9	—	78	Croup des Kehlkopfs und der Trachea.
	4,4	3,0	2,34	2,54	2,3	—	74	Croup des Kehlkopfs und des Rachens.
	4,36	3,0	—	—	2,25	—	—	Diphtheritis faucium.
-	—	—	—	—	—	—	—	Diphtheritis faucium.
	4,0	3,35	2,82	2,9	2,95	—	—	Diphtheritis faucium. Croup des Kehlkopfs. Tracheotomie. Erysipelas colli.
8	—	3,8	2,5	2,2	2,1	—	—	Diphtheritis faucium.
	4,4	3,45	3,0	3,65	3,05	—	—	Diphtheritis faucium.
	4,45	4,1	$1,0+2,4$	2,64	3,0	—	—	Diphtheritis faucium.
8	3,95	3,2	3,2	3,22	2,67	—	—	Diphtheritis faucium. Laryngitis croup.
	4,88	2,82	$2,7+2,0$	2,6	3,18	—	—	Acute Miliartuberkulose. Verkäsung der mediastinalen Lymphdrüsen. Guter Ernährungszustand.
	4,52	4,2	2,63	2,68	4,15	—	—	Diphtheritis faucium.
.	—	—	—	—	—	—	—	Diphtheritis faucium.
8	4,3	2,98	2,62	2,72	3,17	—	—	Laryngitis crouposa.
	3,85	2,95	2,8	3,2	2,6	—	—	Diphtheritis faucium. Croup des Kehlkopfs.
5	4,15	3,22	2,58	2,74	2,45	—	—	Diphtheritis faucium.

Laufende Nr.	Alter Jahre	Geschlecht	Körpergewicht in Grammen	Gewicht in Grammen					
				des ganzen Herzens	der gesammten Herzmuskulatur	der Muskulatur beider Herzventrikel	der Muskulatur beider Herzvorhöfe	beider Nieren	Art. Pulmonalis
27	4	m	11590	—	—	—	—	—	—
28	4	m	13300	—	70,2	59,4	10,8	119,8	17,0
29	4	m	14420	—	79,9	68,7	11,2	105,7	16,2
30	4⅓	w	12270	—	57,2	49,5	7,7	107,5	15,0
31	4½	w	13260	—	68,0	56,5	11,5	97,4	13,5
32	4½	w	14900	—	73,8	61,5	12,3	93,0	13,0
33	5	w	15950	—	83,0	70,0	13,0	136,0	14,5
34	5½	m	15400	—	—	—	—	131,7	—
35	6	m	—	—	86,3	73,1	13,2	126,8	18,0
36	6½	w	17600	—	89,9	76,2	13,7	143,0	17,2
37	9	m	18970	—	—	—	—	168,6	16,6
38	16	w	41010	—	199,0	169,8	29,2	213,0	17,8
39	18	m	43000	—	172,5	150,0	22,5	322,6	20,0
40	18½	m	44000	—	200,8	172,1	28,7	275,6	23,0
41	19	m	—	—	219,3	192,5	26,8	264,6	21,0
42	19	w	45000	—	210,9	184,7	26,2	222,0	24,5
43	22	w	41400	—	163,4	147,0	16,4	201,5	24,5
44	25	m	40800	—	227,9	192,0	35,9	355,5	25,0
45	25	m	55920	—	228,8	195,0	33,8	282,8	24,0
46	26	m	49800	—	230,5	202,5	28,0	248,8	22,27
47	28	m	57050	—	231,7	198,8	32,9	265,2	24,2
48	36	w	39570	190,2	160,3	138,3	22,0	270,5	—
49	45	w	58650	286,0	212,7	184,5	28,2	266,5	—
50	46	m	45920	336,8	199,8	172,0	27,8	244,0	—
51	54	m	53950	—	—	—	—	—	—
52	57	m	48890	—	—	—	—	293,5	28,2

11.

Anmerkung zu Tabelle XXXV des absoluten Herzgewichtes.

Die Werthe der Norm N stellen Mittelzahlen aus den vorhandenen Beobachtungen dar, und zwar wurden folgende etwas genauer bestimmt.

1. *Neugeborene*, Norm des Herzgewichtes = 20,6 Gramm, aus 226 Beobachtungen von Casper, Liman und Boyd, reife, todt- und lebendgeborene.

2. *Zweites Lebensjahr*, im Mittel 1½ Jahre alte Individuen. Norm = 44,5 nach 66 Beobachtungen von Boyd.

| er in Mm. | | | | | | | |
Art. Carot. dextra comm.	Art. Subclavia dextra	Art. Renalis dextra	Art. Renalis sinistra	Art. Femoralis dextra	Gewicht der Nachgeburt in Grammen	Körperlänge in Cm.	Bemerkungen
—	—	—	—	—	—	—	Diphtheritis faucium.
5,18	4,05	2,72	3,25	3,44	—	—	Laryngitis crouposa.
5,42	3,55	2,85	2,85	3,75	—	—	Diphtheritis faucium.
4,84	3,35	3,18	3,08	3,18	—	—	Diphtheritis faucium.
—	—	2,6	2,55	—	—	—	Laryngitis crouposa.
4,68	3,75	2,62	2,9	3,18	—	—	Laryngitis crouposa-
4,3	3,26	3,35	3,26	3,0	—	—	Laryngitis crouposa.
—	—	3,85	2,8 + 2,05	—	—	—	Diphtheritis faucium. Laryngitis crouposa.
4,75	3,35	3,25	3,18	3,84	—	—	Tracheitis crouposa.
5,42	4,51	2,98	3,2	4,2	—	—	Laryngitis crouposa.
5,0	3,55	3,65	3,65 + 1,55.	2,95	—	—	Laryngitis und Tracheitis crouposa.
5,1	4,85	3,95	4,2	3,7	—	—	Diphtheritis faucium. Laryngitis crouposa.
—	—	4,4	3,55 + 2,65	4,45	—	—	Sarcom der Halsgegend.
6,4	5,42	4,2	4,36	6,18	—	—	Panophthalmitis und Tetanus traumaticus.
5,7	5,92	—	5,82	6,25	—	—	Ileotyphus 2. Woche.'
6,4	4,78	4,35	4,92	4,25	—	138	Status puerperalis. Acute Peritonitis.
5,6	5,4	5,2	5,0	5,6	—	152	Chondro - Sarkom des Darmbeines. Exstirpation. Septicämie.
6,8	6,0	4,7	4,9	5,42	—	—	Chron. ulceröse Pneumonie.
6,74	7,24	—	5,1	6,7	—	—	Eisenbahnverletzung.
6,8	6,0	4,0 + 3,0	5,5	7,0	—	—	Chron. ulceröse Pneumonie.
7,75	6,5	4,76	6,1	6,17	—	160	Fractura cranii complic. Multiple Fettembolieen.
—	—	—	—	—	—	137	Status puerperalis. Endometritis. Peritonitis purulenta.
—	—	—	—	—	—	167	Adenom der Hypophysis.
—	—	—	—	—	—	157	Exstirpation eines Carcinoms der Nase. Erysipelas facies.
—	—	—	—	—	—	—	Fractura cranii complic.
7,2	7,4	5,95	5,8	8,4	—	—	Pneumonia crouposa lat. sin.

3. *Drittes und viertes Lebensjahr,* im Mittel 3 Jahre alte Individuen. Norm = 60,2 nach 56 Beobachtungen von Boyd.

4. *Fünftes bis siebentes Lebensjahr,* im Mittel 5 1/2 Jahre alte Individuen. Norm = 72,8 nach 47 Beobachtungen von Boyd.

5. *Achtes bis vierzehntes Lebensjahr,* im Mittel 10 1/2 Jahre alte Individuen. Norm = 122,6, berechnet aus 46 Beobachtungen von Boyd, Reid und Peacock.

6. *Fünfzehntes bis zwanzigstes Lebensjahr,* im Mittel 17 Jahre alte Individuen. Norm = 233,7, berechnet aus 51 Beobachtungen von Boyd, Reid und Peacock.

7. *Einundzwanzigstes bis dreissigstes Lebensjahr,* im Mittel 24,5 Jahre

alte Individuen. Norm = 270,6, berechnet aus 164 Beobachtungen von Boyd, Reid und Peacock.

8. *Einunddreissigstes bis vierzigstes Lebensjahr*, im Mittel 35 Jahre alte Individuen. Norm = 302,9, berechnet aus 300 Beobachtungen von Boyd, Reid, Peacock und Blosfeld.

9. *Einundvierzigstes bis fünfzigstes Lebensjahr.* Norm = 303,0, berechnet aus 243 Beobachtungen von Boyd.

10. *Einundfünfzigstes bis sechzigstes Lebensjahr.* Norm = 316,6, im Mittel aus 225 Beobachtungen von Boyd.

11. *Einundsechzigstes bis siebenzigstes Lebensjahr.* Norm = 331,8, im Mittel aus 275 Beobachtungen von Boyd.

12. *Einundsiebenzigstes bis achtzigstes Lebensjahr.* Norm = 320,8, als Mittel aus 250 Beobachtungen von Boyd.

13. *Ueber Achtzigjährige.* Norm = 303,5, im Mittel aus 100 Beobachtungen von Boyd.

Diese Bestimmungen der Norm sind so genau, dass sie kaum einer Correctur bedürfen. Sie wurden in grossem Massstabe in ein Coordinatensystem eingetragen und durch sie eine Curve gelegt, welche zur Interpolation der Werthe der Norm für die verschiedenen Lebensjahre diente und zugleich einige der direct durch Rechnung gefundenen Werthe um ein sehr Geringes corrigirte.

Die wahrscheinlichen Werthe W der individuellen Abweichungen wurden für die Tabelle corrigirt aus den Grössen

$$\frac{W}{N} = a.$$

Die Beobachtung ergab nämlich:

1. für Neugeborene . . . . a = 0,161, aus 60 Beobachtungen,
2. „ 10 und 11jährige Knaben . . . a = 0,102, „ 8 „
3. „ 17½jährige Männer und Mädchen a = 0,109, „ 18 „
4. „ 22½ „ „ „ Weiber a = 0,118, „ 32 „
5. „ 35 „ „ „ „ a = 0,109, „ 95 „

Der für Neugeborene gefundene Werth von a wurde als feststehend betrachtet und aus den vier übrigen, unter Berücksichtigung der Zahl der Einzelbeobachtungen das Mittel genommen; es ergab sich gleich 0,11052 und wurde als massgebend für das 10. bis 35. Lebensjahr angesehen. Für die Jahre von der Geburt bis zum 10. wurden auf einfachstem Wege Zwischenwerthe interpolirt. Demnach enthält die Tabelle

für Neugeborene	W = 0,161 N
„ das Ende des 1. Lebensjahres	W = 0,156 N
„ „ „ „ 2. „	W = 0,151 N
„ „ „ „ 3. „	W = 0,146 N
„ „ „ „ 4. „	W = 0,141 N
„ „ „ „ 5. „	W = 0,136 N
„ „ „ „ 6. „	W = 0,131 N
„ „ „ „ 7. „	W = 0,126 N
„ „ „ „ 8. „	W = 0,121 N
„ „ „ „ 9. „	W = 0,116 N
für das 10. bis 35. Lebensjahr	W = 0,111 N,

wobei selbstverständlich N in jedem Lebensjahre den oben bestimmten Werth hat.

Literaturverzeichniss.

Die grosse Ausdehnung, welche die Literatur der Messungen und Wägungen des menschlichen Körpers und seiner anatomischen Bestandtheile namentlich durch die Bestrebungen der Anthropologen, Militärstatistiker und Künstler gewonnen hat, verbietet für die Zwecke der vorliegenden Schrift eine erschöpfende Wiedergabe derselben. Hier dürfte nur die Anführung der wichtigsten und namentlich der anatomisch bedeutsamen Arbeiten gerechtfertigt sein, soweit dieselben die oben specieller betrachteten Fragen behandeln.

I. Allgemeines.

Beneke·, F. W., Die anatomischen Grundlagen der Constitutionsanomalieen des Menschen. 8°. Marburg 1878.

Derselbe, Die Altersdisposition. Festschrift. 4°. Marburg 1879.

Bessel, Ueber die Wahrscheinlichkeit der Beobachtungsfehler. Schuhmacher's astronom. Nachrichten. 1838. Nr. 358, 359.

Czermak, J. N., Ueber den Gewichtsverlust der Thiere nach dem Tode. Prager Vierteljahrschrift 1853. Bd. XXXVII. S. 97. — Gesammelte Schriften. Bd. I.

Engel, J., Ueber die Methode bei Leichenuntersuchungen. Wiener medic. Wochenschrift. 1870. Nr. 46. 47. 48.

Engel, Bemerkungen über den Habitus als Krankheitsanlage. Zeitschrift d. Gesellschaft d. Aerzte in Wien. 1848. Vierter Jahrgang. Bd. 2. S. 363—375 und 407—430.

Fick, A., Die medicinische Physik. 2. Aufl. 1866. Anhang. Ueber die Anwendung der Wahrscheinlichkeitsrechnung auf medicinische Statistik.

Gauss, Theoria motus corporum coelestium. 1809. Lib. II. Sect. III.

Derselbe, Bestimmung der Genauigkeit der Beobachtungen. Zeitschr. f. Astronomie. März u. April 1816.

Gavarret, Principes généraux de la statistique médicale. Paris 1840. 8°.

Guy, A. W., Medical Statistics in Todd's Cyclopaedia of Anatomy and Physiology. Bd. IV.

Derselbe, On the numerical Method and its application to the Science and Art of Medicine. Brit. med. Journ. 1860. May 5. 19. June 2. 23. Aug. 4.

Hagen, Grundzüge der Wahrscheinlichkeitsrechnung. 1837.

Herschel, Sir J. F. W., Essays from the Edinburgh and Quarterly Reviews. 8°. London 1857.

Hirschberg, J., Die mathematischen Grundlagen der medicinischen Statistik. Leipzig 1874.

Kaiser, H., Das Wachsthumsgesetz. Pflüger's Archiv für die gesammte Physiologie. Bd. 11. 1875.

Krause, W., Die Varietäten des Aortensystemes in dem Handbuche der systematischen Anatomie von Henle. Bd. III. 1868.

Lehmann, J. W. H., Ueber den Menschen und die Gesetze seiner Entwickelung. Schuhmacher's (astronom.) Jahrbuch für 1841. S. 137.

Oesterlen, Fr., Handbuch der medicinischen Statistik. Tübingen 1865.

Quetelet, A., Sur l'homme et le développement de ses facultés. 2 Bde. Paris 1835. Deutsche Uebersetzung von V. A. Riecke. Stuttgart 1838.

Quetelet, A., Théorie des Probabilités. Bruxelles 1853. (Encyclopédie populaire.)
Derselbe, Lettres sur la théorie des probabilités appliquée aux sciences morales et politiques. 8°. Bruxelles 1846.
Derselbe, Physique Sociale. 2 Bde. Bruxelles 1869.
Derselbe, Anthropométrie ou mesure des différentes facultés de l'homme. Bruxelles 1870.
Radike, Ueber die Anwendung des arithmetischen Mittels. Arch. f. physiol. Heilkunde. 1858. N. F. Bd. II. S. 145.
Roberts, C., A Manual of Anthropometry. 8°. London 1878.
Robert, G., De l'application de la méthode numérique à la nosologie de la seconde enfance. Gaz. des Hôpitaux. 1842. Aug. 2.
Schweig, G., Auseinandersetzung der statistischen Methode, mit besonderem Hinblick auf das medicinische Bedürfniss. Arch. f. physiol. Heilkunde. Jahrgang 13. 1854.
Vierordt, K., Bemerkungen über medicinische Statistik. Arch. f. physiol. Heilkunde. N. F. Bd. II. 1858.
Volkmann, A. W., Ueber die relativen Gewichte der menschlichen Knochen. Berichte über die Verhandlungen der kgl. sächs. Gesellsch. der Wissenschaften zu Leipzig, mathematisch-physische Klasse. Bd. 24. 1872.

II. Messungen und Wägungen des menschlichen Körpers und seiner anatomischen Bestandtheile.

A. Beobachtungen, welche verschiedene Organe umfassen.

Arnold, F., Handbuch der Anatomie des Menschen. 8°. Freiburg i. B. 1845—1851.
Beneke, F. W., Die anatomischen Grundlagen der Constitutionsanomalieen des Menschen. 8°. Marburg 1878.
Derselbe, Ueber die Wachsthumsverhältnisse des Herzens und der grossen arteriellen Gefässstämme. Sitzungsber. d. Gesellsch. z. Beförderung d. gesammten Naturwissenschaften zu Marburg. Nov. 1878.
Derselbe, Ueber das Volum des Herzens und die Weite der Arteria pulmonalis und Aorta adscendens. Schriften d. Gesellsch. z. Beförderung d. gesammten Naturwissensch. zu Marburg. Bd. XI. Supplementheft 2. 1879.
Derselbe, Ueber die Weite der Iliacae communes, Subclaviae und Carotides communes in den versch. Lebensaltern. Ebenda. Supplementheft 3. 1879.
Derselbe, Ueber die Weite der Aorta thoracica und abdominalis in den versch. Lebensaltern. Ebenda. Supplementheft 4. 1879.
Derselbe, Ueber die Lumina der Arterien, deren grosse Verschiedenheit und deren Bedeutung für die Entwicklung von Krankheiten. Sitzungsber. d. Ges. z. Beförd. d. ges. Naturwissensch. in Marburg 1866, sowie Jahrb. d. Kinderheilkunde. N. F. IV. 1871.
Derselbe, Constitution und constitionelles Kranksein des Menschen. Marburg 1881.
Bischoff, E., Einige Gewichts- und Trockenbestimmungen der Organe des menschlichen Körpers. Zeitschr. f. ration. Medicin. III. Reihe. Bd. 20. 1863. Enthält Gewichtsbestimmungen des Herzens, der Lunge, der Niere, der Milz u. a. an den Leichen eines Hingerichteten, eines Selbstmörders, einer Verunglückten und mehreren Kindern.
Blosfeld, G., Organostathmologie, oder Lehre von den Gewichtsverhältnissen der wichtigsten Organe des menschlichen Körpers zu einander und zum Gesammtgewichte; zunächst in gerichtsärztlicher Beziehung. Henke's Zeitschr. f. Staatsarzneikunde. Bd. 88. S. 1. 1864.
Boyd, R., Tables of the Weights of the human body and internal organs etc. Philosoph. Transactions. Vol. 151 for the Year 1861. Part I. p. 241. Mittelzahlen der Körperlänge, des Körpergewichtes, des Gewichtes von Hirn, Lunge, Herz, Thymus, Magen, Leber, Milz, Nieren, Nebennieren, Uterus.
Derselbe, Pathological Contributions. Eine Reihe von Aufsätzen enthaltend Einzelwägungen verschied. Organe. The Edinburgh medical and surgical Journal. Vol. 55. 57. 58. 59. 60. 61. 67. 68 und Edinburgh medical Journal. Vol. 2. 3. 6. Jahrgänge 1841—1861. Enthalten Einzelwägungen von Herz, Lunge, Leber, Milz, Niere, Gehirn u. s. w.

Casper, s. Liman.

Clendinning, J., Facts and inferences relative to the Condition of the vital Organs and Viscera in general, as to their nutrition in certain chronic diseases. Medico-chirurgical Transactions. Second Series. Vol. 3. London 1838.

Dieberg, C. in Kasan, Das Gewicht des Körpers und seiner einzelnen Organe. Aufgenommen in 100 gerichtl. Sectionen. Casper's Vierteljahrschr. f. gerichtliche u. öffentliche Medicin. Bd. 25. 1864. S. 127.

Engel, J., Ueber Organgewichte in Krankheiten. Oesterreich. Medicin. Jahrbücher. Bd. II. 1865. Bd. XIII. 1867. Bd. XV. 1868. Enthält Beobachtungen über das specifische Gewicht verschiedener Organe.

Fehst, C., Ueber das Verhältniss der Länge des Rückenmarkes zur Länge der Wirbelsäule. Diss. inaug. Dorpat 1874. Centralbl. d. medicin. Wissensch. 1874. Nr. 47.

Fischer, L., s. Krause, W.

Friedleben, A., Die Physiologie der Thymusdrüse in Gesundheit und Krankheit. Frankfurt a. M. 1858. Enthält Wägungen von Thymus, Leber, Milz, Messungen und spec. Gewichte des Thymus.

Gluge, Atlas der pathologischen Anatomie. Jena 1850. Text enthält sehr sorgfältige Messungen und Wägungen an Selbstmördern und Hingerichteten und ausserdem Organgewichte bei Erkrankungen.

Derselbe, Poids des Organes dans le choléra épidémique à Bruxelles. Mém. de l'acad. de Bruxelles. Tome XXIII. p. 64. 1849.

Günz, Der Leichnam des Neugeborenen. Leipzig 1827.

Henle, J., Handbuch der systematischen Anatomie des Menschen. 8. Braunschweig 1855—1871.

Huschke, E., Lehre von den Eingeweiden und Sinnesorganen des menschlichen Körpers. Umarbeitung d. Handbuches von S. Th. v. Sömmerring. Leipzig 1844.

Krause, C. F., Handbuch der menschlichen Anatomie. 1838.

Krause, W., Die Varietäten des Aortensystemes in dem Handbuche der systemat. Anatomie v. Henle. Bd. III. 1868.

Krause, W., und *L. Fischer*, Neue Bestimmungen des specifischen Gewichtes von Organen und Geweben des menschlichen Körpers. Zeitschr. f. rat. Med. III. Reihe. Bd. XXVI. 1866.

Letourneau, Quelques Observations sur les nouveau-nés. Paris 1858. Gibt Mittelzahlen des Gewichtes v. Herz u. Leber u. s. w. Tabelle abgedr. in Canstatt's Jahresbericht über die Fortschritte der Medicin. Jahrg. 1858. Bd. II. S. 429.

v. Liebig, G., Gewichtsbestimmungen der Organe des menschlichen Körpers. Reichert und Du Bois-Reymond's Arch. f. Anat. u. Physiol. Jahrg. 1874. Ausführliche Wägungen und Messungen an den Leichen von zwei Selbstmördern.

Liman, C., Practisches Handbuch der gerichtlichen Medicin, von J. L. Casper. 5. Aufl. Berlin 1871. Bd. II. S. 848 u. ff.

Lobstein, Traité d'anatomie pathologique. Paris 1829.

Lorey, C., Gewichtsbestimmungen der Organe des kindlichen Körpers. Jahrb. f. Kinderheilkunde. N. F. Bd. XII. S. 260. 1878. Die Messungen und Wägungen beziehen sich fast ausschliesslich auf Krankheitsfälle.

Luschka, Ueber Mass- und Zahlenverhältnisse des menschlichen Körpers. Tübingen 1871.

Negrier, Ueber die Länge und Stärke des Nabelstranges vor dem Ende der Schwangerschaft. Annales d'hygiène publique. Bd. 25. p. 126.

Orfila, M., Leçons de médecine legale. Paris 1828. Lehrbuch d. gerichtl. Medicin übersetzt von G. Krupp. Leipzig 1848. Bd. I.

Peacock, Tables of the weights of some of the organs of the human body. Lond. and Edinb. Monthly Journal of Med. Science. Vol. VII. New Series Vol. I. 1846—47.

Ravenel, M., Die Massverhältnisse der Wirbelsäule und des Rückenmarkes beim Menschen. Archiv f. Anatomie u. Entwicklungsgeschichte. Bd. II. 1877.

Reid, J., Tables of the weights of some of the most important organs of the body at different periods of life. Lond. and Edinb. Monthly Journal of Med. Science. Vol. III. April, Mai 1843.

Derselbe, Physiological, anatomical and pathological Researches. 8°. Edinburgh und London. 1848.

18*

Salzer, Fritz, Ueber die Anzahl der Sehnervenfasern und der Retinazapfen im Auge des Menschen. Sitzungsber. der Wiener Academie. Bd. LXXXI. Abtheilung 3. 1880.

Sappey, C., Recherches sur la forme, le volume, le poids du globe de l'oeil et sur les dimensions de ses chambres. Gaz. médic. de Paris. 1855. No. 26. 27.

Struthers, J., On the relative Weight of the Viscera on the two Sides of the Body; and on the consequent Position of the Centre of Gravity to the right Side. Edinburgh medic. Journal. Vol. VIII. Part II. January-June 1863. p. 1086.

Valentin, G., Lehrbuch der Physiologie. Braunschweig 1844.

B. Messungen und Wägungen, welche sich vorzugsweise auf Körpergewicht, Körperlänge und äussere Massverhältnisse des Menschen beziehen.

Audran, G., Les proportions du corps humain, mesurées sur les belles figures de l'antiquité. Fol. Paris 1683.

Baxter, A. M., Statistics, medical and anthropological. Report of the Provost-Marshal-Generals Bureau. U. S. Government. 2 vol. 4°. Washington 1875.

Bartsch, Beobachtungen über den Stoffwechsel Neugeborner. Marburg 1859. Arch. f. gemeinschaftl. Arbeiten. 1860. Bd. 5.

Bednar, Die Krankheiten der Neugebornen und Säuglinge. Wien 1850—51. Theil II. Enthält Einzelmessungen des Schädels, der Körperlänge und des Brustumfangs v. Neugeborenen.

Beneke, F. W., Bestimmungen der Körperlänge und des Körpergewichtes der Mannschaften des XI. Jägerbataillons in Marburg. Virchow's Archiv. Bd. 85. S. 177.

Bergmann, G. H., Tabelle von einigen Kopfmessungen taubstummer Zöglinge. Allg. Zeitschr. f. Psychiatrie. Bd. 6. S. 654. 1849.

Bernstein, Die Messungen des Brustkorbes mit Rücksicht auf die Assentirung. Prager med. Wochenschr. 1864. S. 69.

Boudin, J. C. M., Etudes éthnologiques sur la taille et le poids de l'homme chez divers peuples. Recueil de Mémoires de Méd. de Chirurg. etc. III. Reihe. Vol. IX. X. Paris 1863.

Boulton, P., Anthropometrische Beobachtungen und Berechnungen. British med. Journ. March 1876. Schmidt's Jahrb. Bd. 172. No. 12. 1876.

Bowditch, H. P., The Growth of Children. Eight annual Report of the State Board of Health of Massachusetts. Boston, U. S. A. 1877.

Derselbe, The Growth of Children, a Supplementary Investigation, with suggestions in regard to Methods of Research. Boston 1879.

Brent, W. B., On the Stature and Relative Proportions of Man at different Epochs and in different Countries. Read before the British Association. Sept. 1844.

Breslau, Ueber die Veränderung im Gewichte der Neugebornen. Denkschr. d. medic.-chirurg. Gesellsch. d. Kanton Zürich. 1860. S. 111.

Derselbe, Neue Ergebnisse der Schädelmessung an Knaben. Wiener med. Wochenschrift. 1862. Nr. 50. Monatsschr. f. Geburtskunde. Bd. 18.

Brigham, W. T., Measurements of 300 Chinese. Proc. of the Boston Society of nat. History. Vol. XI. p. 98. 1866.

Brünniche, Ein Beitrag zur Beurtheilung der Körperentwicklung der Kinder. Journ. f. Kinderkrankheiten. 1866. Gibt die Mittelzahlen der Körperlänge, des Kopfumfanges und des Brustumfanges bei gesunden und bei scrophulösen Kindern.

Buffon, Comte de, Oeuvres complètes. 8°. Paris 1829—32.

v. Buhl, Ein Riese mit Hyperostose der Gesichts- und Schädelknochen. Mittheilungen a. d. pathol. Institut in München. 8. Stuttgart 1878.

Burdach, Physiologie. 3 Bde. Leipzig 1830.

Carus, C. G., Physis. Zur Geschichte des leiblichen Lebens. Stuttgart 1851.

Derselbe, Die Proportionslehre der menschlichen Gestalt, zum ersten Male morphologisch und physiologisch begründet. Folio. Leipzig 1854.

Derselbe, Symbolik der menschlichen Gestalt. 8. Leipzig 1858.

Cnopf, Die Anwendung der Wage in der Kinderpraxis. Journ. f. Kinderheilkunde. 1872. Heft 3.

Danson, J. T., Statistical Observations relative to the Growth of the Human body (Males) in Height and Weight, from 18 to 30 years of age, as illustrated by the records of the Borough Gaol of Liverpool. Journ. of the Statistical Society of London. Vol. XXV. p. 20. London 1862.

Demme, R., Ueber Körperwägungen im Kindesalter. Dreizehnter medicin. Bericht über die Thätigkeit des Jenner'schen Kinderhospitals in Bern im Laufe des Jahres 1875.

Duncan, Matthews, On the Weight and Length of the newly-born Child, in relation to the mothers age. Edinburg medical Journal 1864. Prager Vierteljahrschr. III. 1865.

Ecker, A., Zur Statistik der Körpergrösse in Baden. Arch. f. Anthropol. Bd. IX. Heft 4. 1877.

Elsässer, Ueber Gewichts- und Massverhältnisse bei neugebornen Kindern. Henke's Zeitschr. f. Staatsarzneikunde. Bd. 42. S. 235. Enthält namentlich zahlreiche Körperwägungen von lebenden, reifen Neugeborenen.

Engel, Gewichtsbestimmungen von Leichen. Wiener med. Wochenschrift. 1869. Nr. 63. 64. 65.

Derselbe, Bemerkungen über den Habitus als Krankheitsanlage. Zeitschr. der Wiener Aerzte. 1848. S. 363—375. 407—430. Bestimmung der Körperlänge und des Brustumfanges.

Erlenmeyer, Tabelle über Schädelmessungen schwachsinniger Kinder. Allgem. Zeitschr. f. Psychiatrie. Bd. VIII. 1851.

Faber, Anleitung zur gerichtsärztlichen Untersuchung neugeborener Kinder. Stuttgart 1855.

Fergus, W. und *Rodwell, G. F.*, A Series of Measurements made at Marborough College. Journ. of the anthropological Institution. London 1874.

Forbes, J. D., On the Results of Experiments made on the Weight, Height and Strength of about 800 Individuals. Reports of the British Association. 1836. part II. p. 38.

Frankenhäuser, Ueber die stärkere oder schwächere Entwicklung der Frucht. Monatsschr. f. Geburtskunde. Bd. 13. 1859.

Froebelius, Petersburg. med. Zeitschr. 1873. S. 363. Schmidt's Jahrb. d. ges. Med. Bd. 165.

Gassner, U. K., Ueber die Veränderungen des Körpergewichtes bei Schwangeren, Gebärenden und Wöchnerinnen. München 1861. 8°. Virchow's Arch. f. pathol. Anatomie. Bd. 25. 1862. S. 189—192. Arch. d. Vereins f. gemeinsch. Arbeiten. Bd. VI. 1862. S. 360—364.

Derselbe, Ueber die Abhängigkeit des Körpergewichtes der Frucht von demjenigen der Mutter. Wiener med. Wochenschr. 1862. S. 519—520. Monatsschr. f. Geburtskunde. 1862. Bd. 19. S. 1.

Gierke, Ueber die Lage und Grösse des Herzens im Kindesalter. Jahrb. f. Kinderheilk. Bd. II. S. 391. 1869.

Günz, Der Leichnam des Neugebornen. Leipzig 1827.

Haake, H., Ueber die Gewichtsveränderungen bei Neugebornen. Monatsschr. f. Geburtskunde. Bd. XIX. 1862. S. 339—354.

Hecker, C., und *Buhl, L.*, Klinik der Geburtskunde. Leipzig 1861.

Hecker, C., Ueber das Gewicht des Fötus und seiner Anhänge. Monatsschr. f. Geburtskunde. Bd. 27. 1866.

Hermann, E., Ueber Gewicht und Volumen des Menschen. Mittheilungen aus dem pathol. Institute in München. 8°. Stuttgart 1878.

Hoffmann, G., Statistischer Bericht über die Körperwiegungs- und -messungsergebnisse der Civileleven, die den Cursus 1874—75 an der kgl. Central-Turnanstalt in Berlin durchgemacht haben. Deutsche Turnzeitung. 1875. S. 287.

Derselbe, Bericht für den Cursus 1875—76. Deutsche Turnzeitung 1876. S. 366.

Hofmann, Ueber die Gewichtsabnahme der Kinder in den ersten Tagen nach der Geburt. Neue Zeitschr. f. Geburtskunde. Bd. 26. S. 145 ff.

Kotelmann, L., Die Körperverhältnisse der Gelehrtenschüler des Johanneum in Hamburg. Zeitschr. d. kgl. preuss. statist. Bureau. Jahrg. 1879.

Kowalewski, Ueber Abnahme des Körpergewichtes nach epileptischen Anfällen. Referat in Centralbl. f. klin. Medicin. 1880. Nr. 1.

Lombroso, C., Raccolta di casi attimenti alla medicina legale. Annali universali di Medicina. Vol. 227. Jan., Febr., März 1874. p. 505. Behandelt einen Fall von Macrosomia. Ein Mann bemerkte von s. 21. Lebensjahre ab ein sehr rasches Wachsthum seines Körpers. 37 Jahre alt fand sich seine Körperlänge 1,8 M., sein Körpergewicht 120400 Grm. Weitere Masse im Original.

Liharžik, F., Das Gesetz des menschlichen Wachsthumes. Wien 1858.

Derselbe, Der Bau und das Wachsthum des Menschen. Sitzungsber. der k. k. Academie in Wien, math.-naturw. Classe. Abth. II. Bd. 44. 1861.

Derselbe, Das Gesetz des Wachsthumes und der Bau des Menschen, die Proportionslehre aller menschlichen Körpertheile für jedes Alter und für beide Geschlechter. Imp.-Fol. Wien 1862.

Derselbe, Das Quadrat die Grundlage aller Proportionalität in der Natur, und das Quadrat aus der Zahl 7 die Uridee des menschlichen Körperbaues. Wien 1865.

Mallet, E., De la taille moyenne de l'homme dans le Canton de Genève. Mémoire lu à la Société de Phys. et d'Hist. Nat. de Genève. Dec. 17. 1835.

Meadows, A., Delivery of a living child weighing upwards of eighteen pounds. Med. Times. Aug. 1860. p. 105. Das Kind wog 18 Pfund 3 Unzen engl. Gew. (avoir du poids). Seine Körperlänge 32 Zoll, Kopfumfang 17$\frac{1}{4}$ Zoll engl.

Mech, K., Oberflächenmessungen des menschlichen Körpers. Aus dem physiol. Institut in Tübingen. Zeitschr. f. Biologie von v. Buhl, Pettenkofer u. Voit. Bd. XV. Heft 3. 1879. Enthält Bestimmungen des Körpergewichtes, der Körperlänge und Körperoberfläche, sowie der Oberfläche einzelner Körperregionen. Der Verf. gelangt endlich zu dem Resultate, dass die Grösse

$$\frac{O\sqrt[3]{G}}{G},$$

in welcher O die Körperoberfläche und G das Körpergewicht bezeichnet, während des ganzen Lebens nahezu constant gleich 12,312 bleibe.

Medicinisches Supplement zur Marine-Zeitschrift: Morskoi Sbornik, herausgeg. unter Redact. d. Generalstabsarztes d. Flotte. Jahrg. 12. St. Petersburg 1871. Russisch gedruckt. Enthält ein sehr reiches Material von Wägungen und Messungen von Rekruten.

Odier, Recherches sur la loi de l'accroissement des nouveaux nés. Thèse. Paris 1868.

Pfannkuch, Die Körperform des Neugebornen. Arch. f. Gynäkol. Bd. 4. S. 297. 1872.

Quetelet, A., Recherches sur le poids de l'homme aux différents âges. Bull. de l'academie roy. des Sciences. Vol. 1. p. 20. Bruxelles 1832—1834.

Derselbe, Sur l'homme et le développement de ses facultés. 2 Bde. Paris 1835. Deutsche Uebersetzung v. *V. A. Riecke*. Stuttgart 1838.

Derselbe, Ueber den Menschen und die Gesetze seiner Entwickelung. Schuhmacher's (astronom.) Jahrbuch f. 1839. S. 180.

Derselbe, Sur les Indiens O-Jib-Be-Was, et les proportions de leur corps. Bull. de l'acad. roy. des Sciences. Vol. 13. p. 70. Bruxelles 1846.

Derselbe, Sur les proportions des hommes, qui se font remarquer par un excès ou un défaut de taille. Ibid. Vol. 14. p. 138. 1847.

Derselbe, Sur l'etendue superficielle et le volume du corps humain. Ibid. Vol. 15. Theil II. p. 14. 1848.

Derselbe, Des proportions du corps humain. Ibid. 1849. p. 261—272. 1850. p. 274—282.

Derselbe, Sur le nain Jean Hannema, dit l'amiral Tromp. Ibid. 1850. p. 13—16. 146—148 u. 179.

Derselbe, Sur les proportions de la race noire. Ibid. Vol. 21. p. 96. 1854.

Derselbe, Physique Sociale. 2 Bde. Bruxelles 1869.

Derselbe, Anthropométrie ou mésure des différentes facultés de l'homme. Bruxelles 1870.

Ritter, Verhältniss der Brustperipherie zur Körperlänge bei Neugebornen. Prager med. Wochenschrift. 1865.

Roberts, C., The Physical Requirements of factory children. Journal of the Statistical Society. p. 681. London 1876.

Derselbe, A Manual of Anthropometry. 8°. London 1878. Mit einem Literaturverzeichnisse vorzugsweise anthropologischen Inhaltes.

Russow und *Woronichin*, Körperlänge und Körpergewicht in den ersten Lebensjahren. Jahrb. f. Kinderheilkunde. N. F. XVI. Konnte leider nicht mehr benützt werden.

Santarel, A. P., De l'examen du poids du corps. Thèse. Paris 1869. Enthält die Wägungen einiger Choleraleichen.

Schadow, J. G., Polyclet, oder von den Massen des Menschen nach dem Geschlechte und Alter, mit Angabe der wirklichen Naturgrösse. Berlin 1834.

Schmidt, C., Proportionsschlüssel, neues System der Verhältnisse des menschlichen Körpers. 8° mit Tafeln in Fol. Stuttgart 1849.

v. Siebold, E., Ueber die Gewichtsabnahme der Kinder nach der Geburt. Monatsschrift f. Geburtskunde. Bd. 15.

Silbermann, J. Th., Proportions physiques ou naturelles du corps humain, exprimées en mesures métriques et rapportées à la taille de 1,60 m. Compt. rend. de l'acad. des Sciences. Vol. 42. p. 454. 495. Vol. 43. p. 1156. Paris 1856.

Statistischer Congress. Die fünfte Sitzungsperiode des internat. stat. Congresses in Berlin vom 4.—12. September 1863. 2 Bde.

Steet, G. C., Notes on the Developement and Growth of Boys between 13 and 20 Years of age. St. George's Hospital Reports. London 1874—1876.

Thaon, Du poids dans les maladies chez les enfants. Arch. de physiologie normale et pathologique. Bd. 4. p. 672.

Derselbe, Du système des pesées dans les maladies chez les enfants. Gaz. médic. de Paris. 1873. p. 709.

Veit, Beiträge zur geburtshülflichen Statistik. Monatsschr. f. Geburtskunde u. Frauenkrankheiten. Bd. 6.

v. Vierordt. K., Grundriss der Physiologie des Menschen. Tübingen 1871.

Derselbe, Physiologie des Kindesalters in *C. Gerhardt's* Handbuch der Kinderkrankheiten. Tübingen 1877. Bd. I. S. 83.

Villermé, L., Note sur la taille moyenne des habitants de Paris, et sur les proportions etc. Annales des sciences naturelles. Vol. 11. p. 140. Paris 1827.

Derselbe, Mémoire sur la taille de l'homme en France. Annales d'hygiène. Vol. 1. p. 351. Paris 1829.

Wagenmann, K. K., Ueber die Grössenverhältnisse des menschlichen Körpers in medicinisch-gerichtlicher Beziehung. Deutsche Zeitschr. f. Staatsarzneikunde. 1852. Heft IV. S. 336.

Weinberger, Ungewöhnliches Wachsthum eines 3½jährigen Kindes. Wiener med. Wochenschr. 1864. S. 673. Das abuorm rasche Wachsthum fiel zuerst im 2. Monate nach der Geburt auf. Das 3½jährige Kind wog 80 Pfund und ergab folgende Masse: Körperlänge 104 Cm., Kopfumfang 56 Cm., Brustumfang 86 Cm., Bauchumfang 90 Cm.

Weissbach, Körpermessungen und Körperwägungen an Individuen verschiedener Menschenracen. Reise der österreich. Fregatte Novara um die Erde in den Jahren 1857—59. Anthropologischer Theil. 2. Abtheilung.

Winkel, Untersuchungen über die Gewichtsverhältnisse bei 100 Neugebornen in den ersten 10 Tagen nach der Geburt. Monatsschr. f. Geburtskunde. Bd. 20. Juni 1862.

Zeising, A., Neue Lehre von den Proportionen des menschlichen Körpers. 8°. Leipzig 1854.

Derselbe, Die Unterschiede in den Proportionen der Racentypen. Arch. f. physiol. Heilkunde. Jahrg. 1856. S. 301.

Derselbe, Die Metamorphosen in den Verhältnissen der menschlichen Gestalt von der Geburt bis zur Vollendung des Längenwachsthums. Verhandl. d. k. Leopold. Carolin. Academie d. Naturf. 1858. Bd. 26. Abth. 2. S. 783—879.

Zwez, Das Schulhaus und dessen innere Einrichtungen. Weimar 1870.

C. Messungen und Wägungen des Skeletts.

Ausser einer Reihe der bereits erwähnten Arbeiten:

Burtscher, H., Das Wachsthum der Extremitäten beim Menschen und bei Säugethieren. Aus dem anatom. Institut v. Prof. Aeby in Bern. Archiv f. Anat. u. Entwicklungsgeschichte. Bd. II. 1877.

Böhm, Ueber die forensische Bedeutung des Knochenkernes in der unteren Epiphyse des Oberschenkels des Neugebornen. Casper's Vierteljahrsschr. für gerichtl. u. öffentl. Medicin. Bd. 14. Enthält eigene und fremde Messungen des Knochenkerns an Früchten versch. Alters.

Eberth, C. J., Die fötale Rachitis und ihre Beziehungen zu dem Cretinismus. Leipzig 1878.

Erlenmeyer, Tabelle über Schädelmessungen schwachsinniger Kinder. Allgem. Zeitschr. f. Psychiatrie. Bd. 8. S. 28. 1851.

Huschke, Schädel, Hirn und Seele des Menschen und der. Thiere. Jena 1854.

Hudler, Ueber Capacität und Gewicht der Schädel in der anatomischen Anstalt zu München. Diss. inaug. 1877. München.

Jäger, Ueber das Längenwachsthum der Knochen. Jenaische Zeitschr. f. Naturwiss. Bd. 5. 1869.

Kanzler, Zur gerichtl.-medicin. Skeleto-Necropsie. Casper's Vierteljahrschr. f. gerichtl. u. öffentl. Medicin. Bd. V. S. 206. Bd. VI. S. 121. Bd. VIII. S. 44.

Mikulicz, Die Formdifferenzen am Femur. Archiv f. Anat. u. Entwicklungsgesch. 1878. Heft 4. 5.

Miller, J., Das Knochengerüste des Menschen in seinen Beziehungen zur gerichtl. Arzneikunde. Henke's Zeitschr. f. Staatsarzneikunde. Bd. 64. S. 62. 1852.

Ravenel, M., Die Massverhältnisse der Wirbelsäule und des Rückenmarkes beim Menschen. Aus d. anatom. Institute v. Prof. Aeby in Bern. Arch. f. Anat. u. Entwicklungsgeschichte. 1877.

Redfern, P., On the Thickness of the articular Cartilages at different periods of life in the human Subject. Monthly Journal of med. Science. Vol. XVIII. Third Series. Vol. IX. Jan.-Juni 1854.

Sue, J. J., Sur les proportions du squelette de l'homme. Mém. presentées à l'acad. roy. des Sciences. Vol. II. Paris 1755.

Tourdes, Du poids spécifique des os, qui forment la voute du crane, consideré comme signe de l'âge. Gaz. médicale de Strasbourg. 1871.

Volkmann, A. W., Ueber die relativen Gewichte der menschlichen Knochen. Ber. d. math.-phys. Classe d. k. sächs. Gesellsch. d. Wissensch. in Leipzig. Bd. 24. 1872. p. 267—274.

Virchow, R., Ueber den Cretinismus, namentlich in Franken und über pathologische Schädelformen. Würzb. Verhandl. Bd. II. S. 230. Gesammelte Abhandlungen zur wissenschaftl. Medicin. p. 891.

Derselbe, Zur Entwicklungsgeschichte des Cretinismus und der Schädeldifformitäten. Ges. Abhandlungen zur wiss. Med. S. 969.

Derselbe, Die Entwicklung des Schädelgrundes. Berlin 1857.

Weisbach, A., Zur Kenntniss der Schädelformen österreichischer Völker. Zeitschr. der k. k. Gesellsch. d. Aerzte in Wien. 23. Jahrg. 1867. S. 123 u. 184.

Welker, H., Untersuchungen über Wachsthum und Bau des menschlichen Schädels. Leipzig 1862.

Zuckerkandl, Zur Morphologie des Gesichtsschädels. Stuttgart 1877.

D. Messungen und Wägungen des Herzens.

Die meisten unter A genannten Arbeiten.

Beau, Recherches anatomiques sur la capacité norm. et anorm. des cavités du coeur. Arch. général. de Médecine. Bd. 14. 1847. p. 133. Durchmesser des l. Ventrikels und der Aorta.

Bizot, Recherches sur le coeur et le système artériel chez l'homme. Mémoires de la société médicale d'observation de Paris. 1836.

Bouillaud, Die Krankheiten des Herzens. Deutsch von A. F. Becker. Leipzig 1836. Bd. I. S. 21.

v. Buhl, Messungen der Herzventrikel und der grossen Gefässe. Mittheilungen aus d. pathol. Institute in München. 8°. Stuttgart 1878.

Dugniolle, J. F., Considérations générales sur l'absorption, la nutrition et la resorption ou absorption interstitielle. Arch. de la Médecine belge. Déc. 1845. p. 352—359. In Canstatt's Jahresberichten ein Abdruck der Wägungstabellen.

Engel, J., Ueber einige pathologisch-anatomische Verhältnisse des Herzens. Wiener med. Wochenschr. 1863. p. 689 ff.

Forget, Grundriss der Krankheiten des Herzens. Giessen 1852. S. 14.

Gendrin, Vorlesungen über Herzkrankheiten, übersetzt v. Krupp. Leipzig 1843. S. 15.

Gierke, Ueber die Lage und die Grösse des Herzens im Kindesalter. Jahrb. f. Kinderheilkunde. Bd. II. p. 391. 1869.

Ludwig, C., Einige Bemerkungen zu Valentin's Lehren vom Athmen und vom Blutkreislauf. Zeitschr. f. rat. Medicin. Bd. 3. 1845. S. 154.

Derselbe, Erwiderung auf Valentin's Kritik der Bemerkungen zu seinen Lehren vom Athmen und vom Blutkreislauf. Ebenda. Bd. 4. 1846. S. 183.

Luschka, Die Brustorgane des Menschen. Tübingen 1857. S. 9.

Merbach, P. M., De sani cordis dimensionibus earumque commutatione in nonnullis morbis chronicis conspicua. Diss. inaug. Lips. 1844.

Parchappe, Max, Du Coeur, de sa structure et de ses mouvements etc. Avec Atlas de 10 planches. Paris 1848.

Peacock, On the weight and dimensions of the heart in health and disease. Lond. and Edinb. Monthly Journal of Med. Science. Vol. XIX. Third Series Vol. X. 1854. p. 193. 313. 403.

Derselbe, On some of the causes and effects of valvular disease of the heart. London 1865. p. 79.

Perls, Ueber Weite und Schlussfähigkeit der Herzmündungen und ihrer Klappen. Deutsches Archiv f. klin. Medicin. Bd. V.

Quain, On fatty diseases of the heart. London 1851. Edinburgh medical and surgical Journal. 1852. p. 120. Medico-chirurg. Transact. Vol. 33. Second Series. Bd. 15. 1850. Herzgewicht bei Fettdegeneration.

Ranking, On the normal dimensions of the heart of the adult. London medical Gazette. New Series. Vol. I. 1841—42.

Reid, J., Art. „Heart" in Todd's Cyclopaedia of Anatomy and Physiology. Vol. II. London 1839. p. 585.

Derselbe, On the measurements of the heart. Lond. and Edinb. Monthly Journal. May 1843.

Senac, Traité de la structure du coeur. Ed. II. Bd. I. Paris 1783. p. 358.

Schmidt, F. J., Verslag omtrent de ziekten van het hart en de groote vaten. Rotterdam 1853.

Valentin, Messungen und Wägungen des Herzens und der Gefässe. Zeitschr. f. rat. Medicin. Bd. I. 1843. Versuch einer physiologischen Pathologie des Herzens und der Blutgefässe. Leipzig u. Heidelberg 1866.

Wulff, F., Nonnulla de cordis pondere ac dimensionibus, imprimis ostiorum et valvularum atrio-ventricularium ratione habita. Diss. inaug. Dorpat 1856.

E. Grösse und Gewicht der Nieren.

Böhmer, P. A., Dissert. inaug. de urinae se- et excretione ob multitudinem arteriarum renal. largiore, casu quodam singulari illustrata. Halae ad Salam 1763.

Förster, Ueber den Zusammenhang von Herz- und Nierenkrankheiten. Würzb. med. Zeitschr. Bd. IV. 1864.

Freudenstein, Untersuchungen über die makrometrische Grösse der Harnwerkzeuge neugeborner Kinder. Diss. inaug. Marburg 1861.

Zahlreiche Arbeiten der Abtheilung A.

Ueber Mangel der einen Niere.

Bäumer, Ueber Nierendefecte. Virchow's Arch. Bd. 72. 1878. Enthält eine grössere Literaturzusammenstellung. Ausser den darin genannten Werken sind noch aufzuführen:

Blosfeld, Henke's Zeitschrift f. Staatsarzneikunde. Bd. 88. 1864.

Dufour, Parmentier, Durand-Fardel, Barth, Absence du Rein. Bull. de la société anatomique. Ann. 26. p. 39. 248.

Ebstein, Anomalieen der Form und Zahl der Nieren. v. Ziemssen's Handb. d. spec. Pathologie. Bd. IX. n. S. 215 u. ff.

Eppinger, Ueber Agenesie der Nieren. Beiträge zur pathol. Anatomie v. E. Klebs. Heft II. Prag 1880.

Godard, Rein unique. Gaz. médic. de Paris. 1855. No. 44.
Gruber, Fälle von einseitigem Nierenmangel. Mémoire de l'académie des Sciences de St. Pétersbourg. VII. Série. Tome II. No. 2. 1859.
Gudden, Ueber die Exstirpation der einen Niere und der Testikel beim neugebornen Kaninchen. Virchow's Archiv. Bd. 66. S. 55.
Hillier, Th., Congenitale Hydronephrose bei einem 7jährigen Knaben. Medico-Chirurg. Transact. Bd. 48. p. 73.
Hoffmann, Virchow's Archiv. Bd. 71.
Hutchinson, A single Kidney. New York med. Record. 126. 1869.
Labé, Rein unique. Compt. rend. de la Soc. de Biologie. 1855. p. 57.
Lombroso, Anomalie du rein et du testicule. Gaz. méd. ital. Febr. 1860. Union médicale. 58. 1860.
Morin, Absence d'avus, de rectum, d'urethere — rein unique. Le mouvement médic. 1867. No. 27.
Müller, W., Fehlen der linken Niere. Boabacht. aus dem pathol. Institut in Jena. Jenaische Zeitschr. f. Naturwiss. 1869.
Weigert, C., Ueber einige Bildungsfehler der Uretheren. Virch. Arch. Bd. 70 u. 72.

F. Messungen der Arterien.

Viele Arbeiten der Abtheilungen A und D.

Bardeleben, Ueber den Bau der Arterienwand. Sitzungsber. d. Jenaer Gesellsch. f. Med. u. Naturwiss. 10. Mai 1878.
Beau, Recherches anatomiques sur la capacité normale des cavités du coeur. Arch. générales de Méd. Tome 14. 1847. p. 133. Enthält Durchmesser der Aorta und des linken Ventrikels.
Ferneley, London med. Gazette. Vol. XXV. p. 389. Dec. 7. 1829.
Gimbert, Journal de l'anatomie. 1865. p. 536.
Kimpen, J., Ein Beitrag zu der Lehre von der Weite der arteriellen Gefässe und deren Beziehung zu den einzelnen Krankheitsformen. Diss. inaug. Marburg 1874.
Langhans, Beiträge zur normalen und pathologischen Histologie der Arterien. Virch. Arch. Bd. 36. 1866.
Paget, J., Relative sizes of the trunks and branches of Arteries. Lond. med. Gaz. July 1842.
Quinke, Krankheiten der Gefässe in v. Ziemssen's Handbuch d. spec. Pathologie u. Therapie. Bd. VI. Leipzig 1876.
Roux, Ueber die Verzweigungen der Blutgefässe. Jenaische Zeitschr. f. Naturwiss. Bd. XII. 1878.
Rückert, W., Ueber die Lumina der arteriellen Gefässe. Diss. inaug. Marburg 1870.
Schwalbe, Ueber die Wachsthumsverschiebung und ihren Einfluss auf die Gestaltung des Arteriensystems. Jenaische Zeitschr. f. Naturwiss. Bd. XII. 1878.
Schiele-Wiegandt, V., Ueber Wanddicke und Umfang der Arterien des menschlichen Körpers. Virchow's Archiv f. pathol. Anat. Bd. 82. Heft 1. 1880.
Vgl. die Handbücher der Anatomie von *F. Arnold, Henle, Krause, Sömmering (Huschke)* und die in Abtheilung A. citirten Arbeiten von *F. W. Beneke*.

G. Wägungen der Lungen.

Ausser zahlreichen Arbeiten der Abtheilung A:

Aeby, Chr., Der Bronchialbaum der Säugethiere und des Menschen. Leipzig 1880.
Beck, J. B., Observations on some of the signs of live and still birth, in their application to med. Jurisprudence. The American Journal. 1842. No. 7. Oppenheim's Zeitschr. 1843.
Elsässer, Untersuchungen über die Veränderungen im Körper der Neugebornen. Stuttgart 1853. S. 64 u. ff.
Guy, W. A., The static Lung tests. The Edinburgh medical and surgical Journal. Vol. 56. p. 46. 1841.
Derselbe, Additional Observatious on the Static Lung Tests. Ibid. Vol. 57. p. 1. 1842. Die beiden Arbeiten von Guy benützen alle früheren Beobachtungen.

v. Samson-Himmelstirn, G., Mittheilungen aus dem practischen Wirkungskreise. Gerichtl.-medicin. Fälle. Beiträge z. Heilkunde herausgeg. v. d. Gesellsch. d. Aerzte in Riga. 1852 II u. 1855 III.

Schmidt, Neue Versuche und Erfahrungen über die Ploucq. und die hydrostatische Lungenprobe. Wien 1806.

Taylor, A. S., Medico legal report of a case of infanticide; with additional remarks on the foetal lungs. Guy's Hospital Reports. 1842. April.

H. Wägungen der Leber und Milz, Messung des Darmes.

Ausser zahlreichen Arbeiten der Abtheilung A:

Beneke, F. W., Ueber die Länge des Darmkanales bei Kindern, sowie über die Capacität des Magens Neugeborner. Veröffentlichungen d. Gesellsch. f. Heilkunde in Berlin IV. Oeffentliche Versammlung der paediatrischen Section. April 1880.

Black, J., Statistical and Pathological observations on some altered conditions of the liver. Provincial med. and surg. Journ. Vol. III. No. 16. 18. Leberwägungen bei 50 Individuen mit besonderer Berücksichtigung der Fettleber.

Frerichs, Klinik der Leberkrankheiten. Bd. I. S. 20.

Henning, Ueber die vergleichende Messung der Darmlänge. Centralbl. f. d. med. Wiss. 1881.

Luschka, Die Lage der Bauchorgane. 1873.

Smidt, H., Ueber das specifische Gewicht der Leber und Milz. Virchow's Arch. f. pathol. Anat. Bd. 82. Heft 1. 1880.

I. Grösse und Gewicht des Gehirnes.

Balfour, W. G., On the relative weight of the brain in the Sane and Insane. Edinburgh medic. Journal. Vol. XVII. part. 2. March 1872. p. 797.

Derselbe, Pathological appearances observed in the brains of the insane. Journal of mental Science. Vol. 17. p. 49. 1874.

Bastian, Ch., On the specific gravity of the different parts of the human brain. Journal of mental Science. 1866. p. 465.

Benedict, Die Cranioscopie und Craniometrie in der Pathologie der Geisteskrankheiten. Berl. klin. Wochenschr. 1877. Nr. 32.

Bergmann, G. H., Einige Bemerkungen über das Gewicht des Gehirns, nebst drei Tabellen. Allg. Zeitschr. f. Psychiatrie. 1852. Bd. IX. S. 361—376. Enthält Wägungen von 152 männlichen und 90 weiblichen Gehirnen.

Bourgery, Mémoire sur les masses comparatives, que présentent, dans l'homme et quelques animaux mammifères les organes, qui composent le Système nerveux. Comptes rend. de l'acad. T. XIX. S. 603 und Gaz. médic. de Paris. 1844. No. 40.

Boyd, R., Effects of various diseases on the weight of the brain in 2050 sane and insane adults of both sexes. Brit. med. Journ. 1876. Septbr. 30.

Boyd-Wells, R., Observations on the measurements of the head and weight of the Brain in 696 cases of insanity. Med. Times 1864. Septbr. 24. p. 325.

Bucknill, J. Ch., On the specific gravity of the cerebral substance and on atrophy of the brain. Lancet. 1852. Decbr. Brit. and for. Med. Chir. Review. Vol. XV. p. 207.

Burdach, Vom Baue und Leben des Gehirnes. Bd. II. Leipzig 1822. §§ 84. 85.

Clapham, Crochley, The weight of the brain. West Riding Lunatic asylum med. reports. Vol. VI. p. 11. Vol. III. Enthält die Mittelzahlen aus 1200 Gehirnwägungen.

Danilewsky, B., Die quantitative Bestimmung der grauen und weissen Substanzen des Gehirns. Centralbl. f. d. medic. Wiss. 1880. Nr. 14.

Engel, J., Beiträge zur Entwicklung des Gehirnes. Sitzungsber. d. Wiener Acad. der Wiss. Febr. 1854.

Derselbe, Beitrag zu den Untersuchungen über die Formen und Gewichte des Gehirnes. Wiener med. Wochenschr. 1863. Nr. 26. 27. 28. 31. 34. 35. 36. Enthält 144 Hirnwägungen.

v. Haller, A., Elementa physiologiae. Tom. IV. p. 10.

Halles, Versuche das specifische Gewicht des Gehirnes zu bestimmen. Rhein. Westphäl. Corresp.-Bl. 1843. Nr. 1.

Hamilton, in: Alex. Monro, The anatomy of the brain. Edinburgh 1831. p. 4.

Hitzig, in v. Ziemssen's Handbuch d. spec. Pathol. u. Therapie. Bd. XI. 1. S. 766.

Howden, J. C., An analysis of the post-mortem appearances in 235 insane persons. Journ. of mental Science. 1871. April.

Huschke, E., Schädel, Hirn und Seele des Menschen und der Thiere, nach Alter, Geschlecht und Race. Fol. Jena 1854. Enthält sehr viele Wägungen und vollständigere Literaturnachweise.

Lawson, R., Brain and intellect. Lancet 1875. August 28.

Lelut, Du poids du cerveau dans ses rapports avec le développement de l'intelligence. Gaz. méd. de Paris. 1837. T. V. p. 146.

Mauthner, Die Krankheiten des Gehirns und Rückenmarkes bei Kindern. Wien 1844. S. 153. Zahlreiche Wägungen.

Meynert, Das Gesammtgewicht und die Theilgewichte des Gehirns. Vierteljahrschrift f. Psychiatrie. Bd. 1. 1867. S. 126. Ausführliche Einzelwägungen in dem Jahresbericht der Wiener Irrenanstalt 1866.

Derselbe, Ueber die Bedeutung des Hirngewichtes in der Psychiatrie. Wochenbl. der Wiener Aerzte. 1867. 1868.

Morton, Ueber das Volum des Gehirns bei verschiedenen Menschenracen. Edinburgh new philos. Journ. 1850. Bd. 48. p. 262. (Cubikinhalt d. Schädelhöhle.)

Parchappe, Sur le volume de la tête et de l'encéphale chez l'homme. Paris 1837.

Peacock, Th. B., On the weight of the brain at different periods of Life. London Journal of Medecine. Vol. I. 1851. Febr. Vgl. Canstatt's Jahresberichte.

Derselbe, On the weight and specific gravity of the brain. Pathol. Transactions. Vol. XII. 1860—61. p. 27.

Rüdinger, Vorläufige Mittheilungen über die Unterschiede der Grosshirnwindungen nach dem Geschlecht beim Fötus und beim Neugebornen. München, literarartist. Anstalt. 1877. Enthält Wägungen des Gehirns vom Fötus.

Sankey, On the specific gravity of the brain. British and foreign med. Chirurg. Review Vol. XI. 1853. p. 240.

Sims, On hypertrophy and atrophy of the brain. Medico-Chirurg. Transactions. Vol. XIX. p. 315. 1835. Zahlreiche Wägungen.

Skae, On the weight and specific gravity of the brain in the insane. Monthly Journal of med. Science. Octbr. 1854.

Solly, Samuel, The human brain, its Structure, Physiology and Diseases. Ed. II. London 1847.

Tamassia, Contribuzione all' anatomia patologica della pazzia. Annali universali di Medicina. Octobre 1874. p. 56.

Thurman, J., On the Weight of the brain and on the circumstances affecting it. Journal of mental Science. Vol. XII. 1866.

Tiedemann, F., Das Hirn des Negers mit dem des Europäers und Orang-Outangs verglichen. Heidelberg 1837.

Todd, R. B., The description and physiological anatomy of the brain, spinal cord and ganglions. London 1845.

Vanderpoet, Oakley, Pathological Anatomy of the brain. American Journ. of insan. July 1871. Vgl. Jahresberichte von Virchow und Hirsch.

Virchow, R., Die Entwicklung des Schädelgrundes. Berlin 1857. S. 100.

Wagner, R., Ueber die typischen Verschiedenheiten der Windungen der Hemisphären und über die Lehre vom Gehirngewicht. Erste Abhandlung der: Vorstudien zu einer wissenschaftlichen Morphologie und Physiologie des menschlichen Gehirnes als Seelenorgan. Göttingen 1860.

Weisbach, A., Der Wassergehalt des grossen Gehirns nach Alter, Geschlecht und Krankheiten. Oesterreich. med. Jahrbücher. 1868. Heft 5 u. 6.

Derselbe, Gehirngewicht, Capacität und Umfang des Schädels. Ebenda. 1869. S. 130—164.

III. Wägungen und Messungen des Thierkörpers.

Bernard, Cl., Nouvelle fonction du foie, considerée comme organe producteur de matière sucrée chez l'homme et chez les animaux. Paris 1852. 8.

Bidder, F. und *Schmidt, C.*, Die Verdauungssäfte und der Stoffwechsel. Mitau u. Leipzig 1852. Körpergew. u. Lebergew. beim Hund, Schaf u. Kaninchen.

Edlefsen, G., Ueber den Einfluss der Schwangerschaft auf das Wachsthum und des Wachsthumes auf Zahl und Gewicht der Jungen, nach Beobachtungen an Meerschweinchen. Arbeit. d. physiol. Instit. in Kiel. 1869.

Falk, C. P., Beiträge zur Kenntniss der Wachsthumsgeschichte der Thierkörper. Virchow's Archiv f. pathol. Anatomie. Bd. VII. 1854.

Freundt, A., Num bilis secretio artificiali diabete mutetur quaeritur. Vratislav. Diss. inaug. 1861. 8º.

Friedleben, Ueber den Werth der Wasserbestimmung des Knochengewebes in physiologischer und pathologischer Hinsicht. Arch. f. physiol. Heilkunde. 1860. S. 139—172. Gewichte des Gesammtkörpers, des frischen und getrockneten Skelettes von Hunden und anderen Thieren.

Hensen, Anhang zu der Arbeit von Edlefsen.

Kehrer, F. A., Ueber die Ursachen der Gewichtsveränderungen Neugeborner. Arch. f. Geburtskunde. 70. 1869.

Krampe, Vergleichende Untersuchungen über das Variiren in der Darmlänge und in der Grösse der Darmschleimhautoberfläche bei Thieren einer Art. Reichert u. Du Bois' Archiv f. Anat. u. Physiol. 1872. S. 569.

Stackmann, F., Quaestiones de bilis copia accuratius definienda. Dorpati 1849.

Druckfehler.

Seite 49, erste Zeile, lies: unabhängig statt abhängig.